袁彩云眼科临床经验集

主　审◎袁彩云

主　编◎张　健

副主编◎李群林　张　丽

编　委◎(以姓氏笔画为序)

叶　青　阳庆红　苏宜春　李书雄

张　清　欧阳云　姚宏多　曹淑霞

蒯　平　谢　恩　谢清华　鄢重成

管建国

湖南科学技术出版社

主审简介

　　袁彩云　　中国现代名中医，湖南省桃源县中医院眼科的开拓者和奠基者，曾任桃源县中医院院长，被授予"全国三八红旗手""湖南省劳动模范"等荣誉称号。19世纪60年代，袁彩云曾运用"金针拨内障法"治疗了大批白内障等失明的患者，使不少盲人重见光明，名扬海内外，求医者众。19世纪70代末、80年代初，创办湖南省中医眼科进修班，连续5期，为湖南省培养了大批中医眼科骨干，桃李满天下。

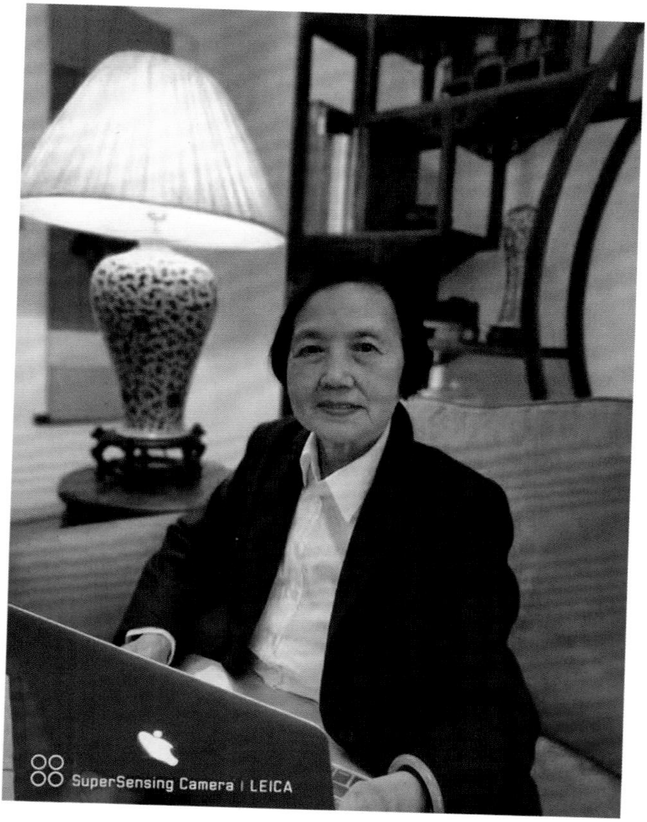

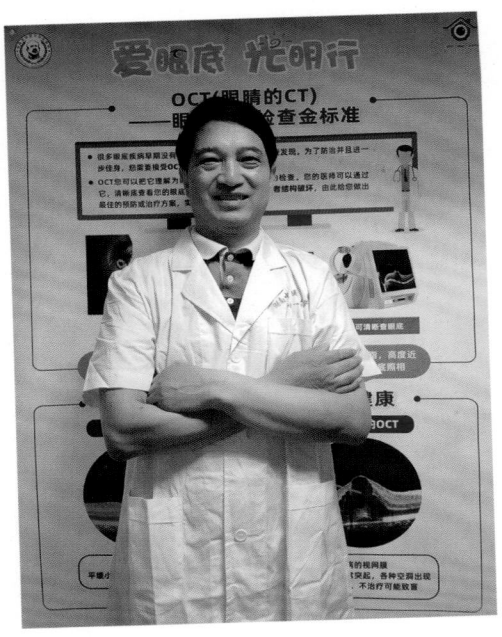

　　张健　　主任医师、教授、硕士生导师，湖南中医药大学第一附属医院首届名医，湖南省名中医，全国著名眼科专家张怀安及袁彩云学术思想代表性传承人。从事眼科临床、教学、科研50年，治疗视网膜色素变性、视神经萎缩、青光眼、视网膜血管病、变性性眼病、重症肌无力等疑难眼病有独到之处，疗效显著。获省级科学技术进步奖6项，"好大夫"网站患者推荐中医眼科专家热度第一名。任《现代中西医结合杂志》编委，《国际眼科杂志中文版》《湖南中医药大学学报》审稿人。主编《张怀安医案精华》《张怀安眼科临床经验集》《张健眼科医案》《中医眼科临床经验集》《实用中医眼科学》等医学专著16种，副主编、参编全国高等医药院校教材《中西医结合眼科》《中医眼科全书》等著作30多部。发表学术论文100余篇，科普文章500余篇，被评为湖南省科普先进工作者。

内容提要

本书分为 6 章。第一章医家传记，主要介绍袁彩云从医之路；第二章学术思想；第三章眼病辨治经验，主要介绍袁彩云采用中医辨证论治的 61 种眼病，每种病症都以西医病名冠之，并介绍中医相应病名、概述、病因病机、治疗原则、辨证论治、其他治法、预防与调护等，还附有病案举例，简洁扼要，清晰明了，易于初学者掌握；第四章袁彩云亲笔及弟子们总结袁彩云在不同时期的代表性学术论文；第五章医案撷英，由病者、病名、病因、证候、检查、诊断、治法、主方、处方、服法、治疗经过、效果、按语等组成，理法方药俱备，可略见袁彩云临证一斑；第六章袁彩云治疗眼病独创的经验方，列有方名、组成、药物、用法、功用、主治、方解、加减、典型病案等，理法兼备，体用俱全。后记介绍了主编编写本书的心路历程。本书附有方剂首字笔画索引，以便于读者查阅。

　　人才待续，事业长兴。张仲景著《伤寒论》开创辨证先河，孙思邈集《千金方》传颂大医精诚，金元四大家分医之门户，李时珍游历二十七载完成本草巨著……中医药传承发展数千年，每一个中医药发展的高峰，无不是由一代代杰出的中医药人在接续血脉、继承创新中完成的。

　　我院名中医袁彩云医师，专攻眼科，医术精湛，在20世纪60年代末，治好先天性失明43年宋某、20年的宋某、16年的宋某姐弟三人，在社会上引起了强烈反响。1970年以来，全国28个省市以及海内外十多个国家的眼病患者，纷纷慕名前来找她治病。社会各界名人都十分信任她的医术，日本东京医科大学顾问平静荣三郎先生、美国眼科研究所亦曾请她会诊一些疑难病例，表明她在国际眼科领域也具有重大影响。

　　几十年来，袁彩云接诊了30多万人次患者，让数以千计的盲人重见光明。她先后发表过30多篇论文，刊登在诸多医学专刊上。在原卫生部的支持下，她举办了5期中医眼科研习班，培养了大批中医眼科技术人才。由于她在中医眼科领域所做出的杰出贡献，曾被授予"湖南省劳动模范""全国三八红旗手"等光荣称号，并出席过全国先进卫生工作者代表大会，她的名字被载入《中国现代名中医》大典。

在中医眼科领域，袁彩云集几十年研究与经验，对各种疑难眼病有自己独到的见解和诊治方法，对中心性渗出性脉络膜视网膜炎、黄斑出血及视网膜出血、青光眼和眼病手术后视力的恢复都有很好的疗效。

袁彩云现虽已年迈，但她仍耳聪目明，思维敏捷，读书写字不用戴眼镜。临床几十年如一日，仍退而不休，又在湖北省武汉军区眼科门诊部坐诊数年。近年来随儿子在广州定居，因腿部受伤，行动不便，不能前往医院坐诊，但远道上门求医索药者依旧络绎不绝，袁彩云总是热情接待，为病友解忧排难，使患者愁云密布而来，舒眉展眼而归。

八十六岁高龄的她，在其学生张健、李群林等医师的协助下，将自己毕生临床经验著成《袁彩云眼科临床经验集》一书。本书汇集的袁彩云对数十种眼病的中医特色治疗，及其在各个不同时期发表的代表性论文、医案撷英、独创经验方剂，均来自于临床实践。

本书具有继承性、科学性、先进性、启发性和实用性等特点，是不可多得的中医眼科参考书。特推荐为眼科临床同道必备，遇到问题随时可以拿出来参阅，也可帮助眼病病友寻医问药。

湖南省桃源县中医院院长

李志刚

袁序

　　人的一生中会有很多不同的机遇，成功也不是一蹴而就的。我有幸得父母之谆教：不能建功立业，苟有一技之长，积德、行善、救人，做一个好医生。

　　医者仁心，医生的职责便是竭尽所能，帮助患者除病强身。1949 年我投师桃源本县中医院李正域院长，学习中医理论及从事临床实践，而后拜了我省中医眼科名医毕人俊为师。从此，我涉入眼科事业，每当有患者前来，我都视为贵客，是他们对我的信任，我才能有所作为。

　　在 20 世纪 60 年代，有位农村小伙子，带着他年近六旬的妈妈，找我求医，问其病情，老妈妈自述，从几岁时起便视物模糊，已经 43 年"不见人影"了，并且家中祖孙三代全部如此。在她这一代又累及三姐弟，去市医院检查为"先天性白内障过熟期"，已无法手术。我怜而不弃，竭力求明，用一根银针，救治了她姐弟三人，让他们从几十年的黑暗中走向光明。随即我声名鹊起，引起了新闻媒体的关注，作为好人好事广为宣传，从此我在县城眼科领域里，迈开了前进的步伐。从省内到国外患者，都带着信任和期待纷沓而来，找我治疗眼病，我也在治疗患者的成功与失败中吸取经验和教训，也从成千上万的病例中获益。患者带来前医的病案记录，也是我借鉴的老师，是他们丰富了我的知识，使我上了一个又一个新台阶。

1973 年毛主席从简报上得知，沿海边远农村交通不便，缺医少药，福建泉州地区因患白内障而失明的患者颇多。于是，他立即批示周恩来总理尽快解决，周总理命中医眼科专家（现为国医大师）唐由之先生，组织"防盲治盲"医疗队下乡巡回支援。我有幸参加了那次下乡医疗活动，跟随唐由之先生学习"白内障针拨套出术"，从而获悉唐由之先生是陆南山老师的大弟子，恰逢召开全国性活血化瘀会议，我又结识了陆老并拜他为师。陆老谦虚和善，将自己的医术毫无保留，倾囊相授，使我获益匪浅。临别时，陆老还赠我一幅超长的亲笔山水画，我收藏至今，视为宝物。还有上海眼病防治所所长姚芳蔚先生，在上海召开的全国中医眼科学术经验交流大会上，对我们的中西结合、中药制剂的经验大加赞赏，并鼓励我大力进行中药制剂改革。

20 世纪 70 年代，中医后继乏人，后继乏术，卫生部林处长到各地调研，向卫生部钱部长汇报了我们医院的实际情况，他肯定了我们的作为，部领导当即研究决定，将我院办成全国中医眼科实习基地，让湖南省卫生厅牵头举办中医眼科进修班，先在省内办出经验，再向全国推广。所以，我院共举办了 5 届"湖南省中医眼科进修班"，为国家培养了大批中医眼科优秀人才，这也是我学习的好机会。我院患者多，忙时达到1000多人住下待诊。感谢从北京、上海等各地来的众多老师，支援指导我院工作及给进修班学员讲授课程，有了他们的支援和协助，我们圆满地完成了上级交给的光荣任务！

我行医70年，专攻眼病，虽然已经86岁，仍在不断学习。现代科学技术飞速发展，必须了解中医眼科特色及现代医学的气息。我对眼底疑难杂病，特别是黄斑病变，经过几十年的努力，终于有点收获，但还想争取圆满！

近年来，我的病友、我的学生，极力主张我总结经验，出版专著，以示后人。在湖南中医药大学第一附属医院眼科张健教授及湖南省桃源县中医院李群林老院长等朋友的大力帮助下，我总算完成了《袁彩云眼科临床经验集》一书的撰写，希望读者"取其精华，去其糟粕"，灵活取舍，以期对中医眼科事业有所帮助。

本书在编纂过程中得到了桃源县中医院领导和全体员工的大力支持，同时也感谢张健教授、李群林老院长对我无私的帮助。并非常感谢和我一起努力吃苦、百折不挠的眼科团队，以及在我院学习过的同道们，是你们的付出使得我们的眼科事业能更上一层楼，谢谢你们！向你们鞠躬致敬！

袁彩云

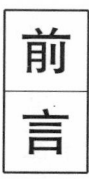

前言

　　"山不在高，有仙则名；水不在深，有龙则灵。"袁彩云是湖南省桃源县中医院眼科的名中医。她在20世纪60年代末便声名鹊起，曾为多位国家领导人治疗眼病，广受赞誉；曾被授予"全国三八红旗手""湖南省劳动模范"等荣誉称号，且出席过两届中国共产党全国代表大会以及全国卫生先进工作者代表大会，受到了党中央及各级政府部门的重视，她的名字也被载入了《中国现代名中医》大典。

　　袁彩云是一个传奇式的人物，她的人生经历比大多数医生更加跌宕起伏。她曾欢喜过、挫败过、高峰过、低谷过、潮起潮落，花谢花开，但她得意时淡然，失意时坦然，面对纷纷扰扰的世界，她说自己虽无法完全掌控未来的走向，但却可以选择一个待人看事的正确态度，始终坚守临床第一线，全心全意地为眼病患者服务。因此，她在人民群众中享有崇高的声望和广泛的赞誉。

　　袁彩云一直从事中医眼科临床，精通经典，旁及诸家，对中医理论融会贯通，临证问疾，抓主症、辨舌脉，强调辨证论治，多获奇效。

我有幸在 20 世纪 80 年代初参加湖南省首届中医眼科进修班学习，成为她的学生。聆听老师的眼科学术讲座，跟诊临证观摩学习，使我的中医理论水平得到了大幅度的提高，对中医能治好眼病充满自信。

中医学是一门理论与实践并重的经验医学科学，是中华民族五千年智慧的结晶。名老中医是中医学术造诣最深、临床水平最高的群体，是将中医理论、前人经验与当今临床实践相结合的典范。师承传授是中医教育的重要模式之一。随着一批批名老中医在丰富的临证实践中取得了显著的疗效，从而形成了富有特色的学术思想内涵。子曰："言而无文，行之不远"，中医理论与经验需要代代相传下去，拥有深厚中医理论底蕴和丰富临床经验的中医眼科名老医生，已经寥若晨星，屈指可数，做好学术思想的传承工作，可以让名老中医毕生的经验永远流传下来。

袁彩云老中医今年已有 86 岁（2021 年）高龄，膝下仅有一子，从事国防科研工作，目前尚无后人从医。她曾教授过的数百名优秀学生，广布全国各地，但大多数人失去了联系，有的甚至已经作古。我是袁彩云的学生之一，虽年近七旬，但仍有一种强烈的社会责任感，要将袁彩云的临床经验整理成书，以传后世。经与袁老师协商合作，终使本书完稿并付梓，完成了我的心愿。

本书在编写过程中，得到了湖南省桃源县中医院领导和职工的大力支持，另外，"湖湘袁氏眼科流派师生谱"的传承人提供了不少资料。在此，对他们表示衷心的感谢和敬意。特别是袁彩云的悉心指导，她一丝不苟、严谨求实的精神令我感动和敬佩。同时也感谢我的家人对我工作的默默支持和奉献。

湖南省名中医

张　健

目录

第一章　医家传记

第一章

四海为家

从医之路

袁彩云，女，汉族，公元 1935 年 8 月 7 日（农历一九三五年七月初九）出身于中医世家，湖南省桃源县漳江镇人，中国共产党党员，中医眼科副主任医师。曾任桃源县中医院院长、名誉院长。曾当选为第十届与第十一届中国共产党全国党代会代表，被评为"湖南省劳动模范"和"全国三八红旗手"。

1949 年，袁彩云初中毕业后，跟随桃源名中医李正域学习中医。1964 年参加津市中医院眼科进修班第一期学习，跟师湖南省名中医毕人俊学习中医眼科，系统地掌握了眼科基础理论和专业操作技能。

1965 年袁彩云回桃源县中医院创建了中医眼科，经过她的艰辛努力、开拓进取和大胆探索，该院中医眼科队伍不断壮大，从只有 1 名专业人员发展到拥有 10 多名技术骨干的团队。1969 年秋，她根据《外台秘要》"金针拨障"的理论，采用"金针刺囊术加内服中药治疗软性白内障"，获得成功而闻名世界。她以"对患者满腔热忱，对技术精益求精"的白求恩精神，在临床上勇于探索，大胆创新，先后使失明 43 年的宋玉华、20 年的宋月庭、16 年的宋月旭等数名先天性白内障患者重见光明而遐迩闻名，名噪一时，成为传奇人物，并被树立为"活学活用"典型。

出名后，她仍念念不忘自己的工作和医院的发展，一如既往，全心全意地履行自己的职责，兢兢业业地服务患者。她在眼科临床实践中仍不断探索，不断总结经验，自行研制出"白内停蜜丸""白内停注射液""近视眼丸"等十多种中医眼科药物制剂，在治疗老年性白内障、陈旧性脉络膜视网膜病变、视神经炎、废用性弱视、青光眼、中心性渗出性脉络膜视网膜炎等眼病方面独树一帜，成效卓著。

长期以来，她与同事们一道处理了近 30 万封求医信件，邮寄各种药品 3000 余次，为来自海内外的 35 万多人次门诊患者和 14800 多名住院患者进行了诊治。为日本、中国台湾、中国香港、印度尼西亚、苏联、菲律宾、新加坡、澳大利亚等国家和地区的患者通信治病，架起了一座座中医药的国际桥梁。1980 年至 1987 年间，她受湖南省卫生厅委托，举办了 5 届中医眼科学习班，培训了 150 多名中医眼科骨干，为我省中医眼科事业的发展作出了卓越的贡献。

　　袁彩云同志以高尚的医德，精湛的医术，将桃源县中医院成功推向了全国，推出了国门。1975 年，福建省晋江县有位蔡姓眼病患者，因白内障手术后仍无视力，家境困难，袁彩云主动拿出 200 多元，给他买药治疗，终于使他重见光明。1987 年，一位来自贵州的患者，因视力尚未完全恢复就要求出院，袁彩云得知后，尽管当时自己也有病，丈夫又因患胰腺癌需要护理照顾，但她仍连夜为患者赶制出中药药粉，次日一大早便赶到医院大门口，将药物送给了患者。这位患者为了表达感激之情，后来还撰写了一篇《雷锋精神在这里》的文章，赞誉袁彩云等医务人员的高尚医德和精湛医术。

　　1979 年 10 月 25 日，时任国务院副总理的陈慕华同志与卫生部副部长郭子恒同志一行来到桃源县中医院视察，在医院发展史上留下了光辉的一笔。当时陈慕华副总理说："听说你们搞眼科很行，希望今后继续努力。"袁彩云没有辜负领导的期望，她除了每天看门诊外，还要给一些来自外地，指名道姓要找她看病的住院患者做治疗。

　　1982 年美国休斯敦研究中心特致专函，请求袁彩云为一例眼病患者作书面会诊。日本东京医科大学顾问平静荣三郎先生也亲自带患者前来请她会诊。1987 年美国医学考察组一行七人来桃源县中医院考察，对该院中医眼科给予了极高的评价。

袁彩云认真总结经验，扎实开展科研工作，先后在省级医药杂志上发表了《五脏论治年龄相关性白内障400例》《复方白内停注射液治疗年龄相关性白内障375例疗效观察》《针刺破囊加中药内服治疗软性白内障》《眼底瘀血证治》《对瞳神疾患的治疗体会》《从整体观念谈眼病的防治》《杞菊地黄汤在眼病运用四则》《滋阴活血法治疗陈旧性视网膜炎》等多篇论文，并在全国眼科会议上交流。除此以外，她和魏湘铭教授、肖国士教授等合编了《统一中医眼科病名》（1983年出版）等专著。并且有3项科研成果获省、市科学技术进步奖。1980年袁彩云被评为"全国三八红旗手"，1990年她被省人民政府授予"湖南省劳动模范"光荣称号。

"承接传统，博采众长，快速发展"，已成为桃源县中医院眼科的座右铭。桃源县中医院眼科创建于1965年，由原院长、著名眼科专家袁彩云领衔成立，是医院最早成立的科室，1988年成立了桃源县中医院眼科研究所；2002年成立了"湖南省白内障复明中心"；2012年被授予省级特色中医专科；2015年与湖南中医药大学第一附属医院组成"湘中医"医疗联盟；2017年通过"省级重点专科"评审；2017年与湖南省人民医院组成眼科联盟，是为"复明10号"中国流动眼科手术车复明活动定点医院；与中南大学湘雅二医院眼科组成专科医联体。科室现有临床医生10人，其中副主任医师3人，主治医师4人，住院医师3人。科室具有先进的诊疗设备：德国莱卡手术显微镜、日本拓普康手术显微镜、美国进口超声乳化仪、拓普康裂隙灯、电脑视野计、蔡司眼底照相仪、非接触式眼压计、离子导入仪等。眼科诊疗环境舒适，多间病房有独立卫生间，有专门眼科手术室、诊疗室、换药室、检查室、眼视光中心等。现能开展白内障超声乳化手术、白内障小切口非超声乳化手术、青光眼滤过性手术、青光眼睫状体冷凝术、青光眼白内障联合手术、鼻腔泪囊吻合术及泪道置管术、上睑下垂矫正术、斜视矫正术、眼眶肿瘤摘除手术、视网膜脱离冷冻外垫压手术、眼外伤手术等。中西医结合治疗眼科疑难疾病，如角膜炎、葡萄膜炎、玻璃体混浊、视网膜动静脉阻塞、脉络膜视网膜病变、糖尿病性视网膜病变、黄斑病变、视神经萎缩等疗效显著。

在袁彩云的带领下，桃源县中医院眼科这颗璀璨明珠，促进了桃源县中医药事业的迅猛发展，为湖南省中医药事业增添了光彩。

袁彩云自 1990 年退休后，任桃源县中医院荣誉院长，退而不休，时刻关心医院，为医院的发展献计献策。后因健康问题，由儿子接去武汉居住，身体稍有恢复后，仍坚持到湖北省武汉军区中医眼科门诊部坐诊。近年来随儿子迁居广州，因腿部受伤不能前往医院坐诊，但每天上门求医索药者依旧络绎不绝，她总是热情接待，为眼科患者排解难忧，不知疲倦。

袁彩云将自己的聪明才智、技术和本领视作为人民服务的财富，在培养年轻医师的过程中，总是耐心教诲，毫无保留地传授技术。袁彩云表示将继续努力，为中医眼科事业的继承和创新作出更大贡献，希望更多的人热爱中医药事业，更好地掌握中医眼科技能，为防盲治盲事业作出更大贡献。

第二章　学术思想

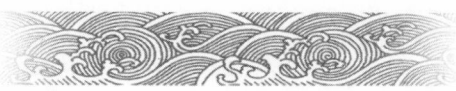

袁彩云认为，眼病辨证，先识内障外障，再识五轮，以整体观念论治。诊疗眼病，内治多宗八法，外治方法更是丰富多彩。

一、局部辨证　先要识外内障

袁彩云认为，外障、内障是中医眼科对眼病的一种分类方法，在古代眼科书籍中，将眼病统称为障，并依据发病部位的不同，分为外障和内障两大类。外障是指发生在胞睑、两眦、白睛、黑睛的眼病。其病因多为六淫之邪外袭或外伤，亦可由痰湿内蕴、肺火炽盛、肝火上炎、脾虚气弱、阴虚火旺等引起。外障一般外显证候较为明显，如红赤、肿胀、湿烂、生眵、流泪、痂皮、结节、上胞下垂、胬肉、翳膜等。多有眼痛、痒涩、羞明、眼睑难睁等自觉症状。内障是指发生在瞳神、晶珠、神膏、视衣、目系等眼内组织的眼病。多因内伤七情、脏腑内损、气血两亏、阴虚火旺、气滞血瘀以及外邪入里、眼外伤等因素引起。内障一般眼外观端好，多有视觉变化，如视力下降、视物变形、视物易色、视灯光有如彩虹、眼前黑花飞舞、萤星满目及夜盲等症。也可见抱轮红赤或白睛混赤、瞳神散大或缩小、变形或变色、眼底出血、渗出、水肿等改变。

二、五轮辨证，注重整体观念

《审视瑶函·五轮不可忽论》："夫目之有轮，各应乎脏，脏有所病，必现于轮……大约轮标也，脏本也，轮之有证，由脏之不平所致。"袁彩云认为，中医眼科辨证，一定要掌握好五轮辨证。五轮辨证就是运用五轮理论，通过观察各轮所显现的症状，去推断相应脏腑内蕴病变的方法，是眼科独特的辨证方法。临床运用五轮辨证时，还应当与八纲、病因、脏腑、六经、卫气营血等辨证方法合参。

（一）肉轮病变

肉轮主要指两眼上下胞睑部位。若见胞睑肿胀，按之虚软，肤色光亮，不红不痛不痒，为脾肾阳虚，水气上泛。胞睑红肿，呈弥漫性肿胀，触之灼热，压痛明显，为外感风热，热毒壅盛。胞睑局限性红赤肿胀，如涂丹砂，触之质硬，表皮光亮紧张，为火毒郁于肌肤。胞睑边缘局限性红肿，触之有硬结、压痛，为邪毒外袭所致。胞睑局限性肿胀，不红不痛，触之有豆状硬核，为痰湿结聚而成。胞睑青紫肿胀，有外伤史，为络破血溢，瘀血内停。胞睑皮肤出现水疱、脓疱、糜烂渗水，为脾胃湿热上蒸；若因局部使用药物引起者，为药物过敏。胞睑边缘红赤糜烂，痛痒并作，为风、湿、热三邪互结所致；若睑缘皮肤时时作痒，附有鳞屑样物，为血虚风燥。上睑下垂，无力提举，多属虚证，常由脾胃气虚所致，或因风邪中络引起。胞睑内翻，睫毛倒入，多为椒疮后遗症，内急外弛而成。胞睑外翻，多为局部瘢痕牵拉，或因风邪入络所致。胞睑频频瞤动，多为血虚有风。上下胞睑频频眨动，多为阴津不足；若是小儿患者，多为脾虚肝旺。频频眨目或骤然紧闭不开，数小时后自然缓解，多为情志不舒，肝失条达引起。睑内颗粒累累，形小色红而坚，多为热重于湿兼有气滞血瘀；形大色黄而软，多为湿重于热。睑内红色颗粒，排列如铺卵石样，奇痒难忍，为风、湿、热三邪互结。睑内黄白色结石，为津液受灼，痰湿凝聚。

（二）血轮病变

两眼内、外眦部即为血轮。若见内眦红肿，触之有硬结，疼痛拒按，为心火上炎或热毒结聚所致；内眦不红不肿，指压泪窍出脓，为心经积热。眦角皮肤红赤糜烂，为心火兼夹湿邪；若干裂出血，又为心阴不足。两眦赤脉粗大刺痛，为心经实火；赤脉细小、淡红、稀疏、干涩不舒，为心经虚火上炎。眦部胬肉红赤壅肿，发展迅速，头尖体厚，为心肺风热；胬肉淡红菲薄，时轻时重，涩痒间作，发展缓慢或静止不生长，为心经虚火上炎。

（三）气轮病变

气轮是指两眼白睛部位，环绕黑睛者，又称抱轮。若见白睛表层红赤，颜色鲜红，为外感风热或肺经实火；赤脉粗大迂曲而暗红，为热郁血滞。抱轮红赤，颜色紫暗，眼疼痛拒按，为肝火上炎兼有瘀滞；抱轮淡赤，按压眼珠疼痛轻微，为阴虚火旺。白睛表层赤脉纵横，时轻时重，为热郁脉络或阴虚火旺所致。白睛表层下呈现片状出血，色如胭脂，为肺热伤络或肝肾阴亏所致，亦有外伤引起者。白睛表层红赤浮肿，眵泪俱多，骤然发生，多为外感风热；若紫暗浮肿，眵少泪多，舌淡苔薄白，为外感风寒所致。白睛表层水肿，透明发亮，伴眼睑水肿，多为脾肾阳虚，水湿上泛。白睛表层红赤肿胀，甚至脱于睑裂之外，眼珠突起，多为热毒壅滞。白睛表层有泡性结节，周围赤脉环绕，涩疼畏光，多为肺经燥热所致；结节周围脉络淡红，且病久不愈，或反复发作，则多为肺阴不足、虚火上炎所致。白睛里层有紫红色结节，周围发红，触痛明显，多为肺热炽盛所致。白睛局限性青蓝，呈隆起状，高低不平，多因肺肝热毒。白睛青蓝一片，不红不痛，表面光滑，乃先天而成。白睛表层与眼睑粘连，为睥肉粘轮，多因椒疮后遗症或酸碱烧伤结瘢而成。白睛枯涩，失去光泽，多为阴津不足，津液耗损所致。白睛污浊稍红，痒极难忍，为肺脾湿热而成。

（四）风轮病变

两眼黑睛部位为风轮。若见黑睛初生星翳，多为外感风邪；翳大浮嫩或有溃陷，多为肝火炽盛。黑睛混浊，翳漫黑睛，或兼有血丝伸入，多为肝胆湿热，兼有瘀滞。黑睛翳久不敛，或时隐时现，多为肝阴不足，或气血不足。黑睛浅层赤脉，排列密集如赤膜状，逐渐包满整个黑睛，甚至表面堆积如肉状，多为肺肝热盛，热郁脉络，瘀热互结所致。黑睛深层出现赤脉，排列如梳，且深层呈现舌状或片状白色混浊，多为肝胆热毒蕴结，气血瘀滞而成。黑睛出现灰白色颗粒，赤脉成束追随，直达黑睛浅层，多为肝经积热或虚中夹实。黑睛形状比正常大或比正常小，多为先天异常所致。黑睛广泛突起，或局部突起，多为肝气过亢，气机壅塞所致。

（五）水轮病变

两眼瞳神为水轮。若见瞳神散大，色呈淡绿，眼胀欲脱，眼硬如石，头痛呕吐，多为肝胆风火上扰所致。瞳神散大，眼胀眼痛，时有呕吐，病势缓和，多为阴虚阳亢或气滞血瘀引起。瞳神散大不收，或瞳神歪斜不正，又有明显外伤史，为黄仁受伤所致。瞳神紧小，甚至小如针孔，神水混浊，黑睛后壁沉着物多，或黄液上冲，抱轮红赤，多为肝胆实热所致。瞳神紧小，干缺不圆，抱轮红赤，反复发作，经久不愈，多为阴虚火旺所致。瞳神内色呈淡黄，瞳神散大，不辨明暗，此为绿风内障后期。瞳神紧缩不开，内结黄白色翳障，如金花之状，此为瞳神干缺后遗而成。瞳神展缩自如，内结白色圆翳，不红不痛，视力渐降，多为年老肝肾不足、晶珠失养所致。瞳神变红，视力骤减，红光满目，血灌瞳神，多属血热妄行，或肝阳上亢所致；反复出血者，多为阴虚火旺引起。瞳神内变黄，白睛混赤，眼珠变软，多为火毒之邪困于睛中；若瞳神内变黄，状如猫眼，眼珠变硬，多系眼内有恶瘤。

五轮辨证对临床有一定指导意义，但有其局限性，如白睛发黄，病位虽在气轮，但其因多不在肺，而是脾胃湿热交蒸肝胆，胆汁外溢所致。流泪一症，病位在内眦，病因病机在肝、肾、肺经。故临证时不可拘泥于五轮，应从整体观念出发，四诊合参，才能得出正确的辨证结论。

三、诊疗眼病，内治多宗八法

袁彩云认为，内障眼病外治常力不能及，内治为主要途径，对于外邪侵袭及某些外伤引起的眼病，需用内治法攻逐病邪和调整机体，结合前人经验，袁彩云常采用"眼病内治八法"。

（一）疏风法

风为百病之长，且善行而数变，为致眼病的主要原因。疏风法是用疏散风热法或疏散风寒法治疗由风邪侵袭所引起的眼病的治疗方法。①疏散风热法：主要用辛凉宣散与苦寒清热药组成的方剂，以止痒止痛、清热退赤、消肿散滞，主治因风热侵犯引起的眼病。如眼痒疼痛，热泪频流，羞明怕热，眵多眊瞟，胞睑肿胀，白睛红赤，黑睛生翳浮嫩等。全身可见恶风发热，头痛鼻塞；舌红苔黄，脉浮而数等症。方用银翘散或驱风散热饮子加减。②疏散风寒法：是以辛温解表药组成的方剂，以辛散解表、逐邪通络，治疗因风寒侵袭引起眼病的方法。如眉头作痛，泪冷眵稀，眼感紧涩不爽，睑硬睛疼，或胞睑虚浮，白睛淡红等。全身可见恶风恶寒，发热头痛，流涕，身疼无汗或少汗，舌苔薄白，脉浮紧等。方用羌活胜风汤加减。

袁彩云告诫：疏风法方药，多由辛散轻扬之品组成，煎药不宜太久，以免药性耗散。本法不宜用于多汗，阴虚火旺以及目赤痛日久患者，以免伤津劫液，耗散阳气。

（二）清热法

目不因火不病，五轮变赤火因生，因此清热法在眼科中很常用。清热法是用寒凉药物为主组成的方剂，具有清热、泻火、凉血、解毒等作用，治疗因火热毒邪引起眼病的方法。

火热引起的眼部病变，来势急骤迅猛，头眼疼痛，畏光怕热，泪热眵稠，猝然失明，胞睑红肿，生疮溃烂，白睛混赤，黑睛溃陷，黄液上冲，瞳神缩小或散大，眼内出血、渗出，目珠高突，转动受限等。全身见口干欲饮，便结溲黄，舌红苔黄，脉数等实热之象。火热之证有肝火、胃火、肺火、心火、火毒等之分，选方用药时都应有所区别。肝火者用清肝泻火法，常选用龙胆泻肝汤、泻青丸等方；胃火者用清胃降火法，常选用清胃汤等方；肺火者用清肺泻火法，常选用泻肺饮等方；心火者用清心降火法，常选用竹叶泻经汤、导赤散等方；火毒炽盛者，用清热泻火解毒法，常选用黄连解毒汤、眼珠灌脓方等方。

袁彩云告诫：运用本法时，勿使用寒凉方剂过早、过多，中病即止，以免损脾碍胃伤正。

（三）除湿法

除湿法是用芳香、淡渗、苦寒、健脾等药物组成的方剂，用以治疗湿邪引起的眼病方法。尽管湿邪有外湿、内湿之分，兼寒、兼热之别，而且湿尚有脾虚不运、水湿停聚与肾阳不足、阳虚水泛等不同，相应的除湿法亦不少，常用的有 3 种。①清热除湿法：是用清热燥湿药物为主组成的方剂，用以治疗湿热引起眼病的方法。如睑弦赤烂，眦帷赤烂，白睛青蓝，瞳神紧小而迁延难愈等；全身症状有心烦口苦，小便短赤，身重乏力；舌苔黄腻，脉濡数。使用此类药物时，应辨别湿与热的孰多孰少，热重于湿者，以清热为主，除湿为辅，宜用甘露消毒丹加减；湿重于热者，则应以除湿为主，清热为辅，宜用三仁汤加减。②健脾化湿法：是用辛温芳香化湿药物为主组成的方剂，治疗因脾不能运化，湿浊中阻，或为痰饮而引起眼病的方法。如胞睑虚肿，视瞻有色，眼底黄斑水肿、渗出。全身症状可见倦怠乏力，食少纳差，舌苔淡白，脉濡而弱。法当健脾除湿，用参苓白术散加减。③温阳利湿法：主要用温阳化气药物，配伍利水渗湿之品所组成的方剂，治疗因阳虚、气化失常，水湿停聚引起眼病的方法。眼症可见胞睑浮肿，视神经、视网膜水肿、出血，黄斑水肿等。若小便不利，舌苔白腻，脉沉滑，属脾虚水停者，宜健脾温阳利水，用五苓散加减。若小便不利，四肢重痛，苔白脉沉，属肾阳虚衰、水湿停聚者，用真武汤加减。

（四）化痰法

化痰法是指以燥湿化痰药物为基础组成的方剂，治疗因痰饮引起眼病的方法。若见胞生痰核，眼底视盘、视网膜、黄斑部水肿、渗出，全身有胸闷多痰、心悸不眠、舌苔黄、脉滑等，为热痰引起，宜清热化痰，用温胆汤加减；如系风痰引起的眼病，可见口眼㖞斜，口眼颤动、上胞下垂、视一为二、目偏视等，全身兼见眩晕不适、脉浮滑等症，宜祛风化痰，用正容汤加减。

（五）理气法

理气法是以行气解郁药物为主组成的方剂，治疗因脏腑功能失调、气机阻滞引起的内外障眼病的方法。如目系、视衣及其血管疾病，瞳神干缺，绿风内障，青风内障，视力疲劳等，尤其是眼底病恢复期及久病不愈者；还可用于眼目胀痛，视物昏蒙，或突然失明，视物变形，视物变色。全身见精神抑郁，或情绪紧张，或情志急躁，或忧愁善虑，或胸胁胀闷，乳房胀痛，不思饮食，月经不调等。常用方剂有柴胡疏肝散、逍遥散等方加减。因久病多兼瘀，久病多虚，故解郁常配伍补益和活血祛瘀药。若肝郁血虚者，常选用逍遥散等方加减；气郁化火者，常用丹栀逍遥散等方加减；肝郁阴虚者，常用舒肝解郁益阴汤等方加减。

（六）理血法

理血法是以活血化瘀或止血为主要目的，用于治疗血瘀于目和出血性眼病的方法，包括止血法及活血化瘀法。在处理眼内出血时，需结合眼部出血的特点：眼内出血无窍道直接排出，吸收消散难而易留瘀，瘀留则变症丛生；眼部组织脆弱而脉络丰富，因而易于再出血。在组方遣药时，应注意止血与化瘀的关系，避免因止血而留瘀，因化瘀而致再出血。

1. 止血法 即用具有止血作用的方药以终止眼部出血的治疗方法。适用于一切出血性眼病的早期，如白睛溢血、血灌瞳神、视衣出血等。导致出血的原因不同，止血的方法也有所差异。如血热妄行而出血者，宜清热凉血止血，常选用十灰散等方；虚火伤络而出血者，宜滋阴凉血止血，常选用宁血汤等方；气不摄血而出血者，宜益气摄血，常选用归脾汤等方；眼外伤者，宜止血祛瘀，常选用生蒲黄汤等方。止血法仅用于眼病的出血阶段，若出血已止而无再出血的趋势时，当逐渐转向活血化瘀治法，以促进瘀血的吸收。单纯固涩止血，易致留瘀，故常于止血方中配伍活血化瘀之品，或可选用兼有活血作用的止血药物。

2. 活血化瘀法 是指以消散瘀滞、改善血行为主要目的，治疗眼部血瘀证的方法。适用于眼部血瘀证，如眼部胀痛刺痛，红肿青紫，肿块结节，组织增生，眼内渗出、水肿、出血、缺血、血管痉挛或扩张或阻塞，眼底组织机化、萎缩、变性，眼外肌麻痹、外伤、术后，眼部固定性疼痛及舌有瘀斑等。应用本法时，还应根据病因病机不同，选用不同的方剂。若为瘀血阻塞血络而致的眼部出血，常用桃红四物汤、失笑散、血府逐瘀汤等方加减；血瘀热壅者，常用归芍红花散、清上瘀血汤等方加减；气虚血瘀者，常用补阳还五汤等方加减；撞击伤目、血灌瞳神者，常用祛瘀汤等方加减；血分郁热、血灌瞳神者，常选用大黄当归散等方加减。活血化瘀法不宜久用，久用易伤正气。尤其是破血药，祛瘀力量峻猛，气血虚弱者及孕妇忌用。

（七）补益法

补益法是指用补益的方药，增强患者体质，消除因虚弱而引起的各种眼病，尤其多用于肝肾不足及气虚血衰所致的眼病。

1. 补益气血法 目得血而能视，气脱者目不明，神光赖其真气真血真精的滋养，方能明视万物，气血对于眼目至关重要，补益气血是中医眼科学的重要治法。适用于气血亏虚的眼病，如肝劳、上睑下垂、圆翳内障、青盲、视衣脱离术后、视瞻昏渺、视瞻有色、青风内障、高风内障等。全身可有神倦乏力，少气懒言，动则汗出，面色少华，心慌心悸，爪甲淡白，舌淡脉虚等气血亏虚症状。常用方剂有芎归补血汤、益气聪明汤、参苓白术散、八珍汤等方加减。

2. 补益肝肾法 本法是以具有补养肝肾作用的方药治疗肝肾亏虚眼病的方法。因肝血为养目之源，肾精为司明之本，故肝肾不足引起的眼病较为多见，此法在眼科应用较为广泛。适用于肝肾不足导致的眼病，如肝劳、圆翳内障、青盲、视衣脱离术后、视瞻昏渺、视瞻有色、青风内障、高风内障等，还可用于目乏神光、视物昏花、眼前黑影、神光自现、冷泪常流、黑睛翳障修复期、眼内干涩、瞳色淡白、瞳神散大或干缺等。全身多伴头昏耳鸣，腰膝酸软，梦遗滑精，失眠健忘，舌淡少苔等。常用方剂有杞菊地黄丸、三仁五子丸、驻景丸加减方、加减驻景丸、左归丸、左归饮、右归丸、右归饮、二至丸、肾气丸等。

眼病需要补益药者，多系慢性疾病，病程长，为了方便服用，可作为丸剂、散剂、片剂等，长期服用。补益药宜食前或睡前服药，以利运化得益。

（八）退翳法

退翳法是用具有消障退翳作用的方药，以促进翳障的消散，用于黑睛生翳，减少瘢痕形成的治疗方法。常用药有蝉蜕、木贼、秦皮、谷精草、青葙子、密蒙花、石决明、决明子、珍珠母、乌贼骨等。常用方有拨云退翳丸、石决明散、菊花决明散、滋阴退翳汤、消翳汤等。退翳之法须有次第，如黑睛病初起，星翳点点，红赤流泪，风热正盛，当以疏风清热为主，配伍少量退翳药；若风热渐减，则应逐渐过渡到退翳明目为主。病至后期，邪气已退，遗留翳障而正气已虚者，则须兼顾扶正，结合全身症状，酌加益气养血或补养肝肾之品。黑睛属肝，故凡清肝、平肝、疏肝药物，多有退翳作用，可配伍应用。

四、眼病外治，方法丰富多彩

外治法是治疗眼病常用方法之一，其直接将所需方药作用于局部，使药力易达病所。外治法在临床运用甚为广泛，尤其是外障眼病更为常用。袁彩云临床常用的有点眼法、熏洗法和贴敷法等。

1. 点眼法　凡胞睑生疮溃烂、椒疮、粟疮、白睛红赤、肿痒、赤丝虬脉、生膜、黑睛生翳溃烂、瞳神紧小、瞳神干缺、绿风内障、青风内障以及圆翳内障早期等都可以使用点药，常用的剂型有药粉、药水、药膏等。

袁彩云告诫：眼膏药、药粉配制一定要精细，否则入眼之后可引起碜涩疼痛；药液必须保持新鲜、清洁，凡变色或有沉淀、渣滓者禁用；无论何种剂型之药物，切勿直接点滴于黑睛之上，以免导致胞睑紧闭，将药物挤出；点滴药物时，滴管、眼药膏或滴眼液瓶口勿触及医护人员之手和患者的眼睑、睫毛、眵泪等，以免药物被污染；另外，点药玻璃小棒两端必须圆滑，以免损伤眼珠。

2. 熏洗法　对于某些外障眼病，如白涩症、胞睑赤烂生疮、白睛红赤、黑睛生翳等，袁彩云喜采用熏洗法，利用药液蒸腾热气熏眼，并以药液洗患眼，以疏通经络、调节气血，助眼部消肿退赤，解毒散滞，活血化瘀，定痛止痒。

袁彩云指出：熏洗的药水温度不宜过高，以患者能耐受为度，以免烫伤眼部；熏洗时可用布巾将头脑及盛药器一并蒙盖，使热气集中，保持较久；如熏洗后需再洗之药液，最好过滤，以防药渣误入眼内。

3. 贴敷法 对于针眼、漏睛疮、天行赤眼、暴行客热、胞睑外伤瘀肿等，袁彩云常将药物贴箍或涂抹外敷胞睑及周围，以清热解毒，消肿退赤，活血化瘀，止痛散结。

另外，对漏睛、异物入目、胬肉攀睛、胎患内障、圆翳内障、绿风内障等危及眼睛安全及目力者，袁彩云多采用手术治疗，术毕中药调理，绝大多数患者都能获得满意的疗效。

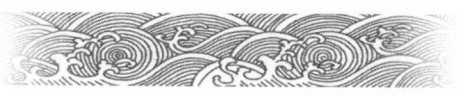

第三章　眼病辨治经验

第三章　晶体地层登录

一、睑腺炎

睑腺炎旧称麦粒肿，中医学称针眼，又名土疳、土疡，系指胞睑生疖，形如麦粒，红肿痒痛，易成脓溃破的眼病。

中医学认为本病多为风热之邪客于胞睑，滞留局部脉络，气血不畅，发为本病；或喜食辛辣炙煿，脾胃积热，火热毒邪上攻，致胞睑局部酿脓溃破；也有余邪未清或脾胃虚弱，卫外不固，复感风热之邪，引起本病反复发作者。

（一）治疗原则

未成脓者内外兼治，促其消散；已成脓者，切开排脓。

1. 辨证论治

（1）风热客睑证　证候：初起胞睑局限性肿胀，痒甚，微红，可扪及硬结，疼痛拒按；舌苔薄黄，脉浮数。治法：疏风清热散结。方剂：清脾散（《审视瑶函》）加减。药物：薄荷5 g[后下]，升麻5 g，甘草5 g，栀子10 g，赤芍10 g，枳壳10 g，黄芩10 g，陈皮5 g，藿香10 g，石膏15 g[打碎先煎]，防风10 g，金银花10 g，蒲公英10 g，连翘10 g。加减：痒甚者，加荆芥10 g，桑叶10 g，以助祛风止痒。

（2）热毒壅盛证　证候：胞睑局部红肿灼热，硬结渐大，疼痛拒按，或白睛红赤肿胀突出睑缘；或伴口渴喜饮，便秘溲赤；舌红苔黄，脉数。治法：清热解毒止痛。方剂：仙方活命饮（《校注妇人良方》）加减。药物：白芷10 g，浙贝母10 g，防风10 g，赤芍10 g，当归尾10 g，甘草5 g，皂角刺10 g，天花粉10 g，乳香5 g，没药5 g，金银花10 g，陈皮5 g。加减：大便秘结者，加大黄10 g[后下]，以泻热通腑。

（3）脾虚夹邪证　证候：针眼屡发，或针眼红肿不甚，经久难消；或面色无华，神倦乏力，小儿偏食，纳呆便结；舌淡，苔薄白，脉细数。治法：益气托毒消肿。方剂：托里消毒散（《医宗金鉴》）加减。药物：党参 5 g，生黄芪 15 g，川芎 2 g，当归 5 g，白芍 5 g，白术 5 g，防风 5 g，金银花 10 g，茯苓 10 g，白芷 5 g，甘草 5 g，桔梗 5 g。加减：纳呆便秘者，加麦芽 10 g，山楂 10 g，莱菔子 10 g，以健脾消食行滞。

2. 其他治法

（1）滴滴眼液　日间滴鱼腥草滴眼液或滴抗生素滴眼液，睡前涂抗生素眼膏。

（2）贴敷法　生南星 10 g，生地黄 15 g，共捣烂为膏，贴太阳穴，其肿即消。或外敷如意金黄散调成膏外敷患处，每日 1 次。

（3）手术治疗　脓成者应行睑腺炎切开排脓术。

（二）预防与调护

1. 不要偏食辛辣、焦燥、肥甘之品，注意调节饮食。

2. 切忌挤压排脓，否则易造成脓毒扩散而出现危重症。

（三）病案举例

【病案 1】　潘某，男，15 岁，学生。门诊病例。

初诊（1980 年 7 月 5 日）：左上胞睑红肿痒痛 1 日。

检查：视力右眼 0.3，左眼 0.2；戴镜矫正视力均为 1.0。见左胞睑局限性肿胀，微红，可扪及一黄豆大硬结，边界模糊，疼痛拒按；舌苔薄黄，脉浮数。

西医诊断：睑腺炎（左眼）。

中医诊断：针眼（左眼）。

辨证：风热客睑证。

治法：疏风清热散结。

主方：清脾散（《审视瑶函》）加减。

处方：薄荷 5 g[后下]，升麻 5 g，甘草 5 g，栀子 10 g，赤芍

10 g，枳壳 10 g，黄芩 10 g，陈皮 5 g，藿香 10 g，石膏 15 g[打碎先煎]，荆芥 10 g，防风 10 g，金银花 10 g，蒲公英 10 g，连翘 10 g。2 剂，每日 1 剂，取头煎、二煎药汁混合，分 2 次温服。

外治：眼部湿热敷，每日 2 次；外敷如意金黄膏，每日 1 次，晚睡前敷患眼，早上揭去。

二诊（1980 年 7 月 7 日）：左眼胞睑红肿渐消，扪之无硬结疼痛。原方再进 2 剂，以善其后。

按语 患者因热邪客于胞睑，滞留局部脉络，致气血不畅，发为本病。由于仅仅发病 1 日前来就诊，采用疏风清热散结法，清脾散加减方中，以石膏泻胃火；栀子、黄芩、赤芍，以清热凉血；升麻、防风、薄荷升阳散火；金银花、蒲公英、连翘，以清热泻火解毒；枳壳、陈皮，以理气健脾；藿香佐荆芥、防风，以疏散伏火；甘草泻火调胃。结合湿热敷及外敷如意金黄膏，促使邪毒消散，得以痊愈，免受手术皮肉之苦。

【病案 2】 李某，男，3 岁，职工家属。门诊病例。

初诊（1980 年 10 月 7 日）：双眼反复长睑腺炎 3 个月。曾在当代西医院半年内手术 4 次，屡愈屡发。伴面色无华，神倦乏力，偏食，纳呆便结。

检查：右下睑外侧皮肤有一黄豆大硬结，微肿微痛；舌淡，苔薄白，脉细数。

西医诊断：睑腺炎（右眼）。

中医诊断：针眼（右眼）。

辨证：脾虚夹邪证。

治法：益气托毒消肿。

主方：托里消毒散（《医宗金鉴》）加减。

处方：太子参 3 g，生黄芪 10 g，川芎 2 g，当归 3 g，白芍

3 g，白术 5 g，防风 3 g，金银花 5 g，茯苓 5 g，白芷 3 g，甘草 5 g，桔梗 2 g，麦芽 3 g，山楂 3 g，莱菔子 3 g。5 剂。每日 1 剂，取头煎、二煎药汁混合，分 2 次温服。

外治：眼部湿热敷，每日 2 次；外敷如意金黄膏，每日 1 次，晚睡前敷，早上揭去。

二诊（1980 年 10 月 12 日）：右下睑硬结渐消，微肿不痛；舌淡，苔薄白，脉细数。原方再进 5 剂，不再复发。

按语 患儿久患针眼，余邪未清，脾胃伏热，不时上攻胞睑，阻滞脉络，脾胃虚弱，气血不足，正气不固，时感外邪，以致本病反复发作。治宜补益气血，托毒消肿。托里消毒散加减方中太子参、白术、茯苓、甘草，能补益气血以利生肌；当归、川芎、白芍、生黄芪、防风，补益气血，托毒排脓；金银花、白芷、桔梗，以清热解毒，提脓生肌收口；麦芽、山楂、莱菔子，以健脾消食行滞。补益气血与托毒消肿两法合用，使正气充则祛邪有力，余毒随即外泄而疾病得愈。

二、睑板腺囊肿

睑板腺囊肿旧称霰粒肿，中医学称胞生痰核，是指睑内生硬核，触之不痛，皮色如常的眼病，又名疣病、睥生痰核。本病为眼科常见病，上睑、下睑均可发生，其病程长，发展缓慢，儿童与成人均可患病，以青少年较为多见。

中医学认为本病多由恣食炙煿厚味，脾失健运，湿痰内聚，上阻胞睑脉络，与气血混结而成。

（一）治疗原则

硬核小者，经治疗可消散；较大或有溃破趋势者，宜手术治疗；已溃破生肉芽肿如鸡冠蚬肉，则应及时手术刮除干净。

1. 辨证论治

（1）痰湿阻结证　证候：胞睑内生硬核，皮色如常按之不痛，与胞睑皮肤无粘连，若大者硬核突起，胞睑有重坠感，睑内呈黄白色隆起；舌苔薄黄，脉缓。治法：化痰散结。方剂：化坚二陈丸（《医宗金鉴》）加减。药物：陈皮5g，制半夏10g，茯苓15g，炒僵蚕5g，黄连3g，防风10g，蒲公英10g，生甘草5g，荷叶10g。加减：纳差者，加焦山楂10g，神曲10g，鸡内金5g，以助健脾消食，化痰散结。

（2）痰热互结证　证候：眼睑肿核处皮色微红，相应处睑内呈紫红色；舌质红，苔黄，脉滑数。治法：清热化痰散结。方剂：防风散结汤（《原机启微》）加减。药物：防风10g，羌活10g，当归尾10g，赤芍10g，红花5g，苏木10g，苍术10g，茯苓10g，独活5g，前胡10g，黄芩10g，甘草5g，防己10g，连翘10g，黄连5g，柴胡10g。加减：睑内紫红显著者，加牡丹皮10g，栀子10g，以清热凉血。

2. 外治

（1）可用中药内服方再煎取汁作湿热敷；或取生天南星加冰片少许研末，醋调敷患处皮肤面。

（2）肿核较大而影响外观或压迫眼珠者，宜手术。

（二）预防与调护

1. 注意饮食调护，不宜过食辛辣煎炸之物。

2. 若系老年人，术后复发且迅速增大者，须做病理检查以排除肿瘤。

（三）病案举例

【病案1】段某，女，15岁，学生。门诊病例。

初诊（1980年7月12日）：发现左上胞内生有硬结7日。患者喜食膏粱厚味，面部长青春痘。

检查：视力右眼 1.0，左眼 1.2；见左胞睑皮色如常，皮内有一硬核，约 3 mm 大小，按之不痛，与胞睑皮肤无粘连；舌苔薄黄，脉滑。

西医诊断：睑板腺囊肿（左眼）。

中医诊断：胞生痰核（左眼）。

辨证：痰湿阻结证。

治法：化痰散结。

主方：化坚二陈丸（《医宗金鉴》）加减。

处方：陈皮 5 g，制半夏 10 g，茯苓 15 g，炒僵蚕 5 g，黄连 3 g，防风 10 g，蒲公英 10 g，千里光 10 g，生甘草 5 g，荷叶 10 g。7 剂，每日 1 剂，取头煎、二煎药汁混合，分 2 次温服。眼部湿热敷，每日 2 次。外取生天南星加冰片少许研末，磨醋，用棉签沾敷患处皮肤面。

二诊（1980 年 7 月 19 日）：左眼上胞硬结消退，面部粉刺亦渐消。原方再进 7 剂，以巩固疗效。

按语　患者好食膏粱厚味，脾失健运，湿痰内聚，上阻胞睑脉络与气血混结而成。《原机启微》称本病为"血气不分混而遂结之病"："大抵血气如此，不欲相混，混则为阻，阻则成结，结则无所去还，故隐起于皮肤之中，遂为疣病。然各随经络而见。疣病自上眼睑而起者，乃手少阴心脉，足厥阴肝脉，血气混结而成也。初起时，但如豆许。血气衰者，遂止不复长，亦有久止而复长者。盛者则渐长，长而不已，如杯如盏，如碗如斗，皆自豆许致也。"袁彩云采用化痰散结法，方选化坚二陈丸加减。方中半夏、陈皮、茯苓、甘草为二陈汤，燥湿化痰，理气和中；加僵蚕、黄连、防风、蒲公英、千里光、荷叶，清热散结。配合生天南星加冰片，磨醋外敷，内服外用促使结节消散。

【病案 2】　熊某，女，22 岁，工人。门诊病例。

初诊（1980年9月10日）：发现左上胞内有硬结1个月。患者2年内双眼先后反复长睑板腺囊肿，曾在外院手术3次。

检查：视力右眼1.5，左眼1.2；检视眼部左上胞睑皮内有一硬核，约6 mm大小，肿核处皮色微红，相应处睑内呈紫红色隆起；舌质红，苔黄，脉滑数。

西医诊断：睑板腺囊肿（左眼）。

中医诊断：胞生痰核（左眼）。

辨证：痰热互结证。

治法：清热化痰散结。

主方：防风散结汤（《原机启微》）加减。

处方：防风10 g，羌活10 g，当归尾10 g，赤芍10 g，红花5 g，苏木10 g，苍术10 g，茯苓10 g，独活5 g，前胡10 g，黄芩10 g，甘草5 g，防己3 g，连翘10 g，黄连5 g，柴胡10 g，栀子10 g。3剂。每日1剂，取头煎、二煎药汁混合，分2次温服。

外治：表面麻醉加局部麻醉，行眼科门诊小手术，将肿核刮净，包扎后回家休息、服药。

二诊（1980年9月13日）：左眼上胞硬结消失。原方再进3剂，以巩固疗效，防止复发。

按语 《审视瑶函·睥生痰核症》："此症乃睥外皮内，生颗如豆，坚而不疼。火重于痰者，其色红紫，乃痰因火滞而结。此生于上睥者多，屡有不治自愈。有恣辛辣热毒酒色断丧之人，久而变为瘿漏重疾者，治亦不同。若初起知劫治之法，则顷刻而平复矣。"可见前辈对于睥生痰核肿核较大者，也是主张手术（劫治）治疗，术后中药调理防止复发。防风散结汤加减方中以防风、羌活升发阳气为君药；赤芍、当归尾、红花、苏木破凝行血为臣药；茯苓、苍术祛痰湿，前胡利五脏，独活除风邪，黄芩清热燥湿为佐药；甘草调和诸药，防己行十二经为使药，因病在上睑，加黄连、柴胡，以走手少阴、足厥阴；加连翘以清热解毒，消肿散结，疏散风热。胞生痰核日久则药不能去，故必手术除之，术毕，以升发之药散之，药术皆至，病去不再复发。

三、睑缘炎

睑缘炎中医学称为睑弦赤烂，又名风弦赤眼、沿眶赤烂、风沿烂眼、迎风赤烂等。病变在眦部者，称眦帷赤烂，又名眦赤烂，是指睑缘表面、睫毛毛囊及其腺体组织的亚急性或慢性炎症。主要分为鳞屑性睑缘炎、溃疡性睑缘炎与眦部睑缘炎3种，常为双眼发病，病程长，病情顽固，时轻时重，缠绵难愈。

中医学认为本病多因风邪侵袭，内因脾胃湿热，风湿热邪杂至，搏结于胞睑而成；或因心火内盛，风火上炎灼伤睑眦而成；或因椒疮、风赤疮痍等病变迁延不愈，眵泪浸渍引起。

（一）治疗原则

本病较为顽固，常迁延难愈，愈后又复发。因此，必须内外兼治，愈后仍需坚持用药一段时间，以巩固疗效。

1. 辨证论治

（1）风热偏盛证　证候：睑弦赤痒、灼热疼痛，睫毛根部睑弦有糠皮样鳞屑；舌质红，苔薄黄，脉浮数。治法：祛风清热止痒。方剂：银翘散（《温病条辨》）加减。药物：连翘 10 g，金银花 10 g，桔梗 10 g，薄荷 5 g[后下]，竹叶 10 g，生甘草 5 g，荆芥 10 g，防风 10 g，牛蒡子 10 g。加减：睑缘红赤甚者，加栀子 10 g，赤芍 10 g，黄芩 10 g，以活血清热；痒甚，加刺蒺藜 10 g，蝉蜕 5 g，木贼 5 g，以祛风止痒。

（2）湿热偏盛证　证候：患眼痛痒并作，睑弦红赤溃烂，出脓出血，秽浊结痂，眵多胶黏，睫毛稀疏，或倒睫，可秃睫；舌质红，苔黄腻，脉濡数。治法：清热除湿止痒。方剂：除湿汤（《眼科纂要》）加减。药物：连翘 10 g，滑石 15 g[包煎]，车前子 10 g[包煎]，枳壳 10 g，黄芩 10 g，黄连 5 g，陈皮 6 g，荆芥 10 g，防风 10 g，茯苓 10 g，栀子 10 g，金银花 10 g，蒲公英 10 g，苍术 10 g，白鲜皮 10 g，甘草 5 g。加减：大便秘者，加大黄 10 g[后下]，以泻热通腑。

（3）心火上炎证　证候：眦部睑弦红赤，灼热刺痒，糜烂；舌尖红，苔薄黄，脉数。治法：清心泻火止痒。方剂：导赤散（《小儿药证直诀》）合黄连解毒汤（《外台秘要》）加减。药物：生地黄 15 g，川木通 10 g，生甘草 5 g，竹叶 10 g，黄连 5 g，黄芩 10 g，黄柏 10 g，大黄 10 g[后下]，栀子 10 g，白鲜皮 10 g，刺蒺藜 10 g，地肤子 10 g，蝉蜕 5 g。加减：若患处红赤较甚者，加赤芍 10 g，牡丹皮 10 g，以凉血退赤。

2. 外治

（1）青皮 10 g，秦皮 10 g，桑叶 15 g，蛇床子 10 g，玄明粉 30 g。水煎取汁，熏洗睑弦。每日 2 次。

（2）鱼腥草滴眼液或 0.5％硫酸锌滴眼液滴眼。

（二）预防与调护

1. 保持眼部清洁，避免风沙烟尘刺激。

2. 注意饮食调节，勿过食辛辣炙煿之品。

（三）病案举例

【病案 1】　仇某，女，8 岁，学生。门诊病例。

初诊（1980 年 7 月 4 日）：双眼红痒灼热刺痛 2 个月。

检查：视力右眼 1.0，左眼 1.2；双眼睑皮肤粗糙，睫毛根部睑弦有糠皮样鳞屑；舌质红，苔薄黄，脉浮数。

西医诊断：鳞屑性睑缘炎（双眼）。

中医诊断：睑弦赤烂（双眼）。

辨证：风热偏盛证。

治法：祛风清热止痒。

主方：银翘散（《温病条辨》）加减。

处方：连翘 10 g，金银花 10 g，桔梗 10 g，薄荷 5 g[后下]，竹叶 10 g，生甘草 5 g，荆芥 10 g，防风 10 g，牛蒡子 10 g，栀子 10 g，黄芩 10 g，刺蒺藜 10 g，蝉蜕 5 g。7 剂。每日 1 剂，取头煎、二煎药汁混合，分 2 次温服。

外治：青皮 10 g，秦皮 10 g，桑叶 15 g，蛇床子 10 g，玄明粉 30 g。水煎取汁，熏洗睑弦。每日 2 次。

二诊（1980 年 7 月 11 日）：双眼红痒灼热刺痛渐消。原方再进 7 剂，以巩固疗效。

按语 风盛则痒，热盛则痛，风热之邪客于睑弦，故睑弦赤痒，灼热疼痛；风热伤津化燥，故睫毛根部有糠皮样鳞屑；舌质红，苔薄黄，脉浮数，为风热偏盛之候。治当祛风清热止痒。银翘散加减方中金银花、连翘，祛风清热；桔梗配合金银花、连翘，祛风清热，并能载诸药上行；牛蒡子、竹叶、栀子、黄芩，清热燥湿；荆芥、防风、刺蒺藜、蝉蜕，祛风止痒；薄荷疏风清热，清利头目；甘草调和诸药。内服配合外洗，风热俱去，诸症自除。

【病案 2】 李某，女，10 岁，学生。门诊病例。

初诊（1980 年 7 月 10 日）：双眼痛痒并作，睑弦红赤溃烂 3 个月。伴溺赤便秘。

检查：视力右眼 1.0，左眼 0.8；双睑弦红赤溃烂，见脓血秽浊结痂，眵多胶黏，睫毛稀疏；舌质红，苔黄腻，脉濡数。

西医诊断：溃疡性睑缘炎（双眼）。

中医诊断：睑弦赤烂（双眼）。

辨证：湿热偏盛证。

治法：清热除湿止痒。

主方：除湿汤（《眼科纂要》）加减。

处方：连翘 10 g，滑石 15 g$^{[包煎]}$，车前子 10 g$^{[包煎]}$，枳壳 10 g，黄芩 10 g，黄连 5 g，陈皮 6 g，荆芥 10 g，防风 10 g，茯苓 10 g，栀子 10 g，金银花 10 g，蒲公英 10 g，苍术 10 g，白鲜皮 10 g，大黄 10 g$^{[后下]}$，甘草 5 g。7 剂。每日 1 剂，取头煎、二煎药汁混合，分 2 次温服。

外治：青皮 10 g，秦皮 10 g，桑叶 15 g，蛇床子 10 g，玄明粉 30 g。水煎取汁，熏洗睑弦。每日 2 次。洗后涂抹四环素眼膏。

二诊（1980 年 7 月 17 日）：便通症减，原方去大黄，再进 7 剂，以巩固疗效。

按语 《眼科纂要·风弦赤烂外障》："烂弦风，脾胃湿热冲，赤烂沿弦红镇日，万金膏洗擦绿铜，法制要精工，除湿汤，连翘滑车前，枳壳芩连通粉甘，陈皮白茯芥防风，除湿此方雄。"该患者脾胃湿热，外感风邪，风湿热邪相搏，结于睑弦发病，风盛则痒，热盛则痛，湿盛则糜烂。治宜清热除湿，祛风止痒。除湿汤加减方中以黄芩、黄连、栀子清热燥湿；大黄泻热通腑；金银花、蒲公英清热解毒；白鲜皮、苍术清热燥湿，祛风止痒；连翘透肌解表，清热逐风，除风热之邪，为疮家要药；荆芥、防风祛风止痒；茯苓、滑石、车前子健脾清热利湿；枳壳、陈皮理气健脾；甘草调和诸药。共奏清热除湿，祛风止痒之效。结合外用药物，使热清湿净风去，弦烂眼痒渐愈。

【病案 3】李某，女，27 岁，农民。门诊病例。

初诊（1980 年 9 月 7 日）：双眼眦部痒灼热感 1 个月。患者好食辛辣，小便黄赤，大便秘结。

检查：视力右眼 0.8，左眼 1.0。双眼胞睑大眦、小眦部糜烂；舌尖红，苔薄黄，脉数。

西医诊断：眦部睑缘炎（双眼）。

中医诊断：眦帷赤烂（双眼）。

辨证：心火上炎证。

治法：清心泻火止痒。

主方：导赤散（《小儿药证直诀》）合黄连解毒汤（《外台秘要》）加减。

处方：生地黄 15 g，川木通 10 g，生甘草 5 g，竹叶 10 g，黄连 5 g，黄芩 10 g，黄柏 10 g，大黄 10 g[后下]，栀子 10 g，白鲜皮 10 g，刺蒺藜 10 g，地肤子 10 g，蝉蜕 5 g，赤芍 10 g。5剂。每日 1 剂，取头煎、二煎药汁混合，分 2 次温服。

二诊（1980 年 9 月 12 日）：便通症减，原方去大黄，再进 5 剂，以巩固疗效。

按语 《审视瑶函·眦帷赤烂》认为本病"病在心络"。患者好食辛辣，心火素盛，复受风邪引动，心火上炎，灼伤睑眦，故眦部红赤，灼热糜烂；脾胃湿热，复感外邪，湿热内蕴，则便结溲赤。治宜清心泻火止痒。导赤散方中，生地黄清热凉血，兼能养阴；木通、竹叶清心降火，利水祛湿；生甘草和胃清热。黄连解毒汤中黄连为君，既入上焦以清泻心火，盖因心为君火之脏，泻火必先清心，心火宁，则诸经之火自降；又入中焦，泻中焦之火；臣以黄芩清上焦之火，黄柏泻下焦之火；栀子清泻三焦之火，导热下行，用为佐使。诸药相伍，共奏泻火解毒之效。二方合用，再加大黄以导热下行，引热从二便而出；加赤芍、白鲜皮、刺蒺藜、地肤子、蝉蜕，以退赤祛风止痒。诸药合用，则内外分消，心火去，诸症自愈。

四、病毒性睑皮炎

病毒性睑皮炎中医学称风赤疮痍，指胞睑红赤如朱，灼热疼痛，起水疱或脓疱，甚至溃烂的眼病。

中医学认为本病多因脾经湿热，外感风邪，风热之邪循经上犯胞睑；或外感风热邪毒引动内火，风邪热毒上攻胞睑，以致胞睑皮肤溃烂；或脾胃湿热中阻，土盛侮木，脾病及肝，肝脾同病，复感风邪，风湿热之邪循经上犯于目所致。

（一）治疗原则

本病为风湿热邪（病毒感染）伤目，中医治疗以清热除湿解毒为治疗大法，同时可以配合西药抗病毒，内服外用，以尽快减轻患者痛苦，提高疗效。

1. 辨证论治

（1）脾经风热证　证候：胞睑皮肤红赤、痒痛、灼热，起水疱；或伴发热恶寒；舌质红，苔薄黄，脉浮数。治法：祛风清脾。方剂：除风清脾饮（《审视瑶函》）加减。药物：陈皮5 g，连翘10 g，防风10 g，知母10 g，黄芩10 g，玄参10 g，黄连5 g，荆芥10 g，桔梗10 g，甘草5 g，生地黄15 g，大黄10 g[后下]，金银花15 g，板蓝根15 g。加减：红赤较甚者，加赤芍10 g，牡丹皮10 g，以清热凉血退赤，散血止痛；皮肤痒甚者，加蝉蜕5 g，木贼5 g，以疏风散邪止痒。

（2）肝胆湿热证　证候：患者一侧眼睑及额部簇生水疱周围红赤，溃烂胶黏，口渴不欲饮，食欲不振；舌质红，苔黄腻，脉滑数。治法：清肝泻火。方剂：龙胆泻肝汤（《医方集解》）加味。药物：龙胆10 g，生地黄10 g，当归10 g，柴胡10 g，木通10 g，泽泻10 g，车前子10 g[包煎]，栀子10 g，黄芩10 g，金银花15 g，板蓝根15 g，地肤子10 g，白鲜皮10 g，羌活10 g，防风 10 g，乳香 5 g，没药 5 g，生甘草 5 g。

（3）风热湿毒证　证候：胞睑红肿灼痛，水疱簇生或脓疱，甚或溃烂，黏液渗出；舌质红，苔黄，脉数。治法：祛风除湿，泻火解毒。方剂：除湿汤（《眼科纂要》）加减。药物：连翘 10 g，滑石 15 g[包煎]，车前子 10 g[包煎]，枳壳 10 g，黄芩 10 g，黄连 5 g，陈皮 6 g，荆芥 10 g，防风 10 g，茯苓 10 g，栀子 10 g，金银花 10 g，板蓝根 15 g，蒲公英 10 g，苍术 10 g，白鲜皮 10 g，甘草 5 g。加减：热毒重者，加土茯苓 15 g，紫花地丁 10 g，以加强清热解毒之力。

2. 外治　以青黛膏外敷；或用抗病毒滴眼液滴眼，抗病毒眼用凝胶涂皮肤。

（二）预防与调护

1. 适当休息，多喝水。

2. 饮食宜清淡，忌食辛辣肥甘厚味。

3. 保持皮肤清洁，切忌搔抓揉搓，以免变生他症。

（三）病案举例

【病案 1】　倪某，男，56 岁，农民。门诊病例。

初诊（1980 年 10 月 20 日）：右上胞红赤疼痛，起水疱 3 日。伴小便短赤，口苦。

检查：视力右眼 0.6，左眼 0.8。患者右侧上眼胞及额部簇生水疱周围红赤，溃烂胶黏；舌质红，苔黄腻，脉滑数。

西医诊断：带状疱疹病毒性睑皮炎（右眼）。

中医诊断：风赤疮痍（右眼）。

辨证：肝胆湿热证。

治法：清肝泻火。

主方：龙胆泻肝汤（《医方集解》）加味。

处方：龙胆 10 g，生地黄 10 g，当归 10 g，柴胡 10 g，木通

10 g，泽泻 10 g，车前子 10 g[包煎]，栀子 10 g，黄芩 10 g，金银花 15 g，板蓝根 15 g，地肤子 10 g，白鲜皮 10 g，羌活 10 g，防风 10 g，乳香 5 g，没药 5 g，生甘草 5 g。7 剂。每日 1 剂，取头煎、二煎药汁混合，分 2 次温服。

外治：青黛膏外敷患处，每日 2 次。

二诊（1980 年 10 月 27 日）：右眼上胞红肿水疱已渐消，原方继服 7 剂。

三诊（1980 年 11 月 4 日）：右眼上胞痂部分脱落，留下少许瘢痕。原方再进 7 剂，以巩固疗效。

按语 患者为肝胆实火，肝经湿热循经上扰所致。上扰则胞睑红赤疼痛，水疱簇生；下注则伴小便短赤等症。龙胆泻肝汤加味方中，龙胆大苦大寒，上泻肝胆实火，下清下焦湿热，为本方泻火除湿两擅其功的君药；黄芩、栀子具有苦寒泻火之功，在本方配伍龙胆，为臣药；泽泻、木通、车前子清热利湿，使湿热从水道排出；肝主藏血，肝经有热，本易耗伤阴血，加用苦寒燥湿，再耗其阴，故用生地黄、当归滋阴养血，以使标本兼顾。方用柴胡，是为引诸药入肝胆而设；加金银花、板蓝根以清热解毒；地肤子、白鲜皮、羌活、防风、乳香、没药祛风止痛；甘草有调和诸药之效。方中泻中有补，利中有滋，以使火降热清，湿浊分消，循经所发诸症皆可相应而愈。

【病案 2】 黄某，男，52 岁，农民。门诊病例。

初诊（1980 年 9 月 9 日）：左上睑胞红赤疼痛，起水疱 5 日。伴便结尿黄。

检查：视力右眼 0.6，左眼 0.8；左侧胞肿水疱簇生部分成脓，溃破糜烂腥臭，渗出黏液；舌质红，苔黄，脉数。

西医诊断：单纯疱疹病毒性睑皮炎（左眼）。

中医诊断：风赤疮痍（左眼）。

辨证：风热湿毒证。

治法：祛风除湿，泻火解毒。

主方：除湿汤（《眼科纂要》）加减。

处方：连翘 10 g，滑石 15 g[包煎]，车前子 10 g[包煎]，枳壳 10 g，黄芩 10 g，黄连 5 g，陈皮 6 g，荆芥 10 g，防风 10 g，茯苓 10 g，栀子 10 g，金银花 10 g，板蓝根 15 g，蒲公英 10 g，大黄 10 g[后下]，苍术 10 g，白鲜皮 10 g，甘草 5 g，土茯苓 15 g。7 剂。每日 1 剂，取头煎、二煎药汁混合，分 2 次温服。

外治：青黛膏外敷，每日 2 次。

二诊（1980 年 9 月 16 日）：便通症减，原方去大黄，7 剂。

三诊（1980 年 9 月 23 日）：左上胞痂脱而愈，留下少许瘢痕。

按语 脾胃蕴湿，被风热蒸灼，风湿热毒上攻胞睑，以致红肿焮痛。湿毒盛而致水疱簇生，或生脓疱。邪毒化火则溃烂腥臭，渗出黏液。治宜祛风除湿，泻火解毒。除湿汤加减方中，以黄芩、黄连、栀子清热燥湿；大黄泻热通腑；金银花、蒲公英、板蓝根、土茯苓清热解毒；白鲜皮、苍术清热燥湿，祛风止痒；连翘透肌解表，清热逐风，除风热之邪，为疮家要药；荆芥、防风祛风止痒；茯苓、滑石、车前子健脾清热利湿；枳壳、陈皮理气健脾；甘草调和诸药。共奏清热除湿，祛风止痒之效。结合外用药物，使风清热净湿去，风赤疮痍渐愈。

五、上睑下垂

上睑下垂系指上胞乏力不能升举，以致睑裂变窄，掩盖部分或全部瞳神的眼病，中医学称上胞下垂，又名睢目、侵风、眼睑垂缓、胞垂，严重者称睑废。本病可以单眼或双眼发病，且有先天与后天之分。

中医学认为本病先天者多为先天禀赋不足，命门火衰，脾阳不足，睑肌发育不全，胞睑乏力不能升举而致。后天者多由脾虚气弱，清阳之气不升，无力抬举胞睑；或脾失健运，聚湿生痰，风痰阻络，胞睑迟缓引发；或头、眼部外伤，致气血瘀滞、胞络受阻，精气不能上承于胞睑，而发为本病。

（一）治疗原则

本病因先天所致者，如果应用药物治疗效果不佳，可行手术矫治；后天者在内服中药的基础上常配合针刺治疗。

1. 辨证论治

（1）命门火衰证　证候：自幼双上胞下垂，无力抬举，视物时仰首举额张口；常伴耳鸣，腰膝酸软，畏寒肢冷；舌淡，脉沉细。治法：温补肾阳。方剂：右归饮（《景岳全书》）加减。药物：熟地黄 5 g，山药 5 g，枸杞子 5 g，杜仲 5 g，山茱萸 2 g，炙甘草 3 g，桂枝 2 g，太子参 5 g。加减：若伴气虚者，加白术 5 g，黄芪 10 g，以增补气升阳之效。

（2）脾虚气弱证　证候：上胞提举乏力，掩及瞳神，晨起或休息后减轻，午后劳累后加重；严重者眼珠转动不能，视一为二；常伴有神疲乏力，食欲不振，甚至吞咽困难等；舌淡，苔薄，脉弱。治法：补中健脾，升阳益气。方剂：补中益气汤（《脾胃论》）加减。药物：黄芪 30 g，红参 10 g，白术 10 g，炙甘草 5 g，当归 10 g，陈皮 5 g，升麻 5 g，柴胡 5 g，山药 10 g，防风 10 g。加减：若神疲乏力，食欲不振者，加白扁豆 10 g，莲子 10 g，砂仁 3 g[后下]，以益气温中健脾。

（3）风痰阻络证　证候：上胞下垂骤然发生，眼珠转动不灵，目偏视，视一为二；头晕，恶心，泛吐痰涎；舌苔黄腻，脉弦滑。治法：祛风化痰，疏通经络。方剂：正容汤（《审视瑶函》）加减。药物：羌活 10 g，白附子 3 g，防风 10 g，秦艽

10 g，胆南星 3 g，僵蚕 5 g，法半夏 10 g，木瓜 10 g，茯苓 15 g，甘草 3 g，全蝎 3 g，天麻 10 g，伸筋草 10 g。加减：若眼珠转动不灵，目偏视者，加川芎 5 g，当归 10 g，丹参 10 g，以增强养血通络之功。

2. 其他治法

（1）针刺疗法　主穴可选百会、阳白、上星、攒竹、丝竹空、风池。先天不足，命门火衰者，加关元、肝俞、三阴交、神阙；脾虚气弱者，加足三里、脾俞、胃俞、气海；风痰阻络者，加丰隆、太冲、申脉。根据虚实施以补泻。每日 1～2 次，10 日为 1 个疗程。

（2）对先天性上胞下垂重症者，应考虑手术治疗，如选用提上眼肌缩短矫正术、额肌筋膜瓣悬吊术或提上眼肌肌腱折叠矫正术。

（二）预防与调护

避免劳累，注意休息，饮食清淡，营养丰富。

（三）病案举例

【病案 1】　周某，男，3 岁。门诊病例。

初诊（1980 年 8 月 7 日）：其母代诉，双眼上胞下垂，晨轻暮重 1 个月。伴神疲纳差。

检查：双眼上胞下垂，半掩瞳神，舌质淡红，苔薄白，脉弱。

西医诊断：重症肌无力（双眼）。

中医诊断：上胞下垂（双眼）。

辨证：脾虚气弱。

治法：补中健脾，升阳益气。

主方：补中益气汤（《脾胃论》）加减。

处方：黄芪 20 g，红参 3 g，白术 5 g，炙甘草 3 g，当归

5 g，陈皮 2 g，升麻 2 g，柴胡 3 g，山药 10 g，防风 5 g。7 剂。每日 1 剂，取头煎、二煎药汁混合，分 2 次温服。

二诊（1980 年 8 月 14 日）：双目上胞下垂略有减轻，尤其是充分休息后，双眼明显睁大。守原方，7 剂。

三诊至十诊（1980 年 8 月 21 日至 1980 年 10 月 9 日）：守方共服药 49 剂，复查双眼上胞下垂恢复正常。嘱以黄芪 15 g，党参 3 g，当归 3 g。煎水当茶服 2 个月，以巩固疗效。

按语 患儿脾运不健，故食欲不振，化源亏乏，元气不足，故精神疲倦，舌苔薄脉弱；脾虚气弱，清阳不升，胞睑失养，上胞无力上举而下垂。治宜健脾益气，升阳举陷。补中益气汤加减方中，黄芪补中益气，升阳固表为君药，量宜重用；配伍红参、白术、炙甘草健脾益气为臣药，与黄芪合用，以增强其补中益气之功；当归养血和营，协红参、黄芪以补气养血；陈皮理气和胃，使诸药不滞，共为佐药；并以少量升麻、柴胡以升陷，协助君药以升提下陷之气，共为佐使；加山药健脾养胃；防风固表御风。诸药合用，使气虚得补，气陷得升，则诸症自愈。

【病案 2】 李某，男，58 岁，农民。门诊病例。

初诊（1980 年 8 月 15 日）：左眼上胞下垂，视物成双 10 日。伴头晕，恶心，泛吐痰涎。

检查：视力右眼 0.8，左眼 1.0。左眼上眼胞下垂，眼珠向内、向上及向下转动失灵，瞳神略大于右眼。舌质淡胖，苔黄腻，脉滑数。

西医诊断：动眼神经麻痹（左眼）。

中医诊断：上胞下垂伴目偏视（左眼）。

辨证：风痰阻络证。

治法：祛风化痰，疏通经络。

主方：正容汤（《审视瑶函》）加减。

处方：羌活 10 g，白附子 3 g，防风 10 g，秦艽 10 g，胆南星 3 g，僵蚕 5 g，法半夏 10 g，木瓜 10 g，茯苓 15 g，天麻 10 g，甘草 3 g，全蝎 3 g，川芎 5 g，当归 10 g，丹参 10 g。7 剂。每日 1 剂，取头煎、二煎药汁混合，分 2 次温服。二诊（1980 年 8 月 22 日）：左眼上胞下垂略有减轻，继服原方 7 剂。

并配合针刺治疗：选百会、阳白、上星、攒竹、丝竹空、风池、丰隆、太冲、申脉。每日选 5 穴，每日 1 次，10 日为 1 个疗程。

三诊至十五诊（1980 年 8 月 29 日至 1980 年 11 月 28 日）：原方先后去全蝎、防风，加黄芪 30 g，益气升阳，共服药 90 剂，针刺 60 次。1980 年 11 月 28 日：左上胞下垂恢复正常，眼球转动灵活。

按语 患者骤然发病，上胞下垂，眼球转动失灵，为风痰乘虚阻络所致；舌质淡胖，苔黄腻，脉滑数均为风痰阻络之候。治宜祛风化痰，疏通经络。正容汤加减方中，羌活、防风散足太阳之风，搜经络之邪；胞睑内应于脾胃，故以白附子入胃，胆南星入脾，以祛脾胃之风痰；更以法半夏入脾胃化痰散结；僵蚕化痰，能祛经络之风；秦艽既祛风湿，又可与胆南星、甘草配伍，制诸药之燥热；本病睑垂不举与筋缓不收有关，肝主筋，故以木瓜、茯苓调理经筋；加全蝎、天麻以增强祛风通络之功；加川芎、当归、丹参，以增强养血通络之功。药证相符，药针配合，故能取效。

六、眼睑震颤

眼睑震颤系指眼睑无端牵拽跳动，不能自主的眼病。中医学称胞轮振跳、目瞤、脾轮振跳、眼胞振跳、眼皮跳、眼眉跳。

中医学认为本病多因肝血不足，血虚生风，致筋惕肉瞤；或因心脾两虚，气血不足，筋脉失养而筋急振搐。

（一）治疗原则

轻者或偶发者可不治自愈；若跳动过频，应药物配合针刺治疗。

1. 辨证论治

（1）血虚生风证　证候：胞睑振跳不休，不能自控；头昏目眩，面色少华；舌质淡红，苔薄，脉细弦。治法：养血息风。方剂：当归活血饮（《审视瑶函》）加减。药物：当归 10 g，川芎 5 g，熟地黄 15 g，白芍 10 g，黄芪 15 g，防风 10 g，薄荷 5 g[后下]，羌活 10 g，僵蚕 5 g，钩藤 10 g[后下]，全蝎 3 g，蜈蚣 5 g，甘草 5 g。若胞睑振跳症状持续不休者，加天麻 10 g，以加强息风之效。

（2）心脾血虚证　证候：胞睑振跳，时疏时频，劳累时重。兼心烦失眠，怔忡健忘，食少体倦；舌质淡红，苔薄白，脉细弱。治法：补养心脾。方剂：归脾汤（《济生方》）加减。药物：红参 10 g，白术 10 g，黄芪 15 g，茯神 10 g，龙眼肉 10 g[后下]，当归 10 g，远志 5 g，酸枣仁 10 g，木香 3 g，甘草 5 g，生姜 10 g，大枣 10 g。加减：若心烦不眠者，加合欢花 10 g，首乌藤 10 g，以养心安神。

2. 其他治法　针刺疗法：选攒竹、承泣、四白、丝竹空、风池、地仓、颊车、足三里、昆仑等穴，用补法，每日或隔日 1 次。并配合梅花针点刺患者眼睑及眶部。

（二）预防与调护

1. 若伴面肌抽搐（西医称面肌痉挛，类似中医学的痉证、震颤，其病因未明），多与面神经通路受到机械性刺激或压迫有关。不在本病治疗之例。

2. 避免过劳，注意休息，改善睡眠。

（三）病案举例

【病案1】　马某，女，35 岁，干部。门诊病例。

初诊（1980 年 8 月 15 日）：右眼下睑振跳 1 个月，时作时止。伴头昏，面色少华。

检查：视力右眼 1.2，左眼 1.0。右下睑胞轮振跳局限，面部无抽搐现象。舌质淡红，苔薄，脉细弦。

西医诊断：眼睑震颤（右眼）。

中医诊断：胞轮振跳（右眼）。

辨证：血虚生风证。

治法：养血息风。

主方：当归活血饮（《审视瑶函》）加减。

处方：当归 10 g，川芎 5 g，熟地黄 15 g，白芍 10 g，黄芪 15 g，防风 10 g，薄荷 5 g[后下]，羌活 10 g，僵蚕 5 g，天麻 10 g，钩藤 10 g[后下]，全蝎 3 g，甘草 5 g。5 剂。每日 1 剂，取头煎、二煎药汁混合，分 2 次温服。嘱其注意休息，避免过劳。

二诊（1980 年 8 月 20 日）：右下睑胞轮振跳缓解。再进 5 剂而愈。

按语　《审视瑶函·睥轮振跳》："此症谓目睥不待人之开合，而自牵拽振跳出。乃气分之病，属肝脾二经络之患。人皆呼为风，殊不知血虚而气不顺，非纯风也。"患者肝脾气血亏虚，血虚生风，虚风上扰胞睑，故胞轮振跳。治宜养血息风。当归活血饮加减方中，当归、川芎、熟地黄、白芍养血柔肝为主，黄芪、甘草益气以养血，防风、薄荷、羌活疏散外风，加僵蚕、天麻、钩藤、全蝎，平息内风得愈。

【病案2】　王某，女，31 岁，教师。门诊病例。

初诊（1980 年 8 月 15 日）：右眼胞睑振跳 1 个月，时作时止。3 个月前因妇科病手术，术后体弱，工作劳累，心烦失眠，伴怔忡健忘，食少体倦。

检查：视力右眼 0.2，左眼 0.3；戴镜后双眼均为 1.0，右上胞皮轮振跳局限，面部无抽搐现象。舌质淡红，苔薄，脉细弦。

西医诊断：眼睑震颤（右眼）。

中医诊断：胞轮振跳（右眼）。

辨证：心脾两虚证。

治法：补养心脾。

主方：归脾汤（《济生方》）加减。

处方：党参 10 g，白术 10 g，黄芪 30 g，茯神 10 g，龙眼肉 10 g[后下]，当归 10 g，远志 5 g，酸枣仁 10 g，首乌藤 10 g，木香 3 g，炙甘草 5 g，生姜 10 g，大枣 10 g，钩藤 10 g[后下]。7 剂。每日 1 剂，取头煎、二煎药汁混合，分 2 次温服。

嘱其注意休息，避免过劳。

二诊（1980 年 8 月 22 日）：右下睑皮轮振跳减轻，失眠缓解，继服原方 7 剂。

三诊（1980 年 8 月 29 日）：自觉症状消失，嘱服归脾丸（大蜜丸），用温开水或生姜汤送服，1 次 6 g，每日 3 次。连服 2 个月，以巩固疗效。

按语　久病过劳等损伤心脾，心脾两虚，筋肉失养而跳动。心脾血虚，血不养筋，筋肉拘挛目跳，劳累后气血亏耗，故跳动加重；心血虚而虚火上扰，故心烦失眠；血不养心则怔忡健忘；脾虚食少则体倦。归脾汤加减方从心脾两脏治疗，方中黄芪甘温，补脾益气；龙眼肉甘平，既补脾气，又养心血，二者共为君药；党参、白术皆为补脾益气要药，与黄芪相伍，其补脾益气之功益著；当归补血养心，酸枣仁、首乌藤宁心安神，三药与龙眼肉配伍，补心血、安神志之力更强，均为臣药；佐以茯神养血安神、远志宁神益智，钩藤息风定惊；更佐理气醒脾之木香，与诸补气养血药为伍，可使其补而不滞；炙甘草甘温补脾益气，并诸药为佐使。引用生姜、大枣，调和脾胃，以资化源。方中虽是气血并补之剂，但重点在益气生血，黄芪配当归，即寓有当归补血汤之意，心脾得补而气旺血生，筋肉得血所养则跳动自止，诸症可消。

七、小儿多瞬症

小儿多瞬症系指以胞睑频频眨动为主要临床特征的眼病，中医学称目札。

中医学认为本病多因饮食不节，脾胃受损，脾虚肝旺，气血津液不能濡养目珠；或燥邪犯肺，目珠失润所致。

（一）治疗原则

以辨证论治为主，可以配合耳穴压豆或针刺治疗。

1. 辨证论治

（1）脾虚肝旺证　证候：胞睑频频眨动，眼轻度痒涩不舒，畏光，常喜揉眼，可见黑睛星翳；多饮食偏嗜，纳差形瘦，烦躁不宁；舌淡苔薄，脉细数。治法：清肝健脾。方剂：柴胡清肝饮（《审视瑶函》）加减。药物：柴胡5 g，黄芩5 g，党参5 g，川芎3 g，栀子5 g，连翘5 g，桔梗5 g[后下]，僵蚕5 g，钩藤10 g[后下]，蝉蜕5 g，甘草3 g。加减：若黑睛生星翳者，加石决明5 g[先煎]，菊花5 g，黄芪5 g，以助清肝明目。

（2）燥邪犯肺证　证候：胞睑频频眨动，眼干涩不适，畏光或见黑睛星翳；可伴见咽鼻干燥，便秘；舌红少津，脉细数。治法：养阴润燥。方剂：养阴清肺汤（《重楼玉钥》）加减。药物：甘草5 g，白芍10 g，生地黄15 g，薄荷3 g[后下]，玄参10 g，麦冬5 g，川贝母3 g，牡丹皮10 g，桑叶10 g，菊花10 g。加减：若见黑睛星翳者，加蝉蜕5 g，刺蒺藜10 g，以清热退翳明目。

2. 其他治法

（1）可配合王不留行籽耳穴压豆或针刺治疗。

（2）结膜角膜有炎症者，可滴鱼腥草滴眼液或抗生素滴眼液。

（二）预防与调护

纠正不良的饮食习惯，注意用眼卫生，尽量少接触电子产品，补充富含维生素 A 的水果、蔬菜。

（三）病案举例

【病案1】 曾某，男，5 岁，幼儿。门诊病例。

初诊（1980 年 9 月 7 日）：双眼胞睑频频眨动 1 个月，喜揉拭双眼，多偏嗜甜食、饮料，纳差形瘦，烦躁不宁。

检查：视力右眼 0.6，左眼 0.8。双眼胞睑频频眨动，白睛微红，黑睛光泽；舌淡苔薄，脉细数。

西医诊断：小儿多瞬症（双眼）。

中医诊断：目札（双眼）。

辨证：脾虚肝旺证。

治法：清肝健脾。

主方：柴胡清肝饮（《审视瑶函》）加减。

处方：柴胡 5 g，黄芩 5 g，党参 5 g，川芎 3 g，栀子 5 g，连翘 5 g，桔梗 5 g[后下]，僵蚕 5 g，钩藤 10 g[后下]，蝉蜕 5 g，甘草 3 g。7 剂。每日 1 剂，取头煎、二煎药汁混合，分 2 次温服。配合王不留行籽耳穴压豆。

嘱其少食甜食与饮料，少看电视。

二诊（1980 年 9 月 14 日）：双眼胞睑眨动减轻，原方再进 7 剂而愈。

按语 《审视瑶函·目札》："按目札者，肝有风也，风入于目，上下左右如风吹，不轻不重而不能任，故目连札也。"患儿双目频眨，偏食，舌淡苔薄，脉细数，辨证为脾虚肝旺。治宜清肝健脾，柴胡清肝饮加减方中，柴胡、黄芩疏肝清热；党参益气健脾；栀子、连翘清心解毒；川芎活血顺气；桔梗载药上行，僵蚕、钩藤、蝉蜕祛风化痰；甘草调和诸药。脾健肝平，目眨自愈。

【病案 2】 喻某，女，11 岁，学生。门诊病例。

初诊（1980 年 10 月 3 日）：双眼胞睑频频眨动 2 个月，眼干涩不适，咽鼻干燥，便秘。

检查：视力右眼 0.8，左眼 1.0。双眼胞睑频频眨动，白睛微红，黑睛 2% 荧光素染色有浅点状着色；舌红少津，脉细数。

西医诊断：小儿多瞬症（双眼）。

中医诊断：目札（双眼）。

辨证：燥邪犯肺证。

治法：养阴润燥。

主方：养阴清肺汤（《重楼玉钥》）加减。

处方：甘草 5 g，白芍 10 g，生地黄 15 g，薄荷 3 g[后下]，玄参 10 g，麦冬 5 g，浙贝母 3 g，牡丹皮 10 g，桑叶 10 g，菊花 10 g，蝉蜕 5 g，刺蒺藜 10 g。7 剂。每日 1 剂，取头煎、二煎药汁混合，分 2 次温服。配合王不留行籽耳穴压豆。

嘱其多食果蔬，少看电视。

二诊（1980 年 10 月 10 日）：双眼胞睑频频眨动减轻，原方再进 7 剂。

三诊（1980 年 10 月 17 日）：双眼胞睑频眨明显减轻，原方再进 7 剂而愈。

按语 患儿肺阴不足，目失濡养则胞睑频频眨动，眼内干涩；肺阴虚，虚火上炎则咽鼻干燥；舌质红，少津，脉细数为阴虚火旺之候。治宜养阴润肺。养阴清肺汤加减方中，生地黄、玄参养阴润燥，清肺解毒为主药；辅以麦冬、白芍助生地黄、玄参养阴清肺润燥，牡丹皮助生地黄、玄参凉血解毒；佐以浙贝母润肺止咳，清化热痰；薄荷宣肺利咽；蝉蜕、刺蒺藜以祛风止痉，退翳明目；使药以甘草清热解毒，调和诸药，合之共奏养阴清肺祛风止痉之功。配合王不留行籽耳穴压豆，乃收全功。

八、泪　溢

泪溢是指目无赤痛翳膜，泪液不循常道而溢出睑弦的外障眼病。中医学称流泪症，流泪症有诸多别名，如针对流泪病因命名的有迎风流泪、迎风洒泪；根据流泪程度命名的有目泪不止；根据流泪冷热性质不同而分别命名为冷泪、热泪。临床上热泪多为风热赤眼、聚星障等外障病的一个症状，不属本节讨论范围。本节讨论流冷泪及所流之泪无明显冷热感的流泪症。

中医学认为本病多因肝血亏虚，泪窍不密，风邪外袭，内外合邪，上攻目窍而致流泪；或脾气不足，生化乏源，气血亏虚，不能收摄泪液而致流泪；泪为肝液，肝肾同源，肝肾两虚，不能约束其液而致泪出。

（一）治疗原则

流泪，但泪窍通畅，或通而不畅者，可药物配合针刺等治疗；若泪窍不通者，可结合手术治疗。

1. 辨证论治

（1）血虚夹风证　证候：目无红赤，流泪，迎风更甚，隐涩不适；兼头晕目眩，面色少华；舌质淡红，苔薄，脉细无力。治法：补养肝血，疏风散邪。方剂：止泪补肝散（《银海精微》）加减。药物：刺蒺藜 10 g，当归 10 g，熟地黄 15 g，白芍 10 g，川芎 5 g，木贼 5 g，防风 10 g，夏枯草 10 g。加减：若流泪迎风更甚者，加白芷 10 g，菊花 10 g，以祛风止泪。

（2）气血不足证　证候：患眼无眼红肿痛，无时泪下，泪液清冷稀薄，不耐久视；面色无华，神疲体倦，健忘心悸；舌淡，苔薄，脉细弱。治法：益气养血，收摄止泪。方剂：八珍汤（《正体类要》）加减。药物：党参 10 g，白术 10 g，茯苓 15 g，甘草 5 g，熟地黄 15 g，当归 10 g，川芎 5 g，白芍 10 g。加减：如迎风流泪多者，加白芷 10 g，防风 10 g，羌活 10 g，以祛风止泪；若冬季或初春寒风刺激时泪多，兼有畏寒肢冷者，加巴戟天 10 g，细辛 3 g，桂枝 5 g，以温阳祛寒收泪。

（3）肝肾两虚证　证候：眼泪常流，拭之又生，或泪液清冷稀薄；兼头昏耳鸣，腰膝酸软；舌淡，苔白，脉细弱。治法：滋肾养肝，固摄止泪。方剂：左归饮（《正体类要》）加减。药物：熟地黄 15 g，山药 10 g，山茱萸 5 g，枸杞子 10 g，茯苓 10 g，炙甘草 5 g。加减：若流泪较甚者，加五味子 5 g，防风 10 g，以收敛祛风止泪；若感泪液清冷者，加巴戟天 10 g，肉苁蓉 10 g，桑螵蛸 10 g，以加强补肾阳之力，而助固摄止泪。

2. 其他治法

（1）针刺疗法　血虚夹风证以补虚为主，可选取肝俞、太冲、合谷、风池；肝肾两虚证以补虚为主，针灸并用，可选取肝俞、肾俞、涌泉；若流泪清冷者，可加神阙艾灸及同侧睛明穴温针治疗。

（2）中药熏洗法　选用桑叶 15 g，菊花 10 g，细辛 3 g，秦皮 10 g。煎水适量，熏洗患眼，每日 2 次，10 日为 1 个疗程。

（3）发现泪窍狭窄严重或完全不通者，可行手术治疗。

（二）预防与调护

1. 户外工作者，可戴防风眼镜，以减少风沙对眼部的刺激。

2. 增强体质，或经常进行睛明穴按摩，有助于改善流泪症状。

（三）病案举例

【病案 1】 曾某，女，58 岁，农民。门诊病例。

初诊（1980 年 11 月 15 日）：双眼流泪，迎风更甚 2 年。眼内隐涩不适，伴头晕目眩。

检查：视力右眼 1.0，左眼 0.8。双眼内眦微红，挤压睛明穴下方，泪窍无脓液反流；面色少华；舌质淡红，苔薄，脉细无力。

西医诊断：泪溢（双眼）。

中医诊断：迎风流泪（双眼）。

辨证：血虚夹风证。

治法：补养肝血，疏风散邪。

主方：止泪补肝散（《银海精微》）加减。

处方：刺蒺藜 10 g，当归 10 g，熟地黄 15 g，白芍 10 g，川芎 5 g，木贼 5 g，防风 10 g，夏枯草 10 g，白芷 10 g，菊花 10 g，7 剂。每日 1 剂，取头煎、二煎药汁混合，分 2 次温服。

外治：桑叶 15 g，菊花 10 g，细辛 3 g，秦皮 10 g。煎水适量，熏洗患眼，每日 2 次。

二诊（1980 年 11 月 22 日）：自觉流泪减轻，原方再进 7 剂而愈。

按语 《银海精微·迎风洒泪症》："为肝虚风动则泪流，故迎风泪出。"今患者肝血不足，泪窍失养，风邪入侵，泪窍失密，故迎风流泪更甚；面色少华，舌质淡红，苔薄白，脉细无力均为肝血不足之候。治宜补养肝血，疏风散邪。止泪补肝散加减方中，熟地黄、白芍、当归、川芎，以补肝养血为主；刺蒺藜、木贼、防风、夏枯草、白芷、菊花，以祛风止泪。养血和祛风，两者配合，结合外用熏洗，迎风流泪症状得愈。

【病案 2】 曾某，女，55 岁，农民。门诊病例。

初诊（1980 年 10 月 7 日）：双眼流泪 2 年。泪液清冷稀薄；伴头昏耳鸣，腰膝酸软。

检查：视力右眼 0.8，左眼 0.6。双眼内眦微红，挤压睛明穴下方，泪窍无脓液反流；冲洗泪道：双眼均少量入鼻咽部，大部分从上泪窍逆流而出。舌淡，苔白，脉细弱。

西医诊断：鼻泪管狭窄（双眼）。

中医诊断：冷泪（双眼）。

辨证：肝肾两虚证。

治法：滋肾养肝，固摄止泪。

主方：左归饮（《正体类要》）加减。

处方：熟地黄 15 g，山药 10 g，山茱萸 5 g，茯苓 10 g，枸杞子 10 g，炙甘草 5 g，五味子 5 g，防风 10 g。7 剂。每日 1 剂，取头煎、二煎药汁混合，分 2 次温服。

二诊至五诊（1980 年 10 月 14 日至 1980 年 11 月 4 日）：自觉症状消失。嘱服杞菊地黄丸（小蜜丸），用淡盐汤送服，1 次 9 g，每日 2 次。连服 2 个月，以资巩固疗效。

按语　肝在液为泪，肾主五脏，肝肾同源，若肝肾不足，泪失约束，则冷泪常流；头晕耳鸣，腰膝酸软，舌质淡红，苔薄白，脉细属肝肾不足之候。治宜滋肾养肝，固摄止泪。左归饮源于六味地黄丸，方中重用熟地黄，滋肾填阴为主；山茱萸、枸杞子加强滋肾阴养肝血为辅；茯苓渗湿健脾为佐，炙甘草、山药益气健脾，合并诸药而具有益肾养肝健脾之功效；加用五味子、防风，以收敛祛风止泪。

九、慢性泪囊炎

慢性泪囊炎是指以大眦部常有黏液或脓液从泪窍溢出为临床特征的眼病。中医学称漏睛，又名大眦漏、目脓漏、漏睛脓出外障、热积必溃之病、窍漏等。本病多见于老年人，女性多于男性，可单眼或双眼先后发病。亦有新生儿罹患本病者。

中医学认为本病多因心有伏火，脾蕴湿热，上攻泪窍，热腐成脓所致。此外，亦可由先天泪窍狭窄或阻塞，椒疮及相关鼻病导致本病发生。

（一）治疗原则

本病病程较长，邪毒蕴伏，内眦脓液不尽，若有目珠外伤，或内眼手术，尤其黑睛破损时，则邪毒乘虚而入，可发生凝脂翳、黄液上冲等严重病症，甚至失明，故药物治疗不佳或准备内眼手术之前应尽快手术治疗。

1. 辨证论治　心脾积热证　证候：不时泪下，内眦头微红潮湿，可见脓液浸渍，拭之又生，脓多且稠密；按压睛明穴下方时，有脓液从泪窍溢出；口干欲饮，小便黄赤；舌红，苔黄腻，脉滑数。治法：清心利湿。方剂：竹叶泻经汤（《原机启微》）加减。药物：柴胡 10 g，栀子 10 g，羌活 10 g，升麻 3 g，炙甘草 5 g，黄芩 10 g，黄连 3 g，大黄 10 g[后下]，茯苓 10 g，泽泻 10 g，赤芍 10 g，决明子 10 g，车前子 10 g[包煎]，竹叶 10 g。加减：若脓液多且黄稠者，可去羌活，加金银花 10 g，蒲公英 10 g，天花粉 10 g，以加强清热排脓、祛瘀消滞的作用。

2. 其他治法

（1）可滴鱼腥草滴眼液或抗生素滴眼液。

（2）用鱼腥草注射液稀释后冲洗泪窍。

（3）手术治疗　若新生儿漏睛，经多次冲洗无效者，2 个月以上的患儿，可做泪窍探通术。

（二）预防与调护

1. 积极防治椒疮、鼻部疾病，以减少和防止本病发生。

2. 嘱患者滴眼液之前按压睛明穴下方，将泪窍内的黏液或脓液压净，以便药达病所。

3. 勿食辛辣炙煿等刺激性食物，以免加重病情。

（三）病案举例

【病案】李某，女，75岁，农民。门诊病例。

初诊（1980年8月5日）：双眼流脓泪5年。伴口干欲饮，小便黄赤。

检查：视力右眼0.4，左眼0.5。双眼内眦头微红潮湿，可见脓液浸渍，拭之又生，脓多且稠密；按压睛明穴下方时，有大量有脓液从泪窍溢出；双眼晶珠周边部混浊；面色少华；舌红，苔黄腻，脉滑数。

西医诊断：①慢性泪囊炎（双眼）；②老年性白内障（双眼）。

中医诊断：①漏睛（双眼）；②圆翳内障（双眼）。

辨证：心脾积热证。

治法：清心利湿。

主方：竹叶泻经汤（《原机启微》）加减。

处方：柴胡10g，栀子10g，羌活10g，升麻3g，炙甘草5g，黄芩10g，黄连3g，茯苓10g，泽泻10g，赤芍10g，决明子10g，车前子10g[包煎]，竹叶10g，金银花10g，蒲公英10g。7剂。每日1剂，取头煎、二煎药汁混合，分2次温服。

外治：鱼腥草滴眼液，滴双眼，每日4次。

二诊（1980年8月12日）：自觉流泪减轻，原方去羌活，再进7剂。按压睛明穴下方时，未见脓液自泪窍溢出。患者年龄较大，不愿意手术，嘱其常滴鱼腥草滴眼液，注意眼部清洁。

按语 《太平圣惠方·治眼脓漏诸方》："夫目是肝之外候，上液之道，风热客于睑眦之间，热搏于血液，令眦内结聚，津液乘之下上，故成脓血，汁不尽谓脓漏，俗呼为漏睛是也。"本病为邪深久伏所致的顽固眼病，辨证主要是以局部症状为主，结合参考全身情况。眦部红赤，脓稠黏浊者，多为心脾湿热上攻泪窍，以清热除湿为主。竹叶泻经汤加减方中，黄连、栀子、黄芩清心降火，解毒消脓；决明子、羌活、柴胡、升麻疏风散热，退红消肿；赤芍凉血活血，行滞散结；泽泻、茯苓、车前子、竹叶利尿渗湿，导热下行；加金银花、蒲公英，以增强清热解毒排脓的作用；炙甘草和胃调中。药证相合，则能取效。

十、急性泪囊炎

急性泪囊炎是指大眦睛明下方突发赤肿疼痛，继之溃破出脓的眼病，本病中年妇女多见，多为单眼发病。可由漏睛演变而来，亦可突然发生。中医学称漏睛疮、热积必溃之病等。

中医学认为本病多因心经蕴热，或素有漏睛，热毒内蕴，复感风邪，风热搏结所致；或过嗜辛辣炙煿，心脾热毒壅盛，致气血凝滞，营卫不和，结聚成疮，热盛肉腐成脓而溃；或气血不足，正不胜邪，邪气留恋，蕴伏之热邪上扰泪窍。

（一）治疗原则

未成脓时以消散为主，已成脓者切开排脓。病情稳定后，做根治手术。

1. 辨证论治

（1）风热上攻证　证候：患眼热泪频流，内眦部红肿疼痛，其下方隆起，可扪及肿核，疼痛拒按；头痛，或恶寒发热；舌质红，苔薄黄，脉浮数。治法：疏风清热，散热消肿。方剂：仙方活命饮（《校注妇人良方》）加减。药物：金银花 15 g，蒲公英 15 g，白芷 10 g，浙贝母 5 g，防风 10 g，赤芍 10 g，当归 10 g，甘草 5 g，皂角刺 6 g，天花粉 10 g，乳香 5 g，没药 5 g，陈皮 5 g，大黄 10 g[后下]。加减：若胞睑红赤紫暗者，加牡丹皮 10 g，郁金 10 g，玄参 10 g，以活血消肿；大便通畅者，去大黄。

（2）热毒炽盛证　证候：患处红肿焮热，核硬拒按，疼痛难忍，热泪频流，甚而红肿漫及颜面胞睑；耳颌下有肿核及压痛，可兼头痛身热，心烦口渴，大便秘结，小便赤涩；舌质红，苔黄燥，脉洪数。治法：清热解毒。方剂：黄连解毒汤（《外台秘要》）合五味消毒饮（《医宗金鉴》）加减。药物：黄连 5 g，黄芩 10 g，黄柏 10 g，栀子 10 g，金银花 15 g，野菊花 10 g，蒲公英 15 g，紫花地丁 10 g，紫背天葵 10 g。加减：若大便秘结者，加大黄 10 g[后下]，以通腑泄热；患处红肿痛甚者，加郁金 10 g，乳香 5 g，没药 5 g，以助活血散瘀、消肿止痛；欲成脓而未能溃者，加皂角刺 10 g，白芷 10 g，以促使成脓溃破。

（3）正虚邪留证　证候：患处微红肿，稍有压痛，时有反复，但不溃破；或溃后漏口难敛，脓液稀少不绝；可伴畏寒肢冷，面色苍白，神疲食少。舌淡，苔薄白，脉细弱。治法：补气益血，托里消毒。方剂：托里消毒散（《医宗金鉴》）加减。药物：党参 5 g，生黄芪 15 g，川芎 2 g，当归 5 g，白芍 5 g，白术 5 g，防风 5 g，金银花 10 g，茯苓 10 g，白芷 5 g，甘草 5 g，桔梗 5 g。加减：纳呆便秘者，加麦芽 10 g，山楂 10 g，莱菔子 10 g，以健脾消食行滞。

2. 其他治法

（1）可用鱼腥草滴眼液或抗生素滴眼液滴眼。

（2）未能成脓者，可用如意金黄膏外敷，或用鲜芙蓉叶或新鲜鱼腥草捣烂外敷，以促其消散。

（3）早期可局部做湿热敷，每日 1～2 次。

（4）已成脓者，切开排脓。

（5）痊愈后，有漏睛者，可行根治术。

（二）预防与调护

1. 禁食辛辣刺激性食物，防止漏睛变为本病。

2. 急性发作时，切忌挤压患处，以免脓毒扩散。

3. 素有漏睛者，须采用根治法治疗。

（三）病案举例

【病案1】 龙某，女，56岁，农民。门诊病例。

初诊（1980年9月25日）：左眼突发红肿焮痛2日。原有漏睛史2年，头痛，恶寒发热，便秘。

检查：视力右眼0.6，左眼睁眼不开。左眼胞睑肿胀，目闭难睁，内眦部红肿疼痛，其下方隆起，可扪及肿核，疼痛拒按；舌质红，苔薄黄，脉浮数。

西医诊断：急性泪囊炎（左眼）。

中医诊断：漏睛疮（左眼）。

辨证：风热上攻证。

治法：疏风清热，散热消肿。

主方：仙方活命饮（《校注妇人良方》）加减。

处方：金银花15 g，蒲公英15 g，白芷10 g，浙贝母5 g，防风10 g，赤芍10 g，当归10 g，甘草6 g，皂角刺6 g，天花粉10 g，乳香5 g，没药5 g，陈皮5 g，大黄10 g[后下]。3剂。每日1剂，取头煎、二煎药汁混合，分2次温服。如意金黄膏外敷患眼，每日1次。

二诊（1980年9月28日）：大便已通，头痛、恶寒发热已愈，左眼胞睑红肿渐轻，能半睁开眼，原方去大黄，再进5剂而愈。劝患者择期做泪道根治术，防止复发。

按语 《医宗金鉴·外科心法要诀·漏睛疮》："初起如豆如枣，红肿疼痛，疮势虽小，根源甚深。溃破出黏白脓者顺；生青黑脓或如膏者险。"今风热相搏，客于泪窍，气血凝滞，脉络失和，故内眦部红肿疼痛；泪窍闭塞，泪液不能下渗而外溢，故热泪频多；风热之邪，波及胞睑，故胞睑微肿；风热袭表，营卫不和，故恶寒发热，舌质红，苔薄黄，脉浮而数。

仙方活命饮是治疗热毒痈肿的常用方，《医宗金鉴》谓"此为疮疡之圣药，外科之首方"。仙方活命饮加减方中，金银花性味甘寒，最善清热解毒疗疔疮，前人称之为"疮疡圣药"，故重用为君药。然单用清热解毒，则气滞血瘀难消，肿结不散，又以当归、赤芍、乳香、没药、陈皮行气活血通络，消肿止痛，加蒲公英以增解毒之功，共为臣药。疮疡初起，其邪多羁留于肌肤腠理之间，用辛散的白芷、防风相配，通滞而散其结，使热毒从外透解；气机阻滞可导致液聚成痰，故配用浙贝母、天花粉清热化痰散结，可使脓未成即消；皂角刺通行经络，透脓溃坚，可使脓成即溃，均为佐药。使以加大黄通便泄热；甘草清热解毒，并调和诸药。内服外敷，诸药合用，共奏疏风清热、散热消肿之功。

【病案 2】 蔡某，女，45 岁，农民。门诊病例。

初诊（1980 年 9 月 19 日）：左眼突发红肿焮痛 2 日。原有漏睛史 1 年，头痛身热，心烦口渴，大便秘结，小便赤涩。

检查：视力右眼 0.6，左眼睁眼不开。左眼胞红肿，核硬拒按，耳颌下有肿核及压痛；舌质红，苔黄燥，脉洪数。

西医诊断：急性泪囊炎（左眼）。

中医诊断：漏睛疮（左眼）。

辨证：热毒炽盛证。

治法：清热解毒。

主方：黄连解毒汤（《外台秘要》）合五味消毒饮（《医宗金鉴》）加减。

处方：黄连 5 g，黄芩 10 g，黄柏 10 g，栀子 10 g，金银花 15 g，野菊花 10 g，蒲公英 15 g，紫花地丁 10 g，紫背天葵 10 g，大黄 10 g[后下]。3 剂。每日 1 剂，取头煎、二煎药汁混合，分 2 次温服。

如意金黄膏外敷患眼，每日 1 次。

二诊至三诊（1980 年 9 月 22 日至 1980 年 9 月 25 日）：左眼红肿消退。劝患者择期做泪道根治术，防止复发。

按语　大眦属心，胞睑面颊属阳明；今心脾蕴热，火毒上攻，故该处红肿热痛；热毒瘀塞络脉，气血不行，故肿核坚硬拒按；阳明热盛，心火内扰，故身热心烦，口渴思饮，大便秘结；舌质红，苔黄燥，脉洪数为火热炽盛之象。黄连解毒汤方中，以大苦大寒之黄连清泻心火为君，兼泻中焦之火；以黄芩清上焦之火为臣；以黄柏泻下焦之火为佐；栀子清泻三焦之火，导热下行，引邪热从小便而出为使；四药合用，苦寒直折，三焦之火邪去而热毒解；方中再入大黄，以通便泄热。合方五味消毒饮方中，金银花、野菊花皆甘寒，有清热解毒、消肿散结之功，能疗目赤肿痛；蒲公英、紫花地丁、紫背天葵皆能清热解毒，三药加强金银花与野菊花清热解毒之力；五味药物皆为疗疔毒疮疖之佳品，共消目肿赤痛。两方合用，热清毒解，药到病除。

十一、眼干燥症

眼干燥症是指白睛不赤不肿，而以自觉眼内干涩不适，甚则视物昏蒙为主症的眼病。中医学称白涩症或干涩昏花、神水将枯。多为双眼发病。其危险因素主要是年龄、消渴病、胬肉攀睛、气候干燥、滥用滴眼液、久视屏幕、近视术后、过敏性眼病和部分全身性疾病等。

中医学认为本病多因风沙尘埃侵袭或日久留于干燥环境等，化燥伤津，加之素有肺阴不足，内外合邪，燥热犯目所致；或平素情志不舒，郁生内火，津伤血壅，目失濡养；或久病或年老体衰，或过用目力，劳瞻竭视，导致气虚津液亏损，精血不足，目失濡养；还可因风热赤眼或天行赤眼治疗不彻底，余热未清，隐伏肺脾之络所致。

（一）治疗原则

本病治疗应内治外治相结合，给予内服中药的同时，配合使用相应的外用药物，以提高疗效。

1. 辨证论治

（1）肺阴不足证　证候：眼干涩不爽，不耐久视，白睛如常或稍有赤脉，黑睛可有细点星翳，反复难愈；可伴口干鼻燥，咽干，便秘；苔薄少津，脉细无力。治法：滋阴润肺。方剂：养阴清肺汤（《重楼玉钥》）加减。药物：甘草 5 g，白芍 10 g，生地黄 15 g，薄荷 3 g[后下]，玄参 10 g，麦冬 5 g，川贝母 3 g，牡丹皮 10 g，桑叶 10 g，菊花 10 g。加减：若气阴不足者，加太子参 10 g，五味子 5 g，以益气养阴；若见黑睛星翳者，加蝉蜕 5 g，密蒙花 10 g，刺蒺藜 10 g，以清热退翳明目。

（2）肝经郁热证　证候：目珠干涩，灼热刺痛，或白睛微红，或黑睛星翳，或不耐久视；口苦咽干，烦躁易怒，失眠多梦，小便黄，大便燥。舌质红，苔薄黄或黄厚，脉弦滑数。治法：清肝解郁。方剂：丹栀逍遥散（《薛氏医案》）加减。药物：柴胡 10 g，当归 10 g，白芍 10 g，茯苓 10 g，白术 10 g，甘草 5 g，薄荷 3 g[后下]，牡丹皮 10 g，栀子 10 g。加减：伴阴虚者，加百合 15 g，生地黄 15 g，以增养阴生津之力；黑睛星翳者，加密蒙花 10 g，菊花 10 g，珍珠母 15 g[先煎]，以明目退翳。

（3）气阴两虚证　证候：目内干涩不爽，目燥乏泽，双目频眨，羞明畏光，白睛隐隐淡红，不耐久视，久视则诸症加重，甚者视物昏蒙，黑睛可有细小星翳，甚或呈丝状，迁延难愈；口干少津，神疲乏力，头晕耳鸣，腰膝酸软；舌质淡红，苔薄，脉细或沉细。治法：益气养阴，滋补肝肾。方剂：生脉散（《医学启源》）合杞菊地黄丸（《医级》）加减。药物：党参 10 g，麦冬

10 g，五味子 5 g，枸杞子 10 g，菊花 10 g，熟地黄 15 g，山茱萸 5 g，山药 10 g，泽泻 5 g，茯苓 10 g，牡丹皮 10 g。加减：血虚者，加当归 10 g，白芍 10 g，以养血和营，使目得血荣；黑睛星翳者，加密蒙花 10 g，蝉蜕 5 g，以明目退翳；白睛隐隐淡红者，加地骨皮 10 g，桑叶 10 g，以清热退赤。

（4）邪热留恋证　证候：患风热赤眼或天行赤眼之后期，微感畏光流泪，有少许眼眵，干涩不爽，白睛少许赤丝而迟迟不退，睑内轻度红赤；舌质红，苔薄黄，脉数。治法：清热利肺。方剂：桑白皮汤（《内外伤辨惑论》）加减。药物：桑白皮 10 g，泽泻 5 g，玄参 10 g，甘草 5 g，麦冬 10 g，黄芩 10 g，旋覆花 10 g^[包煎]，菊花 10 g，地骨皮 10 g，桔梗 10 g，茯苓 10 g。加减：红赤明显者，加金银花 10 g，赤芍 10 g，以清热解毒，凉血散瘀；若阴伤而无湿者，去茯苓、泽泻。

2. 其他治法

（1）眼眵多者，可用鱼腥草滴眼液或抗生素滴眼液滴眼。

（2）针刺治疗：选用上睛明、攒竹、四白、承泣、太阳、丝竹空、阳白等眼周穴，每次选取 3～4 穴，平补平泻手法，每日 1 次，每次留针 30 分钟，10 日为 1 个疗程。

（3）中药熏洗：桑叶 15 g，艾叶 10 g，菊花 10 g，薄荷 10 g。煎水先熏后洗。

（二）预防与调护

1. 彻底治疗风热赤眼或天行赤眼。

2. 避免熬夜，过用目力，风沙烟尘刺激及勿滥用滴眼液。

3. 宜少食辛辣炙煿之品，以免化热伤阴。

（三）病案举例

【病案 1】　姜某，女，32 岁，干部。门诊病例。

初诊（1980 年 10 月 4 日）：双眼干涩不适 2 个月。看书写字，不耐久视，伴口干鼻燥，咽干，大便燥。

检查：视力右眼 1.0，左眼 0.8。双眼白睛内眦部稍有赤脉，黑睛可见细点星翳，2%荧光素染色呈阳性；舌苔薄少津，脉细无力。

西医诊断：眼干燥症（双眼）。

中医诊断：白涩症（双眼）。

辨证：肺阴不足证。

治法：滋阴润肺。

主方：养阴清肺汤（《重楼玉钥》）加减。

处方：甘草 5 g，白芍 10 g，生地黄 15 g，薄荷 3 g[后下]，玄参 10 g，麦冬 5 g，牡丹皮 10 g，桑叶 10 g，菊花 10 g。蝉蜕 5 g，密蒙花 10 g，刺蒺藜 10 g。7 剂。每日 1 剂，取头煎、二煎药汁混合，分 2 次温服。

二诊至六诊（1980 年 10 月 11 日至 1980 年 11 月 9 日）：原方先后加石斛 10 g，以益胃生津，滋阴清热；加枸杞子 10 g，以滋补肝肾，益精明目。眼干鼻燥等症状逐渐好转，至症状消失。嘱服杞菊地黄丸（小蜜丸），用淡盐汤送服，1 次 9 g，每日 2 次。连服 2 个月，以资巩固疗效。

按语 《审视瑶函》："不肿不赤，爽快不得，沙涩昏蒙，名曰白涩……此症南人俗话呼白眼，其病不肿不赤，只有涩痛。乃气分隐伏之火，脾肺络湿热，秋天多患此。"患者肺阴不足日久，燥热犯目，目失润养，故见目珠干涩，不耐久视；虚火壅滞，故见白睛隐红；其他全身症状及舌脉均为肺阴不足之候。治宜滋阴润肺。养阴清肺汤加减方中，生地黄、玄参养阴润燥，清肺解毒为主药；辅以麦冬、白芍助生地黄、玄参养阴清肺润燥，牡丹皮助生地黄、玄参凉血解毒而消痈肿；佐以桑叶、菊花、蝉蜕、密蒙花、刺蒺藜，清热退翳明目；薄荷宣肺利咽；使以甘草泻火解毒，调和诸药，合之共奏养阴清肺解毒之功。

【病案 2】 张某，女，23 岁，学生。门诊病例。

初诊（1980 年 9 月 3 日）：双眼干涩，灼热刺痛，不耐久视 6 个月。伴口苦咽干，烦躁易怒，失眠多梦，月经不调，小便黄，大便燥。

检查：视力右眼 0.4，左眼 0.3；矫正视力均 0.8。双眼白睛微红，黑睛星翳，内眦微红，2‰荧光素染色呈弥漫性浅层着色，舌质红，苔薄黄，脉弦滑数。

西医诊断：眼干燥症（双眼）。

中医诊断：白涩症（双眼）。

辨证：肝经郁热证。

治法：清肝解郁。

主方：丹栀逍遥散（《薛氏医案》）加减。

处方：柴胡 10 g，当归 10 g，白芍 10 g，茯苓 10 g，白术 10 g，甘草 5 g，薄荷 3 g[后下]，牡丹皮 10 g，栀子 10 g，百合 15 g，生地黄 15 g，密蒙花 10 g，菊花 10 g，珍珠母 15 g[先煎]。7 剂。每日 1 剂，取头煎、二煎药汁混合，分 2 次温服。

二诊至八诊（1980 年 9 月 10 日至 1980 年 10 月 12 日）：自觉症状逐渐减轻至消失。嘱服逍遥丸（小蜜丸），1 次 9 g，每日 2 次。连服 2 个月，以资巩固疗效。

按语 《素问·宣明五气》："五脏化液……肝为泪。"《银海精微》："泪为肝之液。"泪液的分泌与排泄又与肝的疏泄及畅通、调节情志功能有关，若肝失条达，郁生内火，津伤血壅，目失濡养，故患眼内干涩，灼热刺痛；气郁化火，扰动心神，故烦躁易怒；其他全身症状及舌脉之象均为肝经郁热之候。

丹栀逍遥散加减方中，柴胡疏肝解郁，使肝郁得以条达为君药。当归甘辛苦温，养血和血，且其味辛散，乃血中气药；白芍酸苦微寒，养血敛阴，柔肝缓急，当归、白芍与柴胡同用，补肝体而助肝用，使血和则肝和，血充则肝柔，共为臣药。木郁则土衰，肝病易传脾，故以白术、茯苓、甘草健脾益气，非但实土以防御木乘，且使营血生化有源；牡丹皮、栀子清热，百合、生地黄养阴生津，密蒙花、菊花、珍珠母、薄荷清肝散瘀除热，共为佐药。柴胡为肝经引经药，与甘草共为使药。诸药合用，全方融疏肝、健脾、益肾为一炉，以疏肝解郁、舒畅气机为先，健脾渗湿、补益脾土为本，滋养肝脾、益精明目为根，共奏疏肝解郁、健脾益肾之效。

十二、急性细菌性结膜炎

急性细菌性结膜炎系指因外感风热猝然发病，以白睛红赤、眵多黏稠、痒痛交作为主要特征的眼病。中医学称风热赤眼，又名风热眼、暴风客热外障、风火眼等。

中医学认为本病多因骤感风热之邪，风热相搏，客留肺经，上犯白睛而发。或素有肺经蕴热，复感风热，内外合邪，暴发于眼所致。

（一）治疗原则

本病以祛风清热为基本治则，外治则应滴清热解毒滴眼液或抗生素滴眼液。

1. 辨证论治

（1）风邪犯肺证　证候：痒涩刺痛，羞明多泪，眵多黏稠，胞睑肿胀，白睛红赤。全身多伴有头痛鼻塞，恶风发热，舌质淡红，苔薄白或微黄，脉浮数等。治法：疏风清热。方剂：羌活胜风汤（《原机启微》）加减。药物：柴胡 10 g，黄芩 10 g，白术 10 g，荆芥 10 g，枳壳 10 g，川芎 3 g，防风 10 g，羌活 10 g，独活 3 g，前胡 10 g，薄荷 5 g[后下]，桔梗 10 g，白芷 10 g，甘草

5 g，金银花 10 g，蒲公英 10 g。加减：如风邪不盛，可去川芎、羌活、独活。

（2）热邪犯肺证　证候：白睛浮肿，赤痛较重，胞睑红肿，眵多胶结，重者可见灰白色伪膜附着，热泪如汤，怕热畏光。全身并见口渴溺黄，甚则大便秘结，烦躁不宁。舌质红，苔黄，脉数。治法：清热泻火。方剂：泻肺饮（《眼科纂要》）加减。药物：石膏 10 g[打碎先煎]，赤芍 10 g，黄芩 10 g，桑白皮 10 g，枳壳 10 g，木通 10 g，连翘 10 g，荆芥 10 g，防风 10 g，栀子 10 g，白芷 10 g，羌活 10 g，甘草 5 g。加减：大便秘结者，加大黄 10 g[后下]，芒硝 10 g[后下]，以泻火通腑。

（3）表里俱实证　证候：胞睑肿胀，白睛红赤，痒痛兼作，粟粒丛生，羞明多泪。全身多伴有头痛鼻塞，恶风发热，舌苔薄白或微黄，脉浮数等。治法：表里双解。方剂：防风通圣散（《宣明论方》）加减：防风 10 g，川芎 3 g，大黄 10 g[后下]，赤芍 10 g，连翘 10 g，麻黄 5 g，芒硝 10 g[后下]，薄荷 5 g[后下]，当归 10 g，滑石 10 g[包煎]，甘草 5 g，栀子 10 g，桔梗 10 g，石膏 10 g[打碎先煎]，荆芥 10 g，黄芩 10 g，白术 10 g。加减：热重者，去麻黄、川芎、当归辛温之品；若胞睑肿胀，白睛红赤甚者，加蒲公英 10 g，金银花 10 g，菊花 10 g，以清热解毒；若刺痒较重者，加蔓荆子 5 g，蝉蜕 5 g，以祛风止痒。

2. 其他治法

（1）滴滴眼液　可选用鱼腥草滴眼液或抗生素滴眼液滴眼。

（2）中药熏洗　桑叶 15 g，蒲公英 10 g，黄连 5 g，玄明粉 10 g。煎水先熏后洗患眼，每日 2 次。

（二）预防与调护

1. 注意个人卫生，不用脏手、脏毛巾揉擦眼部。勿共用洗漱用具，防止传染他人。

2. 禁止包扎遮盖患眼。

（三）病案举例

【病案1】 孟某，男，19岁，农民。门诊病例。

初诊（1980年8月15日）：双眼痒涩刺痛，羞明多泪2日。伴头痛鼻塞，恶风发热。

检查：视力右眼1.0，左眼1.0。双眼胞睑肿胀，白睛红赤，黑睛无恙；舌苔薄白，脉浮数。

西医诊断：急性细菌性结膜炎（双眼）。

中医诊断：风热赤眼（双眼）。

辨证：风邪犯肺证。

治法：疏风清热。

主方：羌活胜风汤（《原机启微》）加减。

处方：柴胡10 g，黄芩10 g，白术10 g，荆芥10 g，枳壳10 g，防风10 g，羌活10 g，前胡10 g，薄荷5 g[后下]，桔梗10 g，白芷10 g，甘草5 g，金银花10 g，蒲公英10 g。3剂。每日1剂，取头煎、二煎药汁混合，分2次温服。

外治：①鱼腥草滴眼液滴双眼，每日5次。②桑叶15 g，蒲公英10 g，黄连5 g，玄明粉10 g。煎水先熏后洗患眼，每日2次。

二诊（1980年8月18日）：双眼红肿渐消，原方再服3剂而愈。

按语 胞睑肿胀，白睛红赤，痒痛兼作，羞明多泪者，乃风邪作祟之表现。因主要为风邪外袭，内热不重，故全身症状有头痛鼻塞，恶风发热，舌苔薄白，脉浮数等。羌活胜风汤加减方中，羌活祛太阳之风，柴胡祛少阳之风，白芷祛阳明之风，防风祛一切外风；桔梗、前胡、荆芥辛散祛风，清利头目；金银花、蒲公英清热解毒；黄芩苦寒清热；白术、枳壳调和胃气；甘草调和诸药，合之为疏风清热之剂。配合外用药物，内外兼治，红肿俱消。

【病案 2】 商某，男，35 岁，理发师。门诊病例。

初诊（1980 年 8 月 12 日）：双眼胞睑红肿眵多 3 日。伴口渴溺黄，大便秘结，烦躁。

检查：视力右眼 1.0，左眼 0.8。双眼白睛浮肿，赤痛较重，胞睑红肿，眵多胶结，上胞内灰白色伪膜附着；舌质红，苔黄，脉数。

西医诊断：急性细菌性结膜炎（双眼）。

中医诊断：风热赤眼（双眼）。

辨证：热邪犯肺证。

治法：清热泻火。

主方：泻肺饮（《眼科纂要》）加减。

处方：石膏 10 g[打碎先煎]，赤芍 10 g，黄芩 10 g，桑白皮 10 g，枳壳 10 g，木通 10 g，连翘 10 g，荆芥 10 g，防风 10 g，栀子 10 g，白芷 10 g，羌活 10 g，甘草 5 g，大黄 10 g[后下]。3 剂。每日 1 剂，取头煎、二煎药汁混合，分 2 次温服。

外治：①鱼腥草滴眼液滴双眼，每日 5 次。②桑叶 15 g，蒲公英 10 g，黄连 5 g，玄明粉 10 g。煎水先熏后洗患眼，每日 2 次。

二诊（1980 年 8 月 15 日）：便通症减，原方去大黄，再服 3 剂而愈。

按语 火热之邪侵扰于上，兼心肺素有积热，故而局部与全身症状均以实热之症为主，如胞睑及白睛红肿，眵泪胶结，怕热羞明，及口渴溺黄，大便秘结，烦躁不安，脉数苔黄等，皆是热重之象，治宜清热泻火。泻肺饮加减方中，石膏、黄芩、桑白皮清热泻肺；栀子、连翘、木通、甘草清心导赤；羌活、防风、荆芥、白芷祛风散邪；赤芍活血止痛；枳壳行气导滞；大便秘结者加大黄，以泻火通腑。

【病案3】 谢某，男，42 岁，农民。门诊病例。

初诊（1980 年 8 月 18 日）：双眼白红肿眼眵多 3 日。伴头痛鼻塞，恶寒发热，便秘溲赤，口渴喜冷饮。

检查：视力右眼 0.6，左眼 0.8。双眼白睛赤肿，泪多眵结；舌红苔黄，脉数有力。

西医诊断：急性细菌性结膜炎（双眼）。

中医诊断：风热赤眼（双眼）。

辨证：表里俱实证。

治法：表里双解。

主方：防风通圣散（《宣明论方》）加减。

处方：防风 10 g，川芎 3 g，大黄 10 g[后下]，赤芍 10 g，连翘 10 g，麻黄 5 g，芒硝 10 g[后下]，薄荷 5 g[后下]，当归 10 g，滑石 10 g[包煎]，甘草 5 g，栀子 10 g，桔梗 10 g，石膏 10 g[打碎先煎]，荆芥 10 g，黄芩 10 g，白术 10 g，金银花 10 g，菊花 10 g。3 剂。每日 1 剂，取头煎、二煎药汁混合，分 2 次温服。

外治：①鱼腥草滴眼液滴双眼，每日 5 次。②桑叶 15 g，蒲公英 10 g，黄连 5 g，玄明粉 10 g。煎水先熏后洗患眼，每日 2 次。

二诊（1980 年 8 月 21 日）：便通症减，原方去大黄，再服 3 剂。

三诊（1980 年 8 月 24 日）：双眼红肿基本消退，原方再进 3 剂而愈。

按语 患者平素内热较重，而复感风热之邪，表里交攻，故局部及全身见风热并重之征。治宜祛风清热，表里双解。防风通圣散加减方中，荆芥、防风、薄荷、麻黄疏风解表；大黄、滑石、芒硝通二便，泻里热；栀子、黄芩、连翘、石膏、桔梗清热泻火，解肺胃之热；金银花、菊花，以清热解毒。再配当归、赤芍、川芎、白术和血理脾；甘草健脾和中，使全方祛风而不伤表，泻热而不伤里，收到表里双解之功。

十三、病毒性结膜炎

病毒性结膜炎系指外感疫疠之气，白睛红赤、点片状溢血，常累及双眼，能迅速传染并引起广泛流行的眼病。中医学称天行赤眼，又名天行赤目、天行赤热、天行气运等。

中医学认为本病多为猝感疫疠之气，上犯白睛，热伤络脉；或肺胃积热，兼感疫毒，内外合邪攻于目所致。

（一）治疗原则

本病治疗应以清热解毒、祛风散邪为要务，内治外治相结合。

1. 辨证论治

（1）疠气犯目证　证候：患眼碜涩灼热，羞明流泪，眼眵稀薄，胞睑微红，白睛红赤、点片状溢血；发热头痛，鼻塞，流清涕，可扪及耳前、颌下肿核；舌质红，苔薄黄，脉浮数。治法：疏风清热。方剂：驱风散热饮子（《审视瑶函》）加减。药物：连翘 10 g，牛蒡子 10 g，羌活 10 g，薄荷 5 g[后下]，大黄 10 g[后下]，赤芍 10 g，防风 10 g，当归 10 g，甘草 10 g，栀子 10 g，川芎 5 g。加减：若热甚者，去辛燥的川芎，加板蓝根 10 g，蒲公英 10 g，金银花 10 g，以增强清热解毒之力；若无便秘，可去大黄；若白睛红赤甚、溢血广泛者，加牡丹皮 10 g，紫草 10 g，以清热凉血退赤；若耳前、颌下肿核触痛明显者，加夏枯草 10 g，茺蔚子 10 g，以清肝散结。

（2）热毒炽盛证　证候：患眼灼热碜痛，热泪如汤，胞睑红肿,白睛红赤壅肿、弥漫溢血,黑睛星翳;口渴心烦,便秘溲赤;舌质红,苔黄,脉数。治法:泻火解毒。方剂:普济消毒饮(《东垣试效方》)加减。药物:黄连 5 g,黄芩 10 g,甘草 5 g,玄参 10 g,柴胡 10 g,桔梗 10 g,连翘 10 g,板蓝根 10 g,马勃 10 g[包煎],牛蒡子 10 g,僵蚕 5 g,升麻 5 g,陈皮 5 g,蒲公英 10 g,薄荷 5 g[后下],大黄 10 g[后下]。

2. 其他治法

(1)滴滴眼液 可选用鱼腥草滴眼液或抗病毒滴眼液滴眼。

(2)中药熏洗 桑叶 15 g,蒲公英 10 g,黄连 5 g,板蓝根 10 g,玄明粉 10 g。煎水先熏后洗患眼,每日 2 次。

(二)预防与调护

1. 注意个人卫生,不用脏手、脏毛巾揉擦眼部。勿共用洗漱用具,防止传染他人。

2. 禁止包扎遮盖患眼。

(三)病案举例

【病案 1】 谢某,女,35 岁,农民。门诊病例。

初诊(1980 年 8 月 23 日):双眼突发痒涩交作,灼热流泪 2 日。伴发热头痛,鼻塞流涕。

检查:视力右眼 1.0,左眼 1.0。双眼胞睑肿胀,白睛红赤、点片状溢血,黑睛无恙;舌质红,苔薄黄,脉浮数。

西医诊断:病毒性结膜炎(双眼)。

中医诊断:天行赤眼(双眼)。

辨证:疠气犯目证。

治法:疏风清热。

主方:驱风散热饮子(《审视瑶函》)加减。

处方:连翘 10 g,牛蒡子 10 g,羌活 10 g,薄荷 5 g[后下],赤芍 10 g,防风 10 g,当归 10 g,甘草 10 g,栀子 10 g,板蓝根

10 g，蒲公英 10 g，金银花 10 g。3 剂，每日 1 剂，取头煎、二煎药汁混合，分 2 次温服。

外治：①鱼腥草滴眼液滴双眼，每日 5 次。②桑叶 15 g，蒲公英 10 g，黄连 5 g，板蓝根 10 g，玄明粉 10 g。煎水先熏后洗患眼，每日 2 次。

二诊（1980 年 8 月 28 日）：双眼红肿渐消，原方再服 3 剂而愈。

按语　初感疫疠之气，上犯白睛，热伤络脉，白睛红赤，点片状溢血等眼症；全身症状及舌脉为疫气侵袭之候。治宜疏风清热。驱风散热饮子加减方中，防风、羌活、薄荷、牛蒡子疏风散热，辛凉解表；连翘、栀子、金银花、蒲公英、板蓝根清热泻火解毒；当归、赤芍活血消肿止痛；甘草调和诸药。合之为疏风清热之剂，配合外用药物，内外兼治，红肿俱消。

【病案 2】　刘某，男，42 岁，农民。门诊病例。

初诊（1980 年 8 月 25 日）：双眼突发灼热疼痛，流泪 3 日。伴口渴心烦，便秘溲赤。

检查：视力右眼 1.0，左眼 1.0。双眼胞睑红肿，白睛红赤壅肿、弥漫溢血，黑睛星翳，2％荧光素染色呈阳性；舌质红，苔黄，脉数。

西医诊断：病毒性结膜炎（双眼）。

中医诊断：天行赤眼（双眼）。

辨证：热毒炽盛证。

治法：泻火解毒。

主方：普济消毒饮（《东垣试效方》）加减。

处方：黄连 5 g，黄芩 10 g，甘草 5 g，玄参 10 g，柴胡 10 g，桔梗 10 g，连翘 10 g，板蓝根 10 g，马勃 10 g[包煎]，牛蒡子 10 g，僵蚕 5 g，升麻 5 g，陈皮 5 g，蒲公英 10 g，薄荷

5 g[后下]，大黄 10 g[后下]。3 剂，每日 1 剂，取头煎、二煎药汁混合，分 2 次温服。

外治：①鱼腥草滴眼液滴双眼，每日 5 次。②桑叶 15 g，蒲公英 10 g，黄连 5 g，板蓝根 10 g，玄明粉 10 g。煎水先熏后洗患眼，每日 2 次。

二诊（1980 年 8 月 28 日）：便通症减，原方去大黄，再服 3 剂。

三诊（1980 年 8 月 31 日）：眼部及全身症状消失，停服中药，嘱继续用滴眼液 5 日。

按语 肺胃积热，复感疫毒，内外合邪攻于目，故见胞睑红肿，白睛红赤壅肿、弥漫溢血，黑睛星翳等症；全身症状及舌脉，均为热毒炽盛之候。治宜泻火解毒。普济消毒饮加减方中，重用黄连、黄芩清热泻火，祛上焦热毒，为君药。牛蒡子、连翘、薄荷、僵蚕辛凉，疏散头面风热，为臣药。蒲公英、玄参、板蓝根、马勃、桔梗、甘草清利上焦之热，并助芩连清热解毒；陈皮理气而疏通壅滞，大黄泻热通便，共为佐药。柴胡、升麻疏散风热，并引诸药上行头面，为使药。诸药合用，共奏清热解毒、疏风散邪之功。本病为外感疫疠所致，内服中药，清除病邪，外用滴眼液及中药煎汤外洗患眼，内服外用，能提高疗效。

十四、沙　眼

沙眼是指胞睑内面颗粒累累，色红而坚，状若花椒的眼病。中医学称椒疮，又名椒疡。

中医学认为本病多因眼部不洁，外感风热毒邪，内有脾胃积热，内外邪毒上壅胞睑，脉络阻滞，气血失和，与邪毒淤积而成。

（一）治疗原则

本病当内外兼治。轻症可以局部点药；重症则宜配合内治，必要时还须辅以手术治疗。并发症和后遗症应对症治疗。

1. 辨证论治

（1）风热客睑证　证候：眼微痒不适，干涩有眵，胞睑内面脉络模糊，眦部红赤，有少量颗粒，色红而坚，状如花椒，或有赤脉下垂；舌尖红，苔薄黄，脉浮数。治法：疏风清热。方剂：银翘散（《温病条辨》）加减。药物：连翘10 g，金银花10 g，苦桔梗10 g，薄荷3 g[后下]，竹叶10 g，生甘草10 g，荆芥10 g，牛蒡子10 g。加减：眼痒甚者，加蝉蜕5 g，刺蒺藜10 g，以祛风止痒；眼红者，加生地黄10 g，赤芍10 g，当归10 g，红花5 g，以清热凉血退赤。

（2）热毒壅盛证　证候：患眼灼热痒痛，羞明流泪，沙涩难睁，眼眵较多，睑内脉络模糊，红赤明显，颗粒丛生，并见粟粒样颗粒，赤脉下垂；舌质红，苔黄，脉数。治法：清脾泻热。方剂：除风清脾饮（《审视瑶函》）加减。药物：陈皮5 g，连翘10 g，防风10 g，知母10 g，玄明粉10 g[后下]，黄芩10 g，玄参10 g，黄连5 g，荆芥10 g，大黄10 g[后下]，桔梗10 g，加减：大便通畅者，去大黄、玄明粉；眼痒甚者，加蝉蜕5 g，刺蒺藜10 g，以祛风止痒；睑内红赤，颗粒丛生甚者，加金银花10 g，生地黄10 g，牡丹皮10 g，赤芍10 g，当归10 g，红花5 g，以清热解毒，凉血退赤。

（3）血热瘀滞证　证候：眼内刺痛灼热，沙涩羞明，流泪眵多，胞睑厚硬，重坠难开，睑内红赤，颗粒累累成片或有白色条纹，赤膜下垂或血翳包睛，视物不清；舌质暗红，苔黄，脉数。治法：凉血散瘀。方剂：归芍红花散（《审视瑶函》）加减。药物：当归10 g，大黄10 g[后下]，栀子10 g，黄芩10 g，红花5 g，赤芍 10 g，甘草 5 g，白芷 10 g，防风 10 g，生地黄 15 g，连翘10 g。加减：若胞睑厚硬，红赤颗粒累累成片者，加牡丹皮10 g，桃仁 10 g，以增凉血化瘀退赤之功；若眵泪多，沙涩羞明者，加金银花 10 g，桑叶 10 g，菊花 10 g，以清热解毒；若赤膜下垂、黑睛生星翳者，酌加石决明 10 g[先煎]，密蒙花 10 g，谷精草 10 g，车前子 10 g[包煎]，以增清热明目退翳之功。

2. 其他治法

（1）滴滴眼液　可选用鱼腥草滴眼液或抗生素滴眼液滴眼。

（2）椒疮颗粒累累者，可用桑螵蛸磨擦法治疗。

（二）预防与调护

注意个人卫生，不用脏手、脏毛巾揉擦眼部。勿共用洗漱用具，防止传染他人。

（三）病案举例

【病案 1】　方某，男，35 岁，农民。门诊病例。

初诊（1980 年 8 月 2 日）：双眼内沙涩不适 1 个月。晨起眼眵较多。

检查：视力右眼 1.0，左眼 0.8。双眼胞睑内面脉络模糊，有少量颗粒，色红而坚，状如花椒，黑睛上方可见赤脉下垂；舌尖红，苔薄黄，脉浮数。

西医诊断：沙眼（双眼）。

中医诊断：椒疮（双眼）。

辨证：风热客睑证。

治法：疏风清热。

主方：银翘散（《温病条辨》）加减。

处方：连翘 10 g，金银花 10 g，苦桔梗 10 g，薄荷 3 g[后下]，竹叶 10 g，生甘草 10 g，荆芥 10 g，牛蒡子 10 g，蝉蜕 5 g，刺蒺藜 10 g。7 剂，每日 1 剂，取头煎、二煎药汁混合，分 2 次温服。外用 0.1%利福平滴眼液滴双眼，每日 4～6 次。

二诊（1980 年 8 月 9 日）：双眼眼眵明显减少，原方再进 7 剂。嘱其继续坚持滴滴眼液 2 个月，以巩固疗效。

按语 本例患者为风热初犯，睑内触染邪毒不盛，眼症尚轻，故眼微痒不适，干涩有眵，有少量颗粒，舌脉之象均为风热之候。治宜疏风清热。银翘散加减方中，金银花、连翘清热解毒；薄荷、荆芥发汗解表，清泄外邪；苦桔梗、牛蒡子开利肺气，祛风化痰；甘草、竹叶清上焦风热，兼养胃阴；蝉蜕、刺蒺藜祛风止痒。全方合用辛凉透表，清热解毒。配合外用抗沙眼衣原体的利福平滴眼液，收效较捷。

【病案 2】 廖某，男，26 岁，农民。门诊病例。

初诊（1980 年 8 月 20 日）：双眼刺痛灼热眵多 1 个月。伴口渴便秘。

检查：视力右眼 0.8，左眼 1.0。双眼胞睑内脉络模糊，红赤明显，颗粒丛生，并见粟粒样颗粒，黑睛上方可见赤脉下垂；舌质红，苔黄，脉数。

西医诊断：沙眼（双眼）。

中医诊断：椒疮（双眼）。

辨证：热毒壅盛证。

治法：清脾泻热。

主方：除风清脾饮（《审视瑶函》）加减。

处方：陈皮 5 g，连翘 10 g，防风 10 g，知母 10 g，玄明粉 10 g[后下]，黄芩 10 g，玄参 10 g，黄连 5 g，荆芥 10 g，大黄 10 g[后下]，桔梗 10 g，生地黄 10 g，蝉蜕 5 g，刺蒺藜 10 g。7 剂，每日 1 剂，取头煎、二煎药汁混合，分 2 次温服。

外用 0.1%利福平滴眼液滴双眼，每日 4～6 次。

二诊（1980 年 8 月 27 日）：便通症减，原方去大黄、玄明粉，再进 7 剂。

三诊（1980 年 9 月 4 日）：眼部不适症状基本消失，服原方 7 剂。嘱其继续坚持滴滴眼液 2 个月，以巩固疗效。

按语　患者脾胃内热，复感风热邪毒，内外合邪，上攻胞睑；风盛则涩痒，热盛则红赤而痛；湿热盛则眵泪胶黏，颗粒较多。治宜清脾泻热。除风清脾饮中，黄连、黄芩、连翘、玄参、知母清脾胃，泻热毒；玄明粉、大黄通腑，泻脾胃积热；荆芥、防风疏散风邪；桔梗、陈皮理气和胃祛湿；生地黄配合大黄凉血活血消滞，寓以"治风先治血，血行风自灭"之意；蝉蜕、刺蒺藜，以祛风止痒。诸药合用，具有泻热清脾、疏风散邪之效。配合外滴抗沙眼衣原体的利福平滴眼液而取效。

【病案 3】　廖某，男，42 岁，农民。门诊病例。

初诊（1980 年 9 月 10 日）：双眼内沙涩不适眵多 2 个月。伴便秘。

检查：视力右眼 0.6，左眼 0.6。双眼胞睑厚硬，重坠难开，睑内红赤，颗粒累累成片或有白色条纹，黑睛上方有赤膜下垂；舌质暗红，苔黄，脉数。

西医诊断：沙眼（双眼）。

中医诊断：椒疮（双眼）。

辨证：血热瘀滞证。

治法：凉血散瘀。

主方：归芍红花散（《审视瑶函》）加减。

处方：当归 10 g，大黄 10 g^[后下]，栀子 10 g，黄芩 10 g，红花 5 g，赤芍 10 g，甘草 5 g，白芷 10 g，防风 10 g，生地黄 15 g，连翘 10 g，金银花 10 g，桑叶 10 g，车前子 10 g^[包煎]。7 剂，每日 1 剂，取头煎、二煎药汁混合，分 2 次温服。外用 0.1% 利福平滴眼液滴双眼，每日 4～6 次。

二诊（1980 年 9 月 17 日）：便通症减，原方去大黄，再进7 剂。

三诊（1980 年 9 月 24 日）：眼部不适症状基本消失，服原方 7 剂。嘱其继续坚持滴滴眼液 3 个月，以巩固疗效。

按语　《审视瑶函》："血滞脾家火，胞上起热疮，泪多并赤肿，沙擦最难当。或疼兼又痒，甚不便开张，可恶愚顽者，全凭出血良。目睛惟仗血，血损目无光，轻时须善逐，重开过则伤，胞间红累累，风热是椒疮……若初治不可轻为开导，过治恐有损也，不如谨始为妙，宜服归芍红花散。"

患者热入血分，壅滞胞睑脉络，故眼内沙涩不适，胞睑厚硬，睑内红赤，颗粒累累成片，赤膜下垂；舌脉为血热瘀滞之候。治宜凉血散瘀。归芍红花散加减方中，当归、赤芍、红花、生地黄活血化瘀，凉血散血；黄芩、连翘、栀子、大黄清热利湿，且大黄能助赤芍、红花活血化瘀之力；防风、白芷祛风止痒；金银花、桑叶清热解毒；车前子利小便，尤能明目；甘草调和诸药。诸药合用，配合外滴抗沙眼衣原体的利福平滴眼液，共奏奇效。

十五、春季结膜炎

春季结膜炎是指发病时目痒难忍，白睛红赤，至期而发，呈周期性反复发作的眼病。中医学称时复目痒、时复证、时复症、痒若虫行证、眼痒极难忍外障等。

中医学认为本病多因肺卫不固，风热外侵，上犯白睛，往来于胞睑肌肤腠理之间而致；或脾胃湿热内蕴，复感风邪，风湿热邪相搏，滞于胞睑、白睛所致；或肝血不足，虚风内动，上犯于目而致。

（一）治疗原则

本病的发生与患者的体质有关，外因仅为诱发因素，故治疗除疏风止痒，缓解症状外，还要根据全身症状综合调治。

1. 辨证论治

（1）外感风热证　证候：眼痒难忍，灼热微痛，有白色黏丝样眼眵，胞睑内面遍生状如小卵石样颗粒，白睛污红；舌淡红，苔薄白，脉浮数。治法：祛风止痒。方剂：消风散（《太平惠民和剂局方》）加减。药物：荆芥10 g，羌活10 g，防风10 g，川芎5 g，僵蚕5 g，蝉蜕5 g，茯苓10 g，陈皮5 g，厚朴10 g，甘草5 g，藿香10 g。加减：痒甚者，加桑叶10 g，菊花10 g，刺蒺藜10 g，以增祛风止痒之功；若白睛红赤，灼热明显者，加牡丹皮10 g，赤芍10 g，红花5 g，以凉血消滞退赤。

（2）湿热夹风证　证候：患眼奇痒难忍，风吹日晒、揉拭眼部后加剧，泪多眵稠呈黏丝状，睑内面遍生颗粒，状如小卵石排列，白睛污黄，黑白睛交界处呈胶样结节隆起；舌质红，苔黄腻，脉数。治法：清热除湿。方剂：除湿汤（《眼科纂要》）加减。药物：连翘10 g，滑石10 g[包煎]，车前子10 g[包煎]，枳壳10 g，黄芩10 g，黄连3 g，木通10 g，甘草5 g，陈皮5 g，荆芥10 g，茯苓10 g，防风。加减：若痒甚者，加白鲜皮10 g，地肤子10 g，茵陈10 g，以增强除湿止痒之力；睑内面遍生状如小卵石样颗粒及有胶样结节隆起者，加郁金10 g，赤芍5 g，以行郁消滞。

（3）血虚生风证　证候：眼痒势轻，时作时止，白睛微显污红；面色少华或萎黄；舌淡脉细。治法：养血息风。方剂：四物汤（《仙授理伤续断秘方》）合玉屏风散（《医方类聚》）加减。药物：当归10 g，川芎5 g，白芍10 g，熟地黄10 g，防风10 g，黄芪10 g，白术10 g，刺蒺藜10 g。

2. 其他治法

（1）滴滴眼液　用清热解毒类中药滴眼液滴眼，必要时配合抗过敏和激素类滴眼液滴眼，以缓解症状。

（2）外用　秦皮 10 g，蛇床子 10 g，青皮 10 g，防风 10 g，玄明粉 10 g。煎水洗眼，每日 2 次。

（二）预防与调护

1. 发作期避免阳光刺激，可戴有色眼镜。

2. 禁食辛辣厚味之品，以免加重病情。

（三）病案举例

【病案 1】　杨某，男，9 岁，学生。门诊病例。

初诊（1980 年 8 月 5 日）：双眼反复奇痒 3 年，加重 2 个月。

检查：视力右眼 1.0，左眼 0.8。双眼胞睑内面遍生状如小卵石样颗粒，附有白色黏丝样眼眵；舌淡红，苔薄白，脉浮数。

西医诊断：春季结膜炎（双眼）。

中医诊断：时复目痒（双眼）。

辨证：外感风热。

治法：祛风止痒。

主方：消风散（《太平惠民和剂局方》）加减。

处方：荆芥 10 g，羌活 6 g，防风 10 g，川芎 3 g，僵蚕 5 g，蝉蜕 5 g，茯苓 10 g，陈皮 5 g，厚朴 10 g，甘草 5 g，藿香 10，桑叶 10 g，刺蒺藜 10 g，赤芍 10 g，红花 3 g。7 剂，每日 1 剂，取头煎、二煎药汁混合，分 2 次温服。

外治：①秦皮 10 g，蛇床子 10 g，青皮 10 g，防风 10 g，玄明粉 10 g。煎水洗眼，1 日 2 次。②0.5％醋酸可的松滴眼液，滴双眼，每日 3 次。

二诊（1980 年 8 月 12 日）：双眼红痒明显减轻，停用醋酸可的松滴眼液，继服原方 7 剂。

三诊至五诊（1980 年 8 月 19 日至 1980 年 9 月 2 日）：双眼红痒基本消失。原方中去川芎、红花、僵蚕，改为隔日 1 剂，续服 1 个月，以巩固疗效。

按语　患者肺卫不固，风热外侵，上犯白睛，往来于胞睑肌肤腠理之间而致胞睑内面遍生状如小卵石样颗粒，附有白色黏丝样眼眵；舌淡红苔薄白，脉浮数为外感风热之候。治宜祛风止痒。消风散加减方中，荆芥、羌活、防风、蝉蜕祛风散邪为君药；藿香、茯苓、厚朴、陈皮理脾除湿为臣药；僵蚕、刺蒺藜疏风活络止痒，赤芍、川芎、红花凉血行滞退赤，为佐药；甘草调和诸药，为使药。方中以祛风为主，配伍清热、养血之品，如此则祛邪与扶正兼顾，既能祛风除湿，又可养血以助疏风，使风湿得去，血脉调和，则瘙痒自止。配合外用激素类滴眼液，可提高疗效，但激素不良反应较大，应中病即止。

【病案 2】　罗某，男，8 岁，学生。门诊病例。

初诊（1980 年 8 月 15 日）：双眼反复奇痒 2 年，加重 3 个月。

检查：视力右眼 0.8，左眼 0.8。双眼睑内面遍生颗粒，状如小卵石排列，眵稠呈黏丝状，白睛污黄，黑白睛交界处呈胶样结节隆起；舌质红，苔黄腻，脉数。

西医诊断：春季结膜炎（双眼）。

中医诊断：时复目痒（双眼）。

辨证：湿热夹风证。

治法：清热除湿。

主方：除湿汤（《眼科纂要》）加减。

处方：连翘 10 g，滑石 10 g[包煎]，车前子 10 g[包煎]，枳壳 5 g，黄芩 10 g，黄连 3 g，木通 5 g，甘草 5 g，陈皮 5 g，荆芥 10 g，茯苓 10 g，防风 10 g，地肤子 10 g，苍术 10 g，茵陈

10 g。7 剂，每日 1 剂，取头煎、二煎药汁混合，分 2 次温服。

外治：①秦皮 10 g，蛇床子 10 g，青皮 10 g，防风 10 g，玄明粉 10 g。煎水洗眼，每日 2 次。②0.5％醋酸可的松滴眼液，滴双眼，每日 3 次。

二诊（1980 年 8 月 22 日）：双眼红痒明显减轻，停用醋酸可的松滴眼液，继服原方 7 剂。

三诊至五诊（1980 年 8 月 29 日至 1980 年 9 月 12 日）：双眼红痒基本消失。原方中去木通、黄连、苍术，改为隔日 1 剂，续服 1 个月，以巩固疗效。

按语 患者脾胃湿热内蕴，复感风邪，风湿热相搏于目，故出现双眼红赤，痒痛难忍等症；舌质红，苔黄腻，脉滑数乃湿热之征。治宜清热利湿。除湿汤加减方中，黄芩、黄连、连翘清热解毒；苍术苦寒燥湿；滑石、车前子、茯苓、木通健脾利湿清热；地肤子、茵陈利湿清热，祛风止痒；荆芥、防风疏风解表，散邪止痒；陈皮、枳壳理气化湿；甘草调和诸药。诸药合用，共奏清热利湿，祛风止痒之效。

【病案 3】 易某，女，15 岁，学生。门诊病例。

初诊（1980 年 10 月 20 日）：双眼红痒反复发作 4 年。双眼红痒每年春、夏季必发，秋末冬初好转，月经延期。

检查：视力右眼 0.8，左眼 1.0。双眼白睛微显污红；面色少华；舌淡，脉细。

西医诊断：春季结膜炎（双眼）。

中医诊断：时复目痒（双眼）。

辨证：血虚生风证。

治法：养血息风。

主方：四物汤（《仙授理伤续断秘方》）合玉屏风散（《医方类聚》）加减。

处方：当归 10 g，川芎 5 g，白芍 10 g，熟地黄 10 g，防风 10 g，黄芪 10 g，白术 10 g，刺蒺藜 10 g。15 剂。每日 1 剂，取头煎、二煎药汁混合，分 2 次温服。

外治：秦皮 10 g，蛇床子 10 g，青皮 10 g，防风 10 g，玄明粉 10 g。煎水洗眼，每日 2 次。

二诊（1980 年 11 月 5 日）：双眼红痒明显减轻，服原方 15 剂。

三诊至五诊（1980 年 11 月 20 日至 1980 年 12 月 10 日）：双眼红痒消失，面色红润。追访次年春、夏季未再复发。

按语 本病就其发病特征与《眼科菁华录·时复之病》中所载之"时复症"相似，书中说："类似赤热，不治自愈，及期而发，过期又愈，如花如潮，久而不治，遂成其害。"患者已反复发作达 4 年之久，结合脉症辨证为血虚生风。四物汤中熟地黄、白芍阴柔补血之品（血中血药）与辛甘之当归、川芎（血中气药）相配，动静结合，重在滋补营血，且补中寓行，使补血不滞血，行血而不伤血；合玉屏风散，方中以黄芪、白术益气固表为主，佐以防风祛风散邪之品，补中兼疏，散中寓收，相反相成；加刺蒺藜，祛风止痒。标本兼顾，病乃愈而不再复发。

十六、泡性结膜炎

泡性结膜炎系指白睛表层生玉米粒样小泡，周围绕以赤脉的眼病。中医学称金疳，又名金疡。

中医学认为本病多因肺经燥热，宣发失职，肺火偏盛，上攻于目，气血郁滞而成；或肺阴不足，虚火上炎白睛所致；或脾胃失调，土不生金，肺金失养，肺气不利而致。

（一）治疗原则

本病首当辨其虚实，大抵初病者为实，多由肺经郁热所致，治宜清肺开郁散结；经久不消，或反复发作者多虚，又有肺阴不足与肺脾气虚之分。前者治以润肺开郁散结，后者以补脾益肺散结。

1. 辨证论治

（1）肺经燥热证　证候：目涩疼痛，泪热眵结；白睛浅层生小泡，其周围赤脉粗大；或有口渴鼻干，便秘溲赤；舌质红，苔薄黄，脉数。治法：泻肺散结。方剂：泻肺汤（《审视瑶函》）加减。药物：桑白皮 10 g，黄芩 10 g，地骨皮 10 g，知母 10 g，麦冬 10 g，桔梗 10 g，赤芍 10 g，牡丹皮 10 g，连翘 10 g。加减：若小泡位于黑睛边缘者，加夏枯草 10 g，决明子 10 g，以清肝泻火；大便秘结者，加大黄 10 g[后下]，以泻腑清热。

（2）肺阴不足证　证候：隐涩微疼，眼眵干结，白睛生小泡，周围赤脉淡红，反复再发；可有干咳咽干；舌质红，少苔或无苔，脉细数。治法：滋阴润肺。方剂：养阴清肺汤（《重楼玉钥》）加减。药物：生地黄 10 g，麦冬 10 g，甘草 5 g，浙贝母 10 g，玄参 10 g，牡丹皮 10 g，薄荷 5 g[后下]，白芍 10 g。加减：白睛结节较大者，加夏枯草 10 g，连翘 10 g，以增清热散结之功。

（3）肺脾亏虚证　证候：白睛小泡周围赤脉轻微，日久难愈，或反复发作；疲乏无力，食欲不振，腹胀不舒；舌质淡，苔薄白，脉细无力。治法：益气健脾。方剂：参苓白术散（《太平惠民和剂局方》）加减。药物：党参 10 g，白术 10 g，茯苓 10 g，炙甘草 5 g，山药 10 g，桔梗 10 g，白扁豆 10 g，莲子 10 g，薏苡仁 10 g，砂仁 3 g[后下]。加减：目赤痛者，加桑白皮 10 g，赤芍 10 g，以缓目赤，止目痛。

2. 其他治法

（1）滴滴眼液　可用清热解毒类滴眼液滴眼，必要时配合激素类和抗生素滴眼液滴眼，以缓解症状。

（2）外用　秦皮 10 g，蛇床子 10 g，青皮 10 g，防风 10 g，玄明粉 10 g。煎水洗眼，每日 2 次。

（二）预防与调护

宜少食辛辣炙煿之品，以防助热伤阴；加强锻炼，增强体质。

（三）病案举例

【病案 1】　陈某，女，9 岁，学生。门诊病例。

初诊（1980 年 10 月 15 日）：右眼内沙涩感，白睛生小泡 3 日。伴口渴鼻干，便秘溲赤。

检查：视力右眼 0.8，左眼 0.8。右眼颞侧白睛浅层生小泡，其周围赤脉粗大；舌质红，苔薄黄，脉数。

西医诊断：泡性结膜炎（右眼）。

中医诊断：金疳（右眼）。

辨证：肺经燥热证。

治法：泻肺散结。

主方：泻肺汤（《审视瑶函》）加减。

处方：桑白皮 10 g，黄芩 5 g，地骨皮 10 g，知母 10 g，麦冬 10 g，桔梗 5 g，赤芍 10 g，牡丹皮 10 g，连翘 10 g，夏枯草 5 g，决明子 10 g，大黄 5 g[后下]。5 剂，每日 1 剂，取头煎、二煎药汁混合，分 2 次温服。

外治：0.5%醋酸可的松滴眼液，滴右眼，每日 3 次。

二诊（1980 年 10 月 20 日）：便通症减，停用醋酸可的松滴眼液。原方去大黄，服 5 剂后乃愈。

按语　患者肺经燥热，宣发失职，肺火偏盛，上攻于目，气血郁滞而成金疳。肺经燥热属实，故以碜涩疼痛较明显，小泡周围赤脉色红为特点；其他眼症及全身症状和舌脉均为肺经燥热之候。治宜泻肺散结。泻肺汤加减方中，桑白皮、地骨皮、黄芩清泻肺火；知母、麦冬清肺养阴；桔梗载药上浮，引药入经。加赤芍、牡丹皮以凉血活血退赤；加连翘以增清热散结之功；加夏枯草、决明子，以清肝泻火；大便秘结者，加大黄以通腑泄热。药证相符，效如桴鼓。

【病案 2】 李某，女，7 岁，学生。门诊病例。

初诊（1980 年 9 月 7 日）：左眼白睛反复生小泡 2 个月。伴干咳咽干。

检查：视力右眼 1.0，左眼 0.8。左眼鼻侧白睛浅层生小泡，周围赤脉淡红。舌质红，少苔或无苔，脉细数。

西医诊断：泡性结膜炎（左眼）。

中医诊断：金疳（左眼）。

辨证：肺阴不足证。

治法：滋阴润肺。

主方：养阴清肺汤（《重楼玉钥》）加减。

处方：生地黄 10 g，麦冬 10 g，甘草 5 g，浙贝母 5 g，玄参 10 g，牡丹皮 10 g，薄荷 5 g[后下]，白芍 10 g，夏枯草 5 g，连翘 10 g。7 剂，每日 1 剂，取头煎、二煎药汁混合，分 2 次温服。

外治：0.5%醋酸可的松滴眼液，滴左眼，每日 3 次。

二诊（1980 年 9 月 14 日）：左眼白睛结节明显缩小，停用醋酸可的松滴眼液。原方再服 7 剂后乃愈。

按语 本例患者系肺阴不足，虚火上炎白睛所致。肺阴不足，虚火上炎，故以碜涩疼痛不甚，小泡周围赤脉色淡为特点；其他眼症及全身症状和舌脉均为肺阴不足之候。治宜滋阴润肺。养阴清肺汤加减方中，生地黄、玄参养阴润燥、清肺解毒为主药；辅以麦冬、白芍助生地黄、玄参养阴清肺润燥，牡丹皮助生地黄、玄参凉血解毒而消痈肿；佐以浙贝母清肺散结；薄荷宣肺利咽；使以甘草泻火解毒，调和诸药；加夏枯草、连翘以增清热散结之功。合之共奏滋阴润肺散结之功。

【病案3】 彭某，女，12岁，学生。门诊病例。

初诊（1980年10月3日）：右眼隐痛，白睛生小泡反复发作2个月。伴疲乏无力，食欲不振，腹胀不舒。

检查：视力右眼1.0，左眼1.2。右眼白睛颞侧有小泡，周围赤脉轻微。舌质淡，苔薄白，脉细无力。

西医诊断：泡性结膜炎（右眼）。

中医诊断：金疳（右眼）。

辨证：肺脾亏虚证。

治法：益气健脾。

主方：参苓白术散（《太平惠民和剂局方》）加减。

处方：党参10 g，白术10 g，茯苓10 g，炒甘草5 g，山药10 g，桔梗10 g，白扁豆10 g，莲子10 g，薏苡仁10 g，砂仁3 g[后下]，桑白皮10 g，赤芍10 g，大枣10 g，陈皮5 g。7剂，每日1剂，取头煎、二煎药汁混合，分2次温服。

外治：0.5％醋酸可的松滴眼液，滴右眼，每日3次。

二诊（1980年10月10日）：右眼白睛结节明显缩小，停用醋酸可的松滴眼液。原方再服7剂后乃愈。

按语 患者为脾胃失调，土不生金，肺金失养，肺气不利而致。因肺脾两虚，邪气不盛，故见眼症轻微，反复发作；疲乏无力，食欲不振，腹胀不舒等全身症状和舌脉为肺脾亏虚之候。治宜益气健脾。参苓白术散加减方中，以四君子汤益气健脾为基础，加白扁豆、山药、莲子、大枣健脾以固泄，陈皮、砂仁和胃理气，薏苡仁渗湿健脾，桔梗祛痰止咳，兼载药上行；加桑白皮、赤芍，以缓目赤，止目痛。

十七、翼状胬肉

翼状胬肉是指眼眦部长赤膜如肉，其状如昆虫之翼，横贯白睛，攀侵黑睛，甚至遮盖瞳神的眼病。中医学称胬肉攀睛，又名胬肉侵睛外障、奇经客邪之病、蚂蝗积证、肺瘀证、目中胬肉等。

中医学认为本病多因心肺蕴热，风热外袭，内外合邪，热郁血滞，脉络瘀滞，渐生胬肉；劳欲过度，心阴暗耗，肾精亏虚，水不制火，虚火上炎，脉络瘀滞，致生胬肉。

（一）治疗原则

若胬肉淡红菲薄，头平体小者，以点眼药为主；胬肉头尖高起，体厚而宽大，血脉红赤粗大者，应内外同治。如药物无效，发展较速者，宜手术治疗。

1. 辨证论治

（1）心肺风热证　证候：患眼眵泪较多，眦痒羞明，胬肉初生，渐渐长出，攀向黑睛，赤脉密布；舌苔薄黄，脉浮数。治法：祛风清热。方剂：栀子胜奇散（《原机启微》）加减。药物：刺蒺藜10 g，蝉蜕5 g，谷精草10 g，甘草5 g，木贼5 g，黄芩10 g，决明子10 g，菊花10 g，栀子10 g，川芎5 g，荆芥10 g，羌活10 g，密蒙花10 g，防风10 g，蔓荆子5 g。加减：若赤脉密布者，可加红花5 g，赤芍10 g，牡丹皮10 g，郁金10 g，以散瘀退赤；便秘者，去方中羌活，加大黄10 g[后下]，以通腑泄热。

（2）阴虚火旺证　证候：患眼涩痒间作，胬肉淡红菲薄，时轻时重；心中烦热，口舌干燥；舌红，少苔，脉细。治法：滋阴降火。方剂：知柏地黄丸（《医宗金鉴》）加减。药物：知母10 g，黄柏10 g，熟地黄15 g，山茱萸5 g，山药10 g，泽泻

10 g，牡丹皮 10 g，茯苓 10 g。加减：若心烦失眠显著者，加麦冬 10 g，五味子 5 g，酸枣仁 10 g，以养心安神。

2. 其他治法

（1）滴滴眼液　可用清热解毒类滴眼液或抗生素滴眼液。

（2）手术治疗　胬肉发展迅速，侵入黑睛，有掩及瞳神趋势者，须行手术治疗。

（二）预防与调护

注意眼部卫生，避免风沙与强光刺激；忌烟酒及刺激性食物；勿过劳和入夜久视。

（三）病案举例

【病案 1】　王某，男，45 岁，渔民。门诊病例。

初诊（1980 年 8 月 7 日）：右眼内痒涩长胬肉 2 个月。眵泪较多，眦痒羞明。

检查：视力右眼 0.8，左眼 1.0。右眼上、下胞睑之间的白睛上可见膜状物，赤丝相伴，红赤高起，胬起如肉，头部近达黑睛。舌苔薄黄，脉浮数。

西医诊断：翼状胬肉（右眼）。

中医诊断：胬肉攀睛（右眼）。

辨证：心肺风热证。

治法：祛风清热。

主方：栀子胜奇散（《原机启微》）加减。

处方：刺蒺藜 10 g，蝉蜕 5 g，谷精草 10 g，甘草 5 g，木贼 5 g，黄芩 10 g，决明子 10 g，菊花 10 g，栀子 10 g，川芎 5 g，荆芥 10 g，羌活 10 g，密蒙花 10 g，防风 10 g，蔓荆子 5 g，红花 5 g，赤芍 10 g。7 剂，每日 1 剂，取头煎、二煎药汁混合，分 2 次温服。

外治：鱼腥草滴眼液，滴右眼，每日 3～5 次。

医嘱：忌烟酒及刺激性食物。

二诊（1980 年 8 月 14 日）：右眼红赤渐退，原方继服 7 剂。嘱其继续用鱼腥草滴眼液，滴右眼 2 个月。

按语　患者外感风热，邪客心肺，经络瘀滞，故见眦痒，羞明多泪，胬肉长出，赤脉密布等眼症；舌苔薄黄，脉浮数为心肺风热之候。治宜祛风清热。方用栀子胜奇散。《原机启微》曰："是方以蝉蜕之咸寒，草决明之咸苦，味薄者通，通者通其经络也。川芎、荆芥穗之辛温，刺蒺藜、谷精草之苦辛温，菊花之苦甘平，防风之甘辛为臣，为气辛者发热，发热者升其阳也。羌活之苦甘温，密蒙花之甘微寒，甘草之甘平，蔓荆子之辛微寒为佐，为气薄者发泄，发泄者清利其诸关节也。以木贼草之甘微苦，栀子、黄芩之微苦寒为使，为味厚者泄。泄者，攻其壅滞有余也。"本方为《原机启微》治疗奇经客邪之病的主方，临证主要用于治疗进行性胬肉攀睛。

【病案 2】　何某，男，52 岁，农民。门诊病例。

初诊（1980 年 9 月 2 日）：双眼内痒涩长胬肉 2 年。涩痒间作，心中烦热，口舌干燥。

检查：视力右眼 0.8，左眼 0.6。双眼上、下胞睑之间的白睛上起膜，渐渐变厚，赤丝相伴，胬起如肉，自眦角开始，呈三角形，胬肉淡红菲薄，侵及黑睛。舌红，少苔，脉细。

西医诊断：翼状胬肉（双眼）。

中医诊断：胬肉攀睛（双眼）。

辨证：阴虚火旺证。

治法：滋阴降火。

主方：知柏地黄丸（《医宗金鉴》）加减。

处方：知母 10 g，黄柏 10 g，熟地黄 15 g，山茱萸 5 g，山药 10 g，泽泻 10 g，牡丹皮 10 g，茯苓 10 g。7 剂，每日 1 剂，

取头煎、二煎药汁混合，分 2 次温服。

外治：鱼腥草滴眼液滴双眼，每日 3～5 次。

二诊（1980 年 9 月 9 日）：双眼红赤渐退，原方继服 7 剂。嘱其继续用鱼腥草滴眼液滴双眼 2 个月。

按语　患者虚火上炎，灼烁眼目，故见眵肉淡红菲薄、微有涩痒之眼症；全身症状及舌脉均为阴虚火旺之候。治宜滋阴降火。知柏地黄丸是中医眼科常用方，本方即六味地黄丸（熟地黄、山茱萸、山药、泽泻、牡丹皮、茯苓）加知母、黄柏组成。方中六味地黄丸滋阴补肾；加知母、黄柏，以清虚热、泻相火。

十八、球结膜下出血

球结膜下出血是指白睛表层下出现片状出血斑，甚至遍及整个白睛的眼病。中医学称白睛溢血，又名色似胭脂症。

中医学认为本病多因热客肺经，肺气不降，迫血妄行，外溢白睛所致；或素体阴虚，或年老精亏，虚火上炎，灼伤脉络而致血溢络外所致。此外，剧烈呛咳、呕吐致使气逆上冲，酗酒过度而湿热上熏，以及妇女逆经和眼部外伤等，均可导致目络破损，血不循经，外溢白睛。

（一）治疗原则

《审视瑶函·卷之三·目赤》："须以清肺散血之剂，外点药逐之，宜服退赤散。"这种内服外治的方法至今仍在临床应用。

1. 辨证论治

（1）热客肺经证　证候：白睛表层血斑鲜红；或见咳嗽气逆，痰稠色黄，咽痛口渴，便秘尿黄；舌质红，苔黄少津，脉数。治法：清肺散血。方剂：退赤散（《审视瑶函》）加减。药物：桑白皮 10 g，甘草 5 g，牡丹皮 10 g，黄芩 10 g[酒炒]，天花粉 10 g，桔梗 10 g，赤芍 10 g，当归 10 g，瓜蒌子 10 g，麦冬

10 g。加减：血斑色暗而大者，加丹参 10 g，红花 5 g，郁金 10 g，以活血化瘀。

（2）阴虚火旺证　证候：白睛溢血，血色鲜红，反复发作；或见头晕耳鸣，颧红口干，心烦少寐；舌红少苔，脉细数。治法：滋阴降火。方剂：知柏地黄丸（《医宗金鉴》）加减。药物：知母 10 g，黄柏 10 g，熟地黄 10 g，山茱萸 5 g，山药 10 g，泽泻 10 g，牡丹皮 10 g，茯苓 10 g。加减：若夜梦多者，加酸枣仁 10 g，五味子 5 g，以养心安神；若出血量多者，加丹参 10 g，赤芍 10 g，以凉血活血化瘀。

2. 其他治法　敷法：本病初期宜冷敷，以止血；48 小时后无继续出血者，则改为热敷，以促进瘀血吸收，缩短疗程。

（二）预防与调护

少食辛辣肥甘之品，以防湿热内生；劳逸结合，少熬夜伤阴；避免用力过猛或眼外伤。

（三）病案举例

【病案 1】　王某，男，8 岁，学生。门诊病例。

初诊（1980 年 9 月 12 日）：双眼白睛溢血 3 日。咳嗽 2 个月，日渐增剧，日轻夜重，为阵发性痉挛性咳嗽，咳而伴有特殊的鸡鸣样吼声，咳后倾吐痰沫；咽痛口渴，便秘尿黄。

检查：视力右眼 1.0，左眼 1.0。双眼胞睑微浮肿，双眼眦微紫暗，白睛浅层下出现大片出血斑，边界清楚；舌质红，苔黄少津，脉数。

西医诊断：①球结膜下出血（双眼）；②百日咳。

中医诊断：①白睛溢血（双眼）；②顿咳。

辨证：热客肺经证。

治法：清肺散血。

主方：退赤散（《审视瑶函》）加减。

处方：桑白皮 10 g，甘草 5 g，牡丹皮 10 g，黄芩 10 g^[酒炒]，天花粉 10 g，桔梗 10 g，赤芍 10 g，当归 10 g，瓜蒌仁 10 g，麦冬 10 g，百部 10 g，苦杏仁 10 g，红花 3 g，郁金 10 g。7 剂，每日 1 剂，取头煎、二煎药汁混合，分 2 次温服。

外治：鱼腥草滴眼液滴双眼，每日 3 次。

二诊（1980 年 9 月 19 日）：咳嗽略有减轻，眼红稍退，原方继服 7 剂。

三诊（1980 年 9 月 26 日）：双眼红赤渐退，除晨起稍咳嗽外，其他症状已愈。原方去红花、郁金，再进 7 剂，以善其后。

按语　患儿久咳，热客肺经，肺失清肃，热邪迫血妄行，故见白睛血斑鲜红；全身症状及舌脉均为热客肺经之候。治宜清肺散血。退赤散加减方中，桑白皮、桔梗、瓜蒌仁、黄芩清泻肺热；牡丹皮、赤芍、当归、红花、郁金凉血散瘀；天花粉、麦冬滋阴生津；百部、苦杏仁清肺止咳；甘草调和诸药。合之共奏清肺散瘀之功。

【病案 2】　黄某，男，65 岁，农民。门诊病例。

初诊（1980 年 11 月 17 日）：左眼白睛溢血 3 日。近年来曾反复出血 3 次，伴头晕耳鸣，颧红口干，心烦少寐，血压偏高，每日服复方降压胶囊，能控制在（130～140)/(90～100）mmHg。

检查：视力右眼 0.6，左眼 0.8。左眼白睛浅层下出现大片状出血斑，边界清楚；血压 145/95 mmHg；舌红少苔，脉细数。

西医诊断：①球结膜下出血（左眼）；②原发性高血压。

中医诊断：①白睛溢血（左眼）；②眩晕。

辨证：阴虚火旺证。

治法：滋阴降火。

主方：知柏地黄丸（《医宗金鉴》）加减。

处方：知母 10 g，黄柏 10 g，熟地黄 10 g，山茱萸 5 g，山药 10 g，泽泻 10 g，牡丹皮 10 g，茯苓 10 g，丹参 10 g，赤芍 10 g。7 剂，每日 1 剂，取头煎、二煎药汁混合，分 2 次温服。

外治：鱼腥草滴眼液，滴左眼，每日 3 次。

二诊（1980 年 11 月 25 日）：左眼出血基本消退，嘱原方再进 7 剂。

按语　患者因阴虚不能制火，火旺则更伤真阴，虚火灼络，血溢络外，故见白睛溢血，反复发作；全身症状及舌脉均为阴虚火旺之候。以知柏地黄丸加减，以滋阴降火，活血散瘀，本方即六味地黄丸（熟地黄、山茱萸、山药、泽泻、牡丹皮、茯苓）加知母、黄柏组成。方中六味地黄丸滋阴补肾；加知母、黄柏，以清虚热、泻相火，加丹参、赤芍，以养血活血化瘀。

十九、巩膜炎

巩膜炎是指邪毒上攻白睛，致白睛里层呈紫红色局限性隆起且疼痛的眼病。中医学称火疳，又名火疡。

中医学认为本病多为心肺热毒内蕴，火郁不得宣泄，以致气滞血瘀，滞结为疳，病从白睛而发；或素有痹证，风湿久郁经络，郁久化热，风湿热邪循经上犯于白睛而发病；或因肺经郁热，日久伤阴，虚火上炎，上攻白睛。此外，瘰疬、梅毒等全身疾病常可诱发本病。

（一）治疗原则

本病发生于白睛深层，以肺热蕴结为主，故治疗以泻肺热为本，且因邪热每多累及血分，所以治疗时应顾及血分，酌加活血散结之品。火疳后期，患者往往表现虚实夹杂，至于夹风夹湿，或因虚火上炎，火气上逆者，则应法随证立，适加祛风、利湿、凉血之品，或合以滋阴清热，清肝泻火之法。

1. 辨证论治

（1）火毒蕴结证　证候：发病较急，患眼疼痛难睁，羞明流泪，目痛拒按，视物不清；白睛结节大而隆起，或连辍成环，周围血脉紫赤怒张；伴见口苦咽干，气粗烦躁，便秘溲赤；舌红，苔黄，脉数有力。治法：泻火解毒。方剂：还阴救苦汤（《原机启微》）加减：升麻5g，苍术10g，炙甘草5g，柴胡10g，防风10g，桔梗10g，黄连5g，黄芩10g，黄柏10g，知母10g，连翘10g，生地黄10g，羌活10g，龙胆10g，藁本10g，川芎5g，红花5g，当归10g，细辛3g。加减：临证应用时，对上述温燥药应酌情减少药味或药量，并加石膏15g[打碎先煎]，金银花10g，以增强清热泻火之功。

（2）风湿热攻证　证候：发病较急，目珠胀闷而疼，且有压痛感，羞明流泪，视物不清；白睛有紫红色结节样隆起，周围有赤丝牵绊；常伴有骨节酸痛，肢节肿胀，身重酸楚，胸闷纳减，病程缠绵难愈；舌苔白腻，脉滑或濡。治法：祛风化湿。方剂：散风除湿活血汤（《中医眼科临床实践》）加减。药物：羌活10g，独活10g，防风10g，当归10g，川芎5g，赤芍10g，鸡血藤10g，前胡10g，苍术10g，白术10g，忍冬藤12g，红花6g，枳壳10g，甘草3g。加减：火疳红赤甚者，可去方中部分辛温祛风之品，选加牡丹皮10g，丹参10g，以凉血活血消瘀；加桑白皮10g，地骨皮10g，以清泻肺热；若骨节酸痛，肢节肿胀者，可加豨莶草10g，秦艽10g，络石藤10g，海桐皮10g，以祛风湿，通经络。

（3）肺阴不足证　证候：病情反复发作，病至后期，眼感酸痛，干涩流泪，视物欠清，白睛结节不甚高隆，色紫暗，压痛不明显；口咽干燥，或潮热颧红，便秘不爽；舌红少津，脉细数。治法：养阴清肺，兼以散结。方剂：养阴清肺汤（《重楼玉钥》）

加减。药物：生地黄 15 g，麦冬 10 g，生甘草 5 g，玄参 10 g，浙贝母 5 g，牡丹皮 10 g，薄荷 3 g[后下]，炒白芍 10 g。加减：若阴虚火旺甚者，加知母 10 g，地骨皮 10 g，以增滋阴降火之力；若白睛结节日久，难以消退者，以赤芍易方中白芍 10 g，加丹参 10 g，郁金 10 g，夏枯草 10 g，瓦楞子 10 g，以清热消瘀散结。

2. 其他治法

（1）滴滴眼液　可用清热解毒类中药滴眼液或抗生素滴眼液，同时选用激素类滴眼液。若并发瞳神紧小者，须及时滴 1% 硫酸阿托品滴眼液或眼膏散瞳。

（2）局部热敷　可用内服药渣再煎水湿热敷患眼，对减轻眼部症状，促进气血流畅，缩短病程有辅助作用。

（3）病因治疗　可根据实验室检查寻找病因，并针对病因进行治疗。

（二）预防与调护

宜少食辛辣炙煿之品；保持七情和畅；注意寒暖适中，避免潮湿。

（三）病案举例

【病案 1】　阳某，女，45 岁，农民。门诊病例。

初诊（1980 年 9 月 28 日）：双眼红赤疼痛，视力下降 1 个月。伴羞明流泪，视物不清，口苦咽干，气粗烦躁，便秘溲赤。

检查：视力右眼 0.6，左眼 0.5。双眼目痛拒按，颞侧白睛结节大而隆起，周围血脉紫赤怒张；舌红，苔黄，脉数有力。

西医诊断：巩膜炎（双眼）。

中医诊断：火疳（双眼）。

辨证：火毒蕴结证。

治法：泻火解毒。

主方：还阴救苦汤（《原机启微》）加减。

处方：炙甘草 5 g，柴胡 10 g，防风 10 g，桔梗 10 g，黄连 5 g，黄芩 10 g，黄柏 10 g，知母 10 g，连翘 10 g，生地黄 10 g，羌活 10 g，龙胆 10 g，红花 5 g，当归 10 g，石膏 15 g[打碎先煎]。7剂，每日 1 剂，取头煎、二煎药汁混合，分 2 次温服。

外治：头煎、二煎中药内服，三煎药液熏洗双眼。双眼球筋膜下各注射醋酸泼尼松龙注射液各 0.3 mL。

二诊（1980 年 10 月 5 日）：双眼红赤渐退，守原方再进 7 剂。

三诊（1980 年 10 月 12 日）：检查视力右眼 0.8，左眼 1.0。双眼红赤渐退，全身症状亦除，继服原方 7 剂，隔日服 1 剂，以防复发。

按语 《证治准绳·杂病·七窍门》认为，本病是"火之实邪在于金部，火克金，鬼贼之邪，故害最急"。今患者火热毒邪结聚，目络壅阻，气血瘀滞，故见患眼疼痛甚，白睛结节大且高隆，脉络紫赤怒张等眼症；全身症状及舌脉均为火毒蕴结之候。治宜泻火解毒。还阴救苦汤加减方中，黄芩、黄柏、黄连、知母、连翘、生地黄、龙胆清热解毒，客者除之；羌活、防风祛风散邪；红花、当归活血化瘀，留者行之；柴胡开散化结，结者散之；桔梗通利肺气，载药上行；甘草调补中气，加石膏以增强清热泻火之功。本方是《原机启微》为"心火乘金水衰反制之病"而设的主方。袁彩云除常用本方治疗火毒瘀滞所致的巩膜炎外，还常用于火毒瘀滞引起的细菌性角膜炎、急性葡萄膜炎、前房积脓、交感性眼炎等症。临证应用时，对上述温燥药应酌情减少药味或药量，并加石膏、金银花等，以增强清热泻火之功。

【病案 2】 姜某，女，47 岁，个体经营者。门诊病例。

初诊（1980 年 10 月 9 日）：右眼红赤疼痛 3 个月。伴目珠胀闷而疼，羞明流泪，骨节酸痛，肢节肿胀，身重酸楚，胸闷纳减。

检查：视力右眼 0.5，左眼 0.8。右目珠胀闷而疼，且有压痛感，白睛有紫红色结节样隆起，周围有赤丝牵绊；舌苔白腻，脉滑或濡。

西医诊断：巩膜炎（右眼）。

中医诊断：火疳（右眼）。

辨证：风湿热攻证。

治法：祛风化湿。

主方：散风除湿活血汤（《中医眼科临床实践》）加减。

处方：羌活 10 g，独活 10 g，防风 10 g，当归 10 g，川芎 5 g，赤芍 10 g，鸡血藤 10 g，前胡 10 g，苍术 10 g，白术 10 g，忍冬藤 12 g，红花 6 g，枳壳 10 g，甘草 3 g，牡丹皮 10 g，丹参 10 g，桑白皮 10 g，地骨皮 10 g，豨莶草 10 g，秦艽 10 g，络石藤 10 g，海桐皮 10 g。7 剂，每日 1 剂，取头煎、二煎药汁混合，分 2 次温服。

外治：头二煎内服，三煎药液熏洗眼。右眼球筋膜下注射醋酸泼尼松龙注射液 0.3 mL。

二诊（1980 年 10 月 16 日）：右眼红赤渐退，守原方再进 7 剂。

三诊（1980 年 10 月 23 日）：检查视力右眼 0.8，左眼 0.8。右眼红赤渐退，全身症状亦除，继服原方 7 剂，隔日服 1 剂，以防复发。

按语　患者湿之邪客于肌肉筋骨脉络，阻碍气机，郁久化热，上攻白睛，故见目珠胀闷而疼等眼症；全身症状及舌脉均为风湿热邪攻目之候。治宜祛风化湿。散风除湿活血汤加减方中，羌活、独活、防风祛风胜湿，通痹止痛；苍术、白术健脾燥湿；鸡血藤、忍冬藤舒经活络；当归、川芎、赤芍、红花活血养血；

前胡宣肺退赤；枳壳、甘草调和胃气。加牡丹皮、丹参以凉血活血消瘀；加桑白皮、地骨皮以清泻肺热；加豨莶草、秦艽、络石藤、海桐皮等以祛风湿、通经络。

【病案3】 黄某，女，59岁，农民。门诊病例。

初诊（1980年11月12日）：双眼反复红痛2年。伴眼感酸痛，干涩流泪，视物欠清，口咽干燥，潮热颧红，便秘不爽。

检查：视力右眼0.5，左眼0.6。双眼白睛结节不甚高隆，色紫暗，压痛不明显；舌红少津，脉细数。

西医诊断：巩膜炎（双眼）。

中医诊断：火疳（双眼）。

辨证：肺阴不足证。

治法：养阴清肺。

主方：养阴清肺汤（《重楼玉钥》）加减。

处方：生地黄15 g，麦冬10 g，生甘草5 g，玄参10 g，浙贝母5 g，牡丹皮10 g，薄荷3 g[后下]，炒白芍10 g，知母10 g，地骨皮10 g，丹参10 g，郁金10 g，夏枯草10 g。7剂，每日1剂，取头煎、二煎药汁混合，分2次温服。

外治：头煎、二煎内服，三煎熏洗双眼。外用鱼腥草滴眼液、0.5％醋酸可的松滴眼液，交替滴双眼，每日各3次。

二诊（1980年11月19日）：双眼红赤渐退，守原方再进7剂。

三诊（1980年11月26日）：检查视力右眼0.8，左眼0.8。双眼红赤渐退，全身症状亦除。停用0.5％醋酸可的松滴眼液，原方7剂，隔日服1剂，以防复发。

按语 患者病久邪热伤阴，阴伤火旺，然非实火，故以病变反复，眼干涩稍痛，白睛结节不甚高隆，压痛不明显为主症；其他眼症及全身症状和舌脉均为肺阴不足之候。治宜养阴清肺。养阴清肺汤加减方中，生地黄、玄参养阴润燥，清肺解毒为主药；辅以麦冬、白芍助生地黄、玄参养阴清肺润燥，牡丹皮助生地黄、玄参凉血解毒而消痈肿；佐以浙贝母润肺化痰散结；薄荷宣肺利咽；使以甘草泻火解毒，调和诸药。合之共奏养阴清肺解毒之功。加知母、地骨皮，以增滋阴降火之力；加丹参、郁金、夏枯草，以清热消瘀散结。配合滴清热解毒的鱼腥草滴眼液和激素类滴眼液，既能增强疗效，又能防止并发症发生。

二十、细菌性角膜炎

细菌性角膜炎是指黑睛生翳，状如凝脂，多伴有黄液上冲的急重眼病。中医学称凝脂翳。

中医学认为本病多因黑睛外伤，风热邪毒乘伤袭入，黑睛被染；或素有漏睛，邪毒已伏，更易乘伤客目而发病。或外邪入里，蕴遏化热，或嗜食辛煿，脏腑热盛，肝胆热毒上灼黑睛，壅滞蓄腐而致。或久病之后，气虚阴伤，正气不足，外邪滞留，致黑睛溃陷，则缠绵不愈。

（一）治疗原则

本病起病急，来势猛，发展快，症状重，变化多，宜综合救治。

1. 辨证论治

（1）风热壅盛证　证候：病变初起，头目疼痛，羞明流泪，视力减退，抱轮红赤，黑睛生翳如星，色呈灰白，边缘不清，上覆薄脂；舌质红，苔薄黄，脉浮数。治法：祛风清热。方剂：新制柴连汤（《眼科纂要》）加减。药物：柴胡 10 g，黄连 5 g，黄芩 10 g，赤芍 10 g，蔓荆子 5 g，栀子 10 g，龙胆 10 g，木通 10 g，甘草 5 g，荆芥 10 g，防风 10 g。加减：若见白睛混赤者，可加金银花 15 g，蒲公英 10 g，千里光 10 g，以清热解毒。

（2）里热炽盛证　证候：头目剧痛，羞明难睁，热泪如汤，眵多黏稠，视力障碍，胞睑红肿，白睛混赤浮肿，黑睛生翳，窟陷深阔，凝脂大片，神水混浊，黄液上冲，眵泪、凝脂色黄或黄绿；常伴发热口渴，溲赤便秘；舌红，苔黄厚，脉弦数或脉数有力。治法：泻火解毒。方剂：四顺清凉饮子（《审视瑶函》）加减。药物：当归10g，龙胆10g[酒洗]，黄芩10g，桑白皮10g，车前子10g[包煎]，生地黄15g，赤芍10g，枳壳5g，炙甘草5g，大黄10g[酒炒]，防风5g，川芎5g，黄连5g，木贼5g，羌活10g，柴胡10g，金银花15g，蒲公英15g。加减：眼赤热肿痛较重者，可加牡丹皮10g，玄参10g，乳香5g，没药5g，以凉血化瘀；口渴便秘明显者，可加天花粉10g，石膏15g[打碎先煎]，芒硝10g[冲服]，以增清热生津、泻火通腑之功。黄液上冲者，可合用通脾泻胃汤（《审视瑶函》）：麦冬15g，茺蔚子15g，知母10g，玄参10g，车前子10g[包煎]，石膏15g[打碎先煎]，防风10g，黄芩10g，天冬10g，熟大黄10g；或眼珠灌脓方（《韦文贵眼科临床经验选》）：生大黄10g，瓜蒌子12g，石膏30g[打碎先煎]，玄明粉6g[冲服]，枳实10g，夏枯草10g，金银花10g，黄芩10g，天花粉15g，淡竹叶6g，甘草5g。

（3）肝肾阴虚证　证候：眼痛羞明较轻，眼内干涩，抱轮微红，黑睛溃陷，凝脂减薄，但日久不敛；常伴口燥咽干；舌红，脉细数。治法：滋阴退翳。方剂：滋阴退翳汤（《眼科临症笔记》）加减。药物：玄参15g，知母10g，生地黄15g，麦冬10g，刺蒺藜10g，木贼5g，菊花5g，青葙子10g[包煎]，蝉蜕5g，菟丝子10g，甘草5g。加减：若觉眼痒涩有泪者，加荆芥10g，薄荷5g[后下]，以祛风散邪。

2. 其他治法

（1）滴滴眼液　清热解毒类中药滴眼液或抗生素滴眼液滴

眼。若并发瞳神紧小者，须及时用散瞳剂滴眼。

（2）局部热敷　可用内服药渣再煎水湿热敷，对减轻眼部症状、促进气血流畅，缩短病程有辅助作用。

（3）病因治疗　可根据实验室检查以寻找病因，并针对病因进行治疗。

（二）预防与调护

宜少食辛辣炙煿之品；保持七情和畅；注意寒暖适中，避免潮湿。

（三）病案举例

【病案1】　谢某，男，48岁，农民。门诊病例。

初诊（1980年8月2日）：左眼被稻叶刺伤引起红赤生翳、羞明流泪3日。伴头目疼痛。

检查：视力右眼1.2，左眼0.6。左眼抱轮红赤，黑睛颞下方生翳如星，色呈灰白，边缘不清，上覆薄脂，1%荧光素钠染色呈阳性；舌质红，苔薄黄，脉浮数。

西医诊断：细菌性角膜炎（左眼）。

中医诊断：凝脂翳（左眼）。

辨证：风热壅盛证。

治法：祛风清热。

方剂：新制柴连汤（《眼科纂要》）加减。

处方：柴胡10 g，黄连5 g，黄芩10 g，赤芍10 g，蔓荆子5 g，栀子10 g，龙胆10 g，木通10 g，甘草5 g，荆芥10 g，防风10 g，金银花15 g，蒲公英10 g。5剂，每日1剂，取头煎、二煎药汁混合，分2次温服。

外治：头煎、二煎药液内服，三煎药液熏洗患眼。鱼腥草滴眼液频滴患眼。

二诊（1980年8月7日）：左眼红赤渐退，守原方再进7剂。

三诊（1980 年 8 月 14 日）：检查视力右眼 1.2，左眼 0.6。左眼红赤消退，黑睛下方留下少许瘢痕障迹。舌红，脉细数。改用滋阴退翳汤（《眼科临症笔记》）：玄参 15 g，知母 10 g，生地黄 15 g，麦冬 10 g，刺蒺藜 10 g，木贼 5 g，菊花 5 g，青葙子 10 g[包煎]，蝉蜕 5 g，菟丝子 10 g，甘草 5 g。续服 15 剂，以退翳明目。

按语　《审视瑶函·凝脂翳症》中对本病的症状特点和预后均有较详细的阐述："此症为疾最急，昏瞀者十有七八，其病非一端起，起在风轮上，有点，初生如星，色白，中有米厭，如针刺伤；后渐渐长大，变为黄色，米厭亦渐大为窟。"多为单眼发病，夏秋收割季节多见，素有漏睛者易患。一般起病急，病情危重，若不及时治疗或处理不当，每易迅速毁坏黑睛，甚至黑睛溃破，黄仁绽出，变生蟹睛恶候，视力受到严重影响，甚或失明，愈后视力多受影响。

患者左眼黑睛外伤，风热邪毒乘伤袭入，黑睛被染而发病。黑睛表层外伤，风热邪毒因伤袭入，风热壅盛，邪毒结聚黑睛，故黑睛生翳，如覆薄脂，抱轮红赤；头目疼痛，羞明流泪及舌脉表现均为风热外袭之候。治宜祛风清热。新制柴连汤（《眼科纂要》）加减方中，龙胆、栀子、黄芩、黄连清肝泻热；荆芥、防风、蔓荆子祛风清热；柴胡既可辛凉祛风，又可引药入肝；赤芍凉血退红；木通利尿清热；甘草调和诸药，加金银花、蒲公英，以增清热解毒之功，患者发病后发现早，及时治疗，愈后较好。

【病案 2】　曹某，男，36 岁，农民。门诊病例。

初诊（1980 年 8 月 5 日）：右眼被稻谷伤引起红痛生翳 5 日。头目剧痛，羞明难睁，热泪如汤，眵多黏稠，发热口渴，溲赤便秘。

检查：视力右眼 0.2，左眼 0.8。右眼胞睑红肿，白睛混赤浮肿，黑睛生翳，窟陷深阔，凝脂大片，神水混浊，黄液上冲如手指白岩状，眵泪、凝脂色黄。伴舌红，苔黄厚，脉弦数。

西医诊断：细菌性角膜炎（右眼）。

中医诊断：凝脂翳（右眼）。

辨证：里热炽盛证。

治法：泻火解毒。

主方：四顺清凉饮子（《审视瑶函》）加减。

处方：当归 10 g，龙胆 10 g[酒洗]，黄芩 10 g，桑白皮 10 g，车前子 10 g[包煎]，生地黄 15 g，赤芍 10 g，枳壳 5 g，炙甘草 5 g，大黄 10 g[酒炒]，防风 5 g，川芎 5 g，黄连 5 g，木贼 5 g，羌活 10 g，柴胡 10 g，金银花 15 g，蒲公英 15 g，石膏 30 g[打碎先煎]，芒硝 10 g[冲服]，熟大黄 10 g。5 剂，每日 1 剂，取头煎、二煎药汁混合，分 2 次温服。

外治：头煎、二煎取汁内服，三煎药液熏洗患眼。鱼腥草滴眼液频滴患眼；1%硫酸阿托品滴眼液滴患眼，每日 3 次。

二诊至三诊（1980 年 8 月 12 日至 1980 年 8 月 17 日）：右眼红赤稍退，黄液上冲消失，瞳神药物性散大。守原方再进 5 剂。

四诊（1980 年 8 月 22 日）：检查：视力右眼 1.2，左眼 0.6。左眼红赤消退，黑睛下方留下斑脂翳。舌红，脉细数。改用滋阴退翳汤（《眼科临症笔记》）：玄参 15 g，知母 10 g，生地黄 15 g，麦冬 10 g，刺蒺藜 10 g，木贼 5 g，菊花 5 g，青葙子 10 g[包煎]，蝉蜕 5 g，黄芩 10 g，甘草 5 g。续服 15 剂，以退翳明目。

按语　患者因黑睛外伤，风热邪毒乘伤袭入，黑睛被染。外邪入里化热，脏腑素有积热，里热炽盛，肝胆火炽，热毒上攻黑睛，壅结蓄腐为脓，故有黑睛翳陷深阔、凝脂大片、黄液上冲、白睛混赤浮肿、头目剧痛、眵泪凝脂色黄或黄绿等眼症；发热口渴，溲赤便秘及舌脉表现均为热盛腑实之候。治宜泻火解毒。四顺清凉饮子加减方中，龙胆、柴胡清肝胆之火；黄芩、桑白皮清肺火；黄连清心火；生地黄、赤芍清血热，辅以当归、川芎行气活血、消血分壅滞；羌活、防风、木贼祛风退翳；车前子清利小便；大黄、枳壳通利大便；炙甘草调和诸药；加蒲公英、金银花以清热解毒；加石膏、芒硝以增清热生津、泻火通腑之功。内外合治，较快地控制了病情。

二十一、单纯疱疹性角膜炎

单纯疱疹性角膜炎是指黑睛浅层骤生多个细小星翳，其形或联缀，或团聚，伴有沙涩疼痛、羞明流泪的眼病。中医学称聚星障，又名风热不制之病。

中医学认为本病多因外感风热，上犯于目，邪客黑睛，致生翳障；或因外邪入里，邪遏化热，或素体阳盛，肝经伏火，内外合邪，肝胆火炽，灼伤黑睛；或因恣食肥甘，好进灸煿，脾胃受损，酿蕴湿热，土反侮木，熏蒸黑睛；或素体阴虚，正气不足，或热病之后，津液耗伤，则阴津亏乏，复感风邪致病。

（一）治疗原则

本病治疗应分辨患病之新久。新起者，以祛邪为主；病情日久，迁延不愈，反复发作者，应扶正祛邪。外治以清热解毒、退翳明目为主。若病灶扩大加深者，应配合散瞳药物滴眼治疗。

1. 辨证论治

（1）风热客目证　证候：患眼涩痛，羞明流泪，抱轮微红，黑睛浅层点状星翳，或多或少，或疏散或密聚；伴恶风发热，头痛鼻塞，口干咽痛；舌质红，苔薄黄，脉浮数。治法：疏风清热。方剂：银翘散加减（《温病条辨》）。药物：金银花 15 g，连翘 10 g，桔梗 10 g，牛蒡子 10 g，荆芥 10 g，薄荷 5 g[后下]，芦根 10 g，竹叶 10 g，甘草 5 g，柴胡 10 g，黄芩 10 g。加减：抱轮红赤，热邪较重者，可加赤芍 10 g，牡丹皮 10 g，板蓝根 10 g，大青叶 10 g，菊花 10 g，紫草 10 g，以助清热散邪，凉血退赤之力；胞睑难睁，羞明多泪者，加蔓荆子 5 g，防风 10 g，桑叶 10 g，以清肝明目。

（2）肝胆火炽证　证候：患眼眼睑难睁，碜涩疼痛，灼热畏光，热泪频流，白睛混赤，黑睛生翳者，扩大加深，形如树枝，或状若地图；或兼头疼胁痛，口苦咽干，烦躁溺黄；舌质红，苔黄，脉弦数。治法：清肝泻火。方剂：龙胆泻肝汤（《医方集解》）加减。药物：龙胆 10 g，黄芩 10 g，栀子 10 g，泽泻 10 g，木通 10 g，当归 10 g，生地黄 10 g，柴胡 10 g，甘草 5 g，车前子 10 g[包煎]。加减：黑睛生翳，加蝉蜕 5 g，木贼 10 g，以退翳明目；小便黄赤者，可加瞿麦 10 g，萹蓄 10 g，以清利小便。

（3）湿热犯目证　证候：患眼泪热胶黏，抱轮红赤，黑睛生翳，状若地图，或黑睛深层，翳如圆盘，肿胀色白，或病情缠绵，反复发作；伴头重胸闷，口黏纳呆，腹满便溏；舌质红，苔黄腻，脉濡数。治法：清热除湿。方剂：三仁汤（《温病条辨》）加减。药物：苦杏仁 10 g，滑石 15 g[包煎]，通草 5 g，豆蔻 3 g[后入]，竹叶 10 g，厚朴 10 g，薏苡仁 20 g，法半夏 10 g。加减：抱轮红赤显著者，可加黄连 5 g，赤芍 10 g，以清热退赤；黑睛肿胀甚者，可加金银花 10 g，秦皮 10 g，乌贼骨 10 g，以解毒退翳。

（4）阴虚夹风证　证候：眼内干涩不适，羞明较轻，抱轮微红，黑睛生翳日久，迁延不愈，或时愈时发；常伴口干咽燥；舌质红少津，脉细或细数。治法：滋阴祛风。方剂：加减地黄丸（《原机启微》）加减。药物：生地黄 15 g，熟地黄 15 g，川牛膝 10 g，当归 10 g，枳壳 10 g[麸炒]，苦杏仁 10 g，羌活 10 g，防风 10 g。加减：黑睛生翳者，加菊花 10 g，蝉蜕 5 g，以增退翳明目之功；兼气短乏力，眼内干涩者，可加党参 10 g，麦冬 10 g，以益气生津；抱轮红赤较明显者，可加知母 10 g，黄柏 10 g，以滋阴降火。

2. 其他治法

（1）敷眼　金银花 10 g，连翘 10 g，蒲公英 10 g，大青叶 10 g，薄荷 10 g，紫草 10 g，柴胡 10 g，秦皮 10 g，黄芩 10 g。水煎取药汁，过滤，待温度适宜时作湿热敷，每日 2 次。

（2）滴滴眼液　清热解毒类中药滴眼液或抗病毒类滴眼液，必要时用散瞳滴眼剂。

（二）预防与调护

饮食宜清淡而富有营养，忌辛辣炙煿等刺激性食物。

（三）病案举例

【病案 1】　王某，女，50 岁，营业员。门诊病例。

初诊（1980 年 9 月 2 日）：左眼红赤生翳 3 日。患眼涩痛，羞明流泪，恶风发热，头痛鼻塞，口干咽痛。

检查：视力右眼 1.2，左眼 0.5；左眼抱轮微红，黑睛浅层点状星翳，2％荧光素钠溶液染色呈树枝状着色；舌质红，苔薄黄，脉浮数。

西医诊断：单纯疱疹性角膜炎（左眼）。

中医诊断：聚星障（左眼）。

辨证：风热客目证。

治法：疏风清热。

主方：银翘散（《温病条辨》）加减。

处方：金银花 15 g，连翘 10 g，桔梗 10 g，牛蒡子 10 g，荆芥 10 g，薄荷 5 g[后下]，芦根 10 g，竹叶 10 g，甘草 5 g，柴胡 10 g，黄芩 10 g，赤芍 10 g，板蓝根 10 g，蔓荆子 5 g，防风 10 g，桑叶 10 g。5 剂，每日 1 剂，取头煎、二煎汁混合，分 2

次温服。

三煎取汁熏洗患眼。外用鱼腥草滴眼液，频滴患眼。

二诊（1980 年 9 月 7 日）：左眼红赤渐退，守原方再进 7 剂。

三诊（1980 年 9 月 14 日）：检查视力右眼 1.2，左眼 0.8。左眼红赤消退，黑睛留少许瘢痕障迹。舌红，脉细数。改用滋阴退翳汤（《眼科临症笔记》）：玄参 15 g，知母 10 g，生地黄 15 g，麦冬 10 g，刺蒺藜 10 g，木贼 5 g，菊花 5 g，青葙子 10 g[包煎]，蝉蜕 5 g，黄芩 10 g，甘草 5 g，荆芥 10 g，防风 10 g。续服 15 剂，以退翳明目。

按语 《证治准绳·杂病·七窍门》对本病翳之形、色及变化过程记载甚详："聚星障证，乌珠上有细颗，或白色或微黄，微黄者急而变重，或联缀，或团聚，或散漫，或一同生起，或先后逐渐一而二，二而三，三而四，四而六、七、八、十数余"，同时认为"若兼赤脉爬绊者退迟"。本患者为风热之邪初犯于目，病情轻浅，故见黑睛浅层骤生细小星翳，抱轮微红；发热头痛、鼻塞咽痛及舌脉表现均为风热外袭之候。治宜疏风清热。银翘散加减方中，金银花、板蓝根、黄芩、连翘清热解毒；薄荷、荆芥发汗解表，清泄外邪；桔梗、牛蒡子开利肺气，祛风化痰；甘草、竹叶、芦根、蔓荆子、防风、桑叶、柴胡清上焦风热，兼养胃阴；赤芍活血散瘀。诸药合用，共奏清凉透表，清热解毒之功。

【病案 2】 向某，男，49 岁，农民。门诊病例。

初诊（1980 年 9 月 1 日）：右眼红赤生翳 10 日。患眼眼睑难睁，碜涩疼痛，灼热畏光，头疼胁痛，口苦咽干，烦躁溺黄。

检查：视力右眼 0.2，左眼 1.0；右眼白睛混赤，黑睛生翳，2%荧光素钠溶液染色呈地图状；舌质红，苔黄，脉弦数。

西医诊断：单纯疱疹性角膜炎（右眼）。

中医诊断：聚星障（右眼）。

辨证：肝胆火炽。

治法：清肝泻火。

主方：龙胆泻肝汤（《医方集解》）加减。

处方：龙胆 10 g，黄芩 10 g，栀子 10 g，泽泻 10 g，木通 10 g，当归 10 g，生地黄 10 g，柴胡 10 g，甘草 5 g，车前子 10 g[包煎]，板蓝根 10 g，金银花 10 g，蒲公英 10 g。5 剂，每日 1 剂，取头煎、二煎药汁混合，分 2 次温服。

外治：金银花 10 g，连翘 10 g，蒲公英 10 g，大青叶 10 g，薄荷 10 g，紫草 10 g，柴胡 10 g，秦皮 10 g，黄芩 10 g。水煎，取药汁过滤，待温度适宜时作患眼湿热敷，每日 2 次。鱼腥草滴眼液，频滴患眼。1％硫酸阿托品滴眼液，滴患眼，每日 2 次。

二诊至五诊（1980 年 9 月 6 日至 1980 年 9 月 21 日）：检查视力右眼 0.5，左眼 1.0。右眼红赤稍退，2％荧光素钠溶液染色呈阴性。舌质红，苔薄黄，脉弦细。改用退翳明目法。主方：拨云退翳丸（《原机启微》）加减。处方：刺蒺藜 10 g，当归 10 g，菊花 10 g，地骨皮 10 g，荆芥 10 g，木贼 5 g，密蒙花 10 g，蔓荆子 5 g，炙蛇蜕 3 g[包煎]，甘草 5 g，天花粉 10 g，楮实子 10 g，蝉蜕 5 g，黄连 3 g，防风 10 g。5 剂，每日 1 剂，取头煎、二煎药汁混合，分 2 次温服。

外用：湿热敷方法同前。外用鱼腥草滴眼液，滴患眼。停用 1％硫酸阿托品滴眼液。

六诊（1980 年 9 月 25 日）：检查视力右眼 0.6，左眼 1.0。右眼红赤消退，黑睛下方留下斑脂翳。舌红，脉细数。续服上方 15 剂，以退翳明目。

按语 患者肝胆火热炽盛，邪深毒重，黑睛受灼，故见黑睛生翳，状若地图状；胁痛，口苦，烦躁及舌脉表现均为肝胆火炽之候。治宜清肝泻火。龙胆泻肝汤加减方中，龙胆大苦大寒，既能泻肝胆实火，又能利肝经湿热，泻火除湿，两擅其功，切中病机，故为君药。黄芩、栀子苦寒泻火、燥湿清热，加强君药泻火除湿之力，用以为臣药。板蓝根、金银花、蒲公英，清热解毒；湿热的主要出路，是利导下行，从膀胱渗泄，故又用渗湿泄热之泽泻、木通、车前子，导湿热从水道而去；肝乃藏血之脏，若为实火所伤，阴血亦随之消耗，且方中诸药以苦燥渗利伤阴之品居多，故用当归、生地黄养血滋阴，使邪去而阴血不伤，以上皆为佐药。肝体阴用阳，性喜疏泄条达而恶抑郁，火邪内郁，肝胆之气不舒，骤用大剂苦寒降泄之品，既恐肝胆之气被郁，又虑折伤肝胆生发之机，故又用柴胡疏畅肝胆之气，并能引诸药归于肝胆之经；甘草调和诸药，护胃安中，二药并兼佐使之用。全方泻中有补，利中有滋，降中寓升，祛邪而不伤正，泻火而不伐胃，使火降热清，湿浊得利，循经所发诸症皆可相应而愈。

【病案3】 雷某，女，35 岁，农民。门诊病例。

初诊（1980 年 9 月 12 日）：右眼红赤生翳 2 个月。病情缠绵，反复发作，泪热胶黏，头重胸闷，口黏纳呆，腹满便溏。

检查：视力右眼 0.5，左眼 0.8。右眼抱轮红赤，黑睛生翳，2% 荧光素钠溶液染色呈圆盘状；舌质红，苔黄腻，脉濡数。

西医诊断：单纯疱疹性角膜炎（右眼）。

中医诊断：聚星障（右眼）。

辨证：湿热犯目证。

治法：清热除湿。

主方：三仁汤（《温病条辨》）加减。

处方：苦杏仁 10 g，滑石 15 g[包煎]，通草 5 g，豆蔻 3 g[后入]，竹叶 10 g，厚朴 10 g，薏苡仁 20 g，法半夏 10 g，黄连 5 g，赤芍 10 g，金银花 10 g，秦皮 10 g，板蓝根 10 g。5 剂，每日 1

剂，取头煎、二煎药汁混合，分 2 次温服。

外治：金银花 10 g，连翘 10 g，蒲公英 10 g，大青叶 10 g，薄荷 10 g，紫草 10 g，柴胡 10 g，秦皮 10 g，黄芩 10 g。水煎，取药汁过滤，待温度适宜时作患眼湿热敷，每日 2 次。鱼腥草滴眼液，频滴患眼。1％硫酸阿托品滴眼液，滴患眼，每日 2 次。

二诊至六诊（1980 年 9 月 17 日至 1980 年 10 月 7 日）：检查视力右眼 0.5，左眼 1.0。右眼内干涩不适，羞明较轻，抱轮微红，2％荧光素钠溶液染色呈阴性。口干咽燥；舌质红少津，脉细或细数。治宜滋阴祛风。主方：加减地黄丸《原机启微》加减。处方：生地黄 15 g，熟地黄 15 g，川牛膝 10 g，当归 10 g，枳壳（麸炒）10 g，苦杏仁 10 g，羌活 10 g，防风 10 g，菊花 10 g，蝉蜕 5 g，麦冬 10 g，知母 10 g，黄柏 10 g。每日 1 剂，取头煎、二煎药汁混合，分 2 次温服。停用 1％硫酸阿托品滴眼液。

七诊（1980 年 10 月 12 日）：检查视力右眼 0.6，左眼 1.0。右眼红赤消退，黑睛下方留下斑脂翳。舌红，脉细数。嘱服拨云退翳丸（袁彩云经验方，医院制剂），每次 10 g，每日 3 次。连服 3 个月，以善其后。

按语　患者湿热蕴结，熏蒸黑睛，故见黑睛生翳，状若地图；湿热胶着，可见病情反复缠绵；头重胸闷，口黏纳呆，腹满便溏及舌脉表现均为湿热内蕴之候。治宜清热除湿。三仁汤《温病条辨》加减方中，杏仁宣利肺气以化湿，豆蔻芳香行气化湿，薏苡仁甘淡渗湿健脾，法半夏、厚朴辛开苦降，行气化湿，佐以滑石、通草、竹叶甘寒渗湿，清利下焦。诸药合用，宣上、畅中、渗下，使气机调畅，湿热从三焦分消。加黄连、赤芍，以清热退赤；加金银花、秦皮、板蓝根，以清热解毒退翳。结合外治，效果明显。

二十二、真菌性角膜炎

真菌性角膜炎是指黑睛生翳，翳形微隆，外观似豆腐渣样，干而粗糙的眼病。中医学称湿翳。病名首载于《一草亭目科全书》，但书中无详细论述。其多发于炎热潮湿的气候环境，又以夏秋收割季节更常见。多单眼发病，且病程较长，可反复发作，严重者会引起黑睛毁坏而失明。

中医学认为本病多因稻谷、麦芒、植物枝叶擦伤黑睛，或为角膜接触镜戴取不慎损伤黑睛，抑或黑睛手术造成轻度黑睛外伤等，均可使湿毒之邪乘伤侵入，湿遏化热，熏灼黑睛而致病。

（一）治疗原则

从湿入手，辨证论治的同时，配合西药抗真菌治疗。因病情缠绵，易于反复，故在病情得以控制后，尚需继续治疗一段时间，以防复发。

1. 辨证论治

（1）脾胃湿热证　证候：患眼畏光流泪，疼痛较轻，白睛红赤或抱轮微红，黑睛之翳初起，表面微隆，形圆而色灰白；多伴脘胀纳呆，口淡便溏；舌淡，苔白腻而厚，脉缓。治法：化湿清热。方剂：三仁汤（《温病条辨》）加减。药物：苦杏仁10 g，滑石15 g^[包煎]，通草5 g，豆蔻3 g^[后入]，竹叶10 g，厚朴10 g，薏苡仁20 g，法半夏10 g。加减：泪液黏稠者，加黄芩10 g，茵陈10 g，以清热利湿；口淡纳呆较重者，加茯苓10 g，苍术10 g，以健脾燥湿。

（2）湿热并重证　证候：患眼碜涩不适，疼痛畏光，眵泪黏稠，白睛混赤，黑睛生翳，表面隆起，状如豆腐渣，干而粗糙，或见黄液上冲；常伴便秘溺赤；舌红，苔黄腻，脉濡数。治法：清热祛湿。方剂：甘露消毒丹（《医效秘传》）加减。药物：滑石

15 g[包煎]，黄芩 10 g，茵陈 10 g，石菖蒲 10 g，川贝母 5 g，木通 10 g，藿香 10 g，连翘 10 g，豆蔻 5 g[后下]，薄荷 5 g[后下]，射干 10 g。加减：黄液上冲较甚者，可加薏苡仁 30 g，桔梗 10 g，玄参 10 g，以清热解毒排脓；大便秘结者，可加芒硝 10 g[后下]，石膏 30 g[打碎先煎]，以通腑泄热。

2. 其他治法

（1）滴滴眼液　滴清热解毒类中药滴眼液或抗真菌类滴眼液。若并发瞳神紧小者，须及时滴散瞳剂。

（2）局部热敷　可用内服药渣再煎水湿热敷患眼，对减轻眼部症状、促进气血流畅、缩短病程有辅助作用。

（二）预防与调护

1. 尽量避免黑睛外伤。一旦意外伤及黑睛后，不可滥用抗生素、激素及免疫抑制剂。

2. 及时治疗本病，积极控制病情发展，预防并发症的发生。宜少食辛辣炙煿之品。

3. 保持七情和畅；注意寒暖适中，避免潮湿。

（三）病案举例

【病案 1】牟某，男，32 岁，农民。门诊病例。

初诊（1980 年 9 月 10 日）：左眼红赤生翳 21 日。患者 3 周前左眼被稻叶所伤，畏光流泪，疼痛较轻，经抗生素治疗症状无缓解。伴脘胀纳呆，口淡便溏。

检查：视力右眼 1.0，左眼 0.4；左眼抱轮微红，黑睛之翳初起，表面微隆，形圆而色灰白，状若牙膏附着，2% 荧光素钠溶液染色呈片状着色；舌质淡，苔白腻，脉缓。

西医诊断：真菌性角膜炎（左眼）。

中医诊断：湿翳（左眼）。

辨证：脾胃湿热证。

治法：化湿清热。

主方：三仁汤（《温病条辨》）加减。

处方：苦杏仁 10 g，滑石 15 g[包煎]，通草 5 g，豆蔻 3 g[后入]，竹叶 10 g，厚朴 10 g，薏苡仁 20 g，法半夏 10 g，黄芩 10 g，茵陈 10 g，茯苓 10 g，苍术 10 g。5 剂。每日 1 剂，取头煎、二煎药汁混合，分 2 次温服。外用内服药渣 3 煎水湿热敷患眼，每日 2 次。外用鱼腥草滴眼液，频滴患眼，每日 6 次。制霉菌素片，口服，每日 3 次，1 次 1 片。

二诊至八诊（1980 年 9 月 15 日至 1980 年 10 月 20 日）：检查视力右眼 1.0，左眼 0.6。眼内干涩不适，羞明较轻，口干咽燥；抱轮红赤消退，黑睛 2%荧光素钠溶液染色呈阴性；舌质红少津，脉细或细数。治宜滋阴祛风。主方：加减地黄丸（《原机启微》）加减。

处方：生地黄 15 g，熟地黄 15 g，川牛膝 10 g，当归 10 g，枳壳 10 g[麸炒]，苦杏仁 10 g，羌活 10 g，防风 10 g，菊花 10 g，蝉蜕 5 g，麦冬 10 g，知母 10 g，黄柏 10 g。5 剂，每日 1 剂，取头煎、二煎药汁混合，分 2 次温服。

九诊（1980 年 10 月 25 日）：检查视力右眼 1.0，左眼 0.6。右眼红赤消退，黑睛下方留下云翳。舌红，脉细数。续服上方 15 剂，以退翳明目。

按语　患者黑睛外伤，湿毒初侵，湿遏化热，故黑睛生翳，形圆微隆而色灰白，抱轮微红，疼痛亦轻；脘胀纳呆，口淡便溏及舌脉表现均为湿重于热之候。治宜化湿清热。三仁汤加减方中，杏仁宣利肺气以化湿，豆蔻芳香行气化湿，薏苡仁甘淡渗湿健脾，法半夏、厚朴辛开苦降，行气化湿，佐以滑石、通草、竹叶甘寒渗湿，清利下焦。诸药合用，宣上、畅中、渗下，使气机调畅，湿热从三焦分消。加黄芩、茵陈，以清热利湿；茯苓、苍术，以健脾燥湿。配合抗真菌药物治疗，疗效较捷。

【病案 2】 任某，男，42 岁，农民。门诊病例。

初诊（1980 年 9 月 5 日）：左眼红赤生翳 1 个月。患者 1 个月前左眼被稻谷所伤，碜涩不适，疼痛畏光，眵泪黏稠，经抗生素治疗症状无缓解。伴便秘溺赤。

检查：视力右眼 1.0，左眼 0.2。左眼白睛混赤，黑睛生翳，表面隆起，状如豆腐渣，干而粗糙，伴黄液上冲；2％荧光素钠溶液染色呈阳性；舌红，苔黄腻，脉濡数。

西医诊断：真菌性角膜炎（左眼）。

中医诊断：湿翳（左眼）。

辨证：湿热并重证。

治法：清热祛湿。

主方：甘露消毒丹（《医效秘传》）加减。

处方：滑石 15 g[包煎]，黄芩 12 g，茵陈 15 g，石菖蒲 10 g，木通 10 g，藿香 10 g，连翘 10 g，豆蔻 5 g[后下]，薄荷 5 g[后下]，射干 10 g，薏苡仁 30 g，桔梗 10 g，玄参 10 g，芒硝 10 g[后下]，石膏 30 g[先煎]。5 剂，每日 1 剂，取头煎、二煎药汁混合，分 2 次温服。

外治：内服药渣三煎取药汁湿热敷患眼，每日 2 次。鱼腥草滴眼液，频滴患眼；1％硫酸阿托品滴眼液，滴患眼，每日 2 次。制霉菌素片，口服，每日 3 次，1 次 1 片。

二诊（1980 年 9 月 10 日）：便通症减，黑睛翳略小，黄液上冲消失，原方去芒硝、石膏，加木贼 10 g，蝉蜕 5 g。继服5 剂。

三诊至十诊（1980 年 9 月 15 日至 1980 年 10 月 25 日）：检查视力右眼 1.0，左眼 0.4。眼内干涩不适，红赤消退，黑睛翳2％荧光素钠溶液染色呈阴性。口干咽燥；舌质红少津，脉细或细数。治宜滋阴祛风。方剂：加减地黄丸（《原机启微》）加减。处方：生地黄 15 g，熟地黄 15 g，川牛膝 10 g，当归 10 g，枳壳 10 g[麸炒]，苦杏仁 10 g，羌活 10 g，防风 10 g，菊花 10 g，蝉蜕 5 g，麦冬 10 g，知母 10 g，黄柏 10 g。5 剂，每日 1 剂，取头煎、二煎药汁混合，分 2 次温服。停用 1%硫酸阿托品滴眼液。

按语 湿毒外侵，湿热内蕴，湿遏化热，热重于湿，湿热熏灼黑睛，故黑睛生翳隆起，状如豆腐渣，干而粗糙，眵泪黏稠，磣涩疼痛；便秘溺赤及舌脉表现均为热重于湿之候。治宜清热祛湿。甘露消毒丹加减方中，重用滑石、茵陈、黄芩，其中滑石利水渗湿，清热解暑，两擅其功，茵陈善清利湿热而退黄，黄芩清热燥湿，泻火解毒，三药合用，正合湿热并重之病机，共为君药。湿热留滞，易阻气机，故臣以石菖蒲、藿香、豆蔻行气化湿，悦脾和中，令气畅湿行；木通清热利湿通淋，导湿热从小便而去，以益其清热利湿之力。热毒上攻，颈肿咽痛，故佐以连翘、射干、薄荷，合以清热解毒，散结消肿而利咽止痛。黄液上冲，加薏苡仁、桔梗、玄参，以清热解毒排脓；因大便秘结，加芒硝、石膏，以通腑泄热。另配合抗真菌药及散瞳治疗得以痊愈。

二十三、角膜基质炎

角膜基质炎是指黑睛深层生翳，状若圆盘，其色灰白，混浊不清，漫掩黑睛，障碍视力的眼病。中医学称混睛障。病程缓慢，往往需经数月治疗，方能逐渐痊愈，但常留瘢痕而影响视力。

中医学认为本病多为风热外袭，肝经受邪，邪热扰目，黑睛乃病；或因脏腑积热，肝胆热毒，循经上攻，黑睛被灼，气血壅滞；或素体虚弱，脾运乏力，湿热内生，熏蒸于目，损伤黑睛；

或邪毒久伏，阴液耗伤，阴虚火旺，虚火炎目，致黑睛病发。

（一）治疗原则

中医以辨证论治为主，若检查结果为梅毒、结核等原发病因确切者，需综合治疗。

1. 辨证论治

（1）肝经风热证　证候：患眼疼痛，羞明流泪，抱轮红赤，黑睛深层生翳，状若圆盘，其色灰白，混浊不清；兼见头痛鼻塞；舌红，苔薄黄，脉浮数。治法：祛风清热。方剂：羌活胜风汤（《原机启微》）加减。药物：柴胡 10 g，黄芩 10 g，白术 10 g，荆芥 10 g，枳壳 10 g，川芎 5 g，防风 10 g，羌活 10 g，独活 5 g，前胡 10 g，薄荷 5 g[后下]，桔梗 10 g，白芷 10 g，甘草 5 g。加减：白睛混赤明显者，加金银花 10 g，菊花 10 g，蒲公英 10 g，栀子 10 g，以清热解毒；若系梅毒引起者，可加土茯苓 30 g，以驱梅解毒。

（2）肝胆热毒证　证候：患眼刺痛，羞明流泪，抱轮暗红，或白睛混赤，黑睛深层生翳，状若圆盘，混浊肿胀，其色灰白，或赤脉贯布，或赤白混杂；可伴口苦咽干，便秘溲黄；舌红，苔黄，脉弦数。治法：清肝解毒，凉血化瘀。方剂：银花解毒汤（《中医眼科临床实践》）加减。药物：金银花 15 g，蒲公英 15 g，制大黄 10 g[后下]，龙胆 10 g，黄芩 10 g，蔓荆子 10 g，蜜桑皮 10 g，天花粉 10 g，枳壳 5 g，生甘草 5 g。加减：黑睛灰白混浊肿胀增厚者，加车前子 10 g[包煎]，茺蔚子 10 g，以利水消肿；黑睛赤脉瘀滞甚者，选加当归尾 10 g，赤芍 10 g，桃仁 10 g，红花 5 g，以活血化瘀；口渴欲饮者，加石膏 15 g[打碎先煎]，知母 10 g，以助清热；便秘者，加玄明粉 10 g[后下]，以助大黄通腑泻下；若系梅毒引起者，可加土茯苓 30 g，以驱梅解毒。

（3）湿热内蕴证　证候：患眼胀痛，羞明流泪，抱轮红赤，或白睛混赤，黑睛深层翳若圆盘，混浊肿胀；常伴头重胸闷，纳呆便溏；舌红，苔黄腻，脉濡数。治法：清热化湿。方剂：甘露消毒丹（《医效秘传》）加减。药物：滑石 15 g[包煎]，黄芩 10 g，茵陈 10 g，石菖蒲 10 g，川贝母 5 g，木通 10 g，藿香 10 g，连翘 10 g，豆蔻 5 g[后下]，薄荷 5 g[后下]，射干 10 g。加减：黑睛肿胀明显者，可加车前子 10 g[包煎]，薏苡仁 15 g，以利水渗湿；食少纳呆者，可加陈皮 5 g，枳壳 5 g，以理气调中。

（4）阴虚火炎证　证候：患眼病变迁延不愈，或反复发作，干涩隐痛，抱轮微红，黑睛深层混浊；可兼口干咽燥；舌红少津，脉细数。治法：滋阴降火。方剂：滋阴降火汤（《审视瑶函》）加减。药物：当归 10 g，川芎 5 g，生地黄 10 g，熟地黄 10 g，黄柏 10 g，知母 10 g，麦冬 10 g，白芍 10 g，黄芩 10 g，柴胡 10 g，甘草 5 g。加减：黑睛翳厚者，加木贼 10 g，蝉蜕 5 g，以退翳明目；腰膝酸软者，加牛膝 10 g，枸杞子 10 g，菟丝子 10 g，以增滋补肝肾之功。

·2. 其他治法

（1）滴滴眼液　清热解毒类中药滴眼液和激素类滴眼液滴眼或作球结膜下注射。病情较重，须及时滴散瞳剂，防止瞳神干缺。

（2）局部热敷　可用内服药渣三煎水湿热敷患眼，对减轻眼部症状、促进气血流畅、缩短病程有辅助作用。

（二）预防与调护

1. 本病病程较长，应心态平和，耐心坚持治疗，定期随诊。

2. 饮食宜清淡，少食辛辣煎炸之物，以免助火生热。

（三）病案举例

【病案1】　凌某，女，32 岁，干部。门诊病例。

初诊（1980 年 10 月 15 日）：左眼红赤生翳半个月。患眼疼痛，羞明流泪，头痛鼻塞。

检查：视力右眼 1.0，左眼 0.3；左眼抱轮红赤，黑睛深层生翳，状若圆盘，其色灰白，混浊不清，2％荧光素钠溶液染色呈阴性；舌红，苔薄黄，脉浮数。

西医诊断：角膜基质炎（左眼）。

中医诊断：混睛障（左眼）。

辨证：肝经风热证。

治法：祛风清热。

主方：羌活胜风汤（《原机启微》）加减。

处方：柴胡 10 g，黄芩 10 g，白术 10 g，荆芥 10 g，枳壳 10 g，川芎 5 g，防风 10 g，羌活 10 g，独活 5 g，前胡 10 g，薄荷 5 g[后下]，桔梗 10 g，白芷 10 g，甘草 5 g，金银花 10 g，菊花 10 g，蒲公英 10 g，栀子 10 g。5 剂。每日 1 剂，取头煎、二煎药汁混合，分 2 次温服。

外治：内服药渣三煎水湿热敷患眼，每日 2 次。鱼腥草滴眼液，频滴患眼，每日 6 次。

二诊至五诊（1980 年 10 月 20 日至 1980 年 11 月 5 日）：检查视力右眼 1.0，左眼 0.6。左眼红赤稍退，黑睛翳变薄，2％荧光素钠溶液染色呈阴性。舌质红，苔薄黄，脉弦细。改用退翳明目法。主方：拨云退翳丸（《原机启微》）加减。处方：刺蒺藜 10 g，当归 10 g，菊花 10 g，地骨皮 10 g，荆芥 10 g，木贼 5 g，密蒙花 10 g，蔓荆子 5 g，炙蛇蜕 3 g[包煎]，甘草 5 g，天花粉 10 g，楮实子 10 g，蝉蜕 5 g，黄连 3 g，防风 10 g。15 剂，每日 1 剂，取头煎、二煎药汁混合，分 2 次温服。

按语 肝为风木之脏，黑睛属肝，风热之邪上袭黑睛，故见黑睛深层翳若圆盘、色灰白而混浊不清等眼症；头痛鼻塞及舌脉表现均为风热在表之候。治宜祛风清热。羌活胜风汤加减方中，羌活祛太阳之风，独活祛少阴之风，柴胡祛少阳之风，白芷祛阳明之风，防风祛一切外风；桔梗、前胡、荆芥、薄荷辛热祛风，清利头目；上述辛散之品，还有升发退翳除膜的作用；川芎祛风，达巅顶，止头痛；黄芩苦寒清热；白术、枳壳调和胃气；甘草调和诸药。加金银花、菊花、蒲公英、栀子，以增清热解毒之功。

【病案 2】 罗某，男，48 岁，农民。门诊病例。

初诊（1980 年 11 月 2 日）：右眼红赤生翳 1 个月。患眼刺痛，羞明流泪，口苦咽干，便秘溲黄。

检查：视力右眼 0.2，左眼 0.8。右眼白睛混赤，黑睛深层生翳，状若圆盘，混浊肿胀，其色灰白，并见赤脉贯布，2％荧光素钠溶液染色呈阴性；舌红，苔黄，脉弦数。

西医诊断：角膜基质炎（右眼）。

中医诊断：混睛障（右眼）。

辨证：肝经风热证。

治法：清肝解毒，凉血化瘀。

主方：银花解毒汤（《中医眼科临床实践》）加减。

处方：金银花 15 g，蒲公英 15 g，制大黄 10 g[后下]，龙胆 10 g，黄芩 10 g，蔓荆子 10 g，蜜桑皮 10 g，天花粉 10 g，枳壳 5 g，生甘草 5 g，车前子 10 g[包煎]，茺蔚子 10 g，赤芍 10 g，桃仁 10 g，红花 5 g，石膏 15 g[打碎先煎]，知母 10 g，玄明粉 10 g[后下]。5 剂，每日 1 剂，取头煎、二煎药汁混合，分 2 次温服。

外治：内服药渣三煎水湿热敷患眼，每日 2 次。右眼球筋膜下注射醋酸泼尼松注射液 0.3 mL。鱼腥草滴眼液，滴患眼，每日 5 次。

二诊（1980 年 11 月 7 日）：便通症减，原方去大黄、玄明粉，5剂。每日1剂，取头煎、二煎药汁混合，分2次温服。

三诊至十诊（1980年11月12日至1980年12月18日）：检查视力右眼0.5，左眼0.8。右眼红赤消退，黑睛翳变小变薄，2%荧光素钠溶液染色呈阴性。患者伴口干咽燥；舌红少津，脉细数。改用滋阴降火法。主方：滋阴降火汤（《审视瑶函》）加减。处方：当归10 g，川芎5 g，生地黄10 g，熟地黄10 g，黄柏10 g，知母10 g，麦冬10 g，白芍10 g，黄芩10 g，柴胡10 g，甘草5 g，木贼10 g，蝉蜕5 g。15剂，每日1剂，取头煎、二煎药汁混合，分2次温服，以养阴退翳明目。

按语　黑睛风轮内应于肝，肝胆热毒炽盛，因热致瘀，或火郁脉络，故见黑睛深层翳若圆盘、混浊肿胀、赤脉贯布、白睛混赤等眼症；口苦咽干，便秘溲黄及舌脉表现均为肝胆热毒之候。治宜清肝解毒，凉血化瘀。银花解毒汤是著名眼科专家庞赞襄经验方，方中重用金银花、蒲公英，配以天花粉、黄芩、生甘草以清热解毒；大黄、玄明粉通腑攻下，使热毒得以外泄，并能凉血逐瘀，而治赤脉瘀滞；龙胆清泄肝经实火；车前子、茺蔚子，以利水消肿；赤芍、桃仁、红花，以活血化瘀；石膏、知母以助清热；桑白皮清热泻肺，以抑肝之所不胜，防其相克之虞。本方中苦寒之品众多，又以枳壳调气，蔓荆子升清阳，且蔓荆子与大黄配伍，升降并施，使热毒下泄，清气得布，利于翳障的消除。加木贼、蝉蜕，以增退翳明目之功。

【病案3】　秦某，女，24岁，农民。门诊病例。

初诊（1980年9月6日）：右眼红赤生翳1个月。患眼刺痛，羞明流泪，头重胸闷，纳呆便溏。

检查：视力右眼0.5，左眼1.0。右眼白睛混赤，黑睛深层翳若圆盘，混浊肿胀，2%荧光素钠溶液染色呈阴性；舌红，苔黄腻，脉濡数。

西医诊断：角膜基质炎（右眼）。

中医诊断：混睛障（右眼）。

辨证：湿热内蕴证。

治法：清热化湿。

主方：甘露消毒丹（《医效秘传》）加减。

处方：滑石 15 g[包煎]，黄芩 12 g，茵陈 15 g，石菖蒲 10 g，川贝母 5 g，木通 10 g，藿香 10 g，连翘 10 g，豆蔻 5 g[后下]，薄荷 5 g[后下]，射干 10 g，陈皮 5 g，枳壳 5 g。5 剂，每日 1 剂，取头煎、二煎药汁混合，分 2 次温服。

外治：内服药渣三煎水湿热敷患眼，每日 2 次。右眼球筋膜下注射醋酸泼尼松注射液 0.3 mL。鱼腥草滴眼液，滴患眼，每日 5 次。

二诊至八诊（1980 年 9 月 11 日至 1980 年 10 月 12 日）：检查视力右眼 0.5，左眼 1.0。右眼红赤消退，黑睛翳变小变薄，2%荧光素钠溶液染色呈阴性。患者伴口干咽燥；舌质红，苔少，脉细数。改用滋阴降火法。主方：滋阴降火汤（《审视瑶函》）加减。

处方：当归 10 g，川芎 5 g，生地黄 10 g，熟地黄 10 g，黄柏 10 g，知母 10 g，麦冬 10 g，白芍 10 g，黄芩 10 g，柴胡 10 g，甘草 5 g，木贼 10 g，蝉蜕 5 g。每日 1 剂，取头煎、二煎药汁混合，分 2 次温服，连服 15 剂。以养阴退翳明目。

按语　患者脾失健运，湿邪内停，湿遏化热，闭阻于内，土盛木郁，肝经受扰，故见黑睛深层翳若圆盘、混浊肿胀等眼症；头重胸闷，纳呆便溏及舌脉表现均为湿热内蕴之候。治宜清热化湿。甘露消毒丹加减方中，重用滑石、茵陈、黄芩，其中滑石利水渗湿，清热解暑，两擅其功，茵陈善清利湿热而退黄，黄芩清热燥湿，泻火解毒，三药合用，正合湿热并重之病机，共为君药。湿热留滞，易阻气机，故臣以石菖蒲、藿香、豆蔻行气化湿，悦脾和中，令气畅湿行；木通清热利湿通淋，导湿热从小便而去，以益其清热利湿之力。热毒上攻，眼痛生翳，故佐以连翘、射干、川贝母、薄荷，合以清热解毒，散结消肿而利咽止痛，加陈皮、枳壳，以理气调中。纵观全方，利湿清热，两相兼顾，且以芳香行气悦脾，寓"气行则湿化"之义，佐以清热解毒之品，复诊湿热疫毒俱去，诸症自除。

二十四、蚕食性角膜溃疡

蚕食性角膜溃疡是指黑睛生白翳，四周高起，中间低陷，状如花瓣的眼病。中医学称花翳白陷，常为单眼发病，也可双眼先后发病，相隔时间可达数年之久。发病后眼痛剧烈，顽固难愈，最终花翳多侵及整个黑睛，广泛结瘢而严重影响视力。

中医学认为本病多为风热外袭，肺先受之，金盛克木，肺疾犯肝，邪热循经而上攻黑睛，黑睛乃病；脏腑积热，复感外邪，入里化热，邪热炽盛，内外相搏而上冲于目，黑睛溃陷；素体羸弱，脏腑阳虚，或过用凉药，阳气不足，寒邪凝结足厥阴肝经，以致黑睛生翳。

（一）治疗原则

本病病情较重，易生他变，病以实证为主，初期多属肺肝风热，治当疏风清热；病邪入里，则脏腑积热，治宜通腑泄热。对阳虚寒凝之证，治宜温阳散寒。同时常需配合散瞳等外治法。

1. 辨证论治

（1）肺肝风热证　证候：患眼视物模糊，磣涩疼痛，畏光流泪，抱轮红赤，黑睛边际骤生白翳，渐渐扩大，四周高起，中间低陷；舌边尖红，苔薄黄，脉浮数。治法：疏风清热。方剂：加味修肝散（《银海精微》）加减。药物：羌活 10 g，防风 10 g，桑螵蛸 10 g，栀子 10 g，薄荷 5 g[后下]，当归 10 g，赤芍 10 g，甘草 5 g，麻黄 5 g，连翘 10 g，菊花 10 g，木贼 5 g，刺蒺藜 10 g，川芎 5 g，大黄 10 g[后下]，黄芩 10 g，荆芥 10 g。加减：白睛混赤者，加桑白皮 10 g，以助清肺热；黑睛生翳渐大者，加龙胆 10 g，以助清肝热。

（2）热炽腑实证　证候：患眼视力下降，头目剧痛，碜涩畏光，热泪频流，胞睑红肿，白睛混赤，黑睛生翳色黄溃陷，从四周蔓生，迅速侵蚀整个黑睛，遮掩瞳神，或见黄液上冲，瞳神紧小；多伴发热口渴，溲黄便结；舌红，苔黄，脉数有力。治法：通腑泻热。方剂：银花复明汤（《中医眼科临床实践》）加减。药物：金银花 15 g，蒲公英 15 g，桑白皮 10 g，天花粉 10 g，黄芩 10 g，黄连 5 g，龙胆 10 g，生地黄 10 g，知母 10 g，大黄 10 g[后下]，玄明粉 10 g[后下]，木通 10 g，蔓荆子 5 g，枳壳 10 g，甘草 5 g。加减：白睛混赤严重者，可加牡丹皮 10 g，赤芍 10 g，夏枯草 10 g，以清热凉血退赤；伴黄液上冲者，可加用且重用栀子 15 g，石膏 30 g[打碎先煎]，以清热泻火。

（3）阳虚寒凝证　证候：患眼视力下降，头眼疼痛，白睛暗赤，黑睛生翳溃陷，状如蚕食，迁延不愈；常兼四肢不温；舌淡无苔或白滑苔，脉沉细。治法：温阳散寒。方药：当归四逆汤（《伤寒论》）加减。药物：当归 12 g，桂枝 10 g，白芍 10 g，细辛 3 g，甘草 5 g，通草 3 g，大枣 10 枚。加减：目中红赤甚者，加丹参 10 g，红花 5 g，以活血通脉；黑睛翳厚者，加木贼 5 g，蝉蜕 5 g，防风 10 g，以退翳明目。

2. 其他治法

（1）滴滴眼液　清热解毒类中药滴眼液和激素类滴眼液滴眼或作球结膜下注射。病情较重，须及时滴散瞳剂，防止瞳神干缺。

（2）局部热敷　可用内服药渣再煎水湿热敷，对减轻眼部症状，促进气血流畅，缩短病程有辅助作用。

（二）预防与调护

1. 本病病程较长，应心态平和，耐心坚持治疗，定期随诊。

2. 饮食宜清淡，少食辛辣煎炸之物，以免助火生热。

（三）病案举例

【病案1】　王某，女，45岁，干部。门诊病例。

初诊（1980年9月15日）：左眼红赤生翳2个月。患眼视物模糊，碜涩疼痛，畏光流泪。

检查：视力右眼1.0，左眼0.6。抱轮红赤，黑睛边际骤生白翳，渐渐扩大，四周高起，中间低陷，2％荧光素钠溶液染色呈阳性；舌边尖红，苔薄黄，脉浮数。

西医诊断：蚕食性角膜溃疡（左眼）。

中医诊断：花翳白陷（左眼）。

辨证：肺肝风热证。

治法：疏风清热。

主方：加味修肝散（《银海精微》）加减。

处方：羌活10 g，防风10 g，桑螵蛸10 g，栀子10 g，薄荷5 g[后下]，当归10 g，赤芍10 g，甘草5 g，麻黄5 g，连翘10 g，菊花10 g，木贼5 g，刺蒺藜10 g，川芎5 g，大黄10 g[后下]，黄芩10 g，荆芥10 g，桑白皮10 g，龙胆10 g。5剂。每日1剂，取头煎、二煎药汁混合，分2次温服。

外治：内服药渣三煎水湿热敷患眼，每日2次。鱼腥草滴眼液、0.5％醋酸可的松滴眼液，滴患眼，每日各3次。

二诊（1980年9月20日）：便通症减，原方去大黄。继服5剂。

三诊至八诊（1980年9月25日至1980年10月20日）：原

方先后去龙胆、薄荷、川芎，加蝉蜕 5 g，以退翳明目。检查：视力右眼 1.0，左眼 0.6。左眼红赤稍退，黑睛翳变薄，2％荧光素钠溶液染色呈阴性。舌质红，苔薄黄，脉弦细。改用退翳明目法。主方：拨云退翳丸（《原机启微》）加减。处方：刺蒺藜10 g，当归10 g，菊花10 g，地骨皮10 g，荆芥10 g，木贼 5 g，密蒙花10 g，蔓荆子 5 g，炙蛇蜕 3 g^[包煎]，甘草 5 g，天花粉10 g，楮实子10 g，蝉蜕 5 g，黄连 3 g，防风10 g。15剂，每日1剂，取头煎、二煎药汁混合，分2次温服。

按语 风热邪毒侵袭，肺热及肝，邪热上攻黑睛，其邪不甚，故黑睛生翳初起，翳障多在边缘，抱轮红赤，碜涩疼痛，畏光流泪，视物模糊；苔薄黄，脉浮数亦为肺肝风热之候。治宜疏风清热。加味修肝散（《银海精微》）加减方中，羌活、麻黄、荆芥、薄荷、防风辛散外风，消肿止痛；栀子、黄芩、连翘、大黄清热泻火解毒，降火通便；菊花、木贼、刺蒺藜祛风散热，退翳明目；当归、赤芍、川芎活血行滞，退赤消肿；《银海精微》认为桑螵蛸能祛风明目散翳；甘草调和诸药。诸药配合，为祛风清热并重，并能活血退翳。方中加桑白皮，以助清肺热；加龙胆，以助清肝热。

【病案 2】 皮某，女，56岁，农民。门诊病例。

初诊（1980年9月5日）：左眼红赤生翳3个月。患眼视力下降，头目剧痛，碜涩畏光，热泪频流，伴发热口渴，溲黄便结。

检查：视力右眼 1.0，左眼 0.3；左眼胞睑红肿，白睛混赤，黑睛生翳色黄溃陷，从四周蔓生，2％荧光素钠溶液染色呈阳性；见瞳神紧小；舌红，苔黄，脉数有力

西医诊断：蚕食性角膜溃疡（左眼）。

中医诊断：花翳白陷（左眼）。

辨证：热炽腑实证。

治法：通腑泻热。

主方：银花复明汤（《中医眼科临床实践》）加减。

处方：金银花 15 g，蒲公英 15 g，桑白皮 10 g，天花粉 10 g，黄芩 10 g，黄连 5 g，龙胆 10 g，生地黄 10 g，知母 10 g，大黄 10 g[后下]，玄明粉 10 g[后下]，木通 10 g，蔓荆子 5 g，枳壳 10 g，甘草 5 g，牡丹皮 10 g，赤芍 10 g，夏枯草 10 g，栀子 15 g，石膏 30 g[打碎先煎]。5 剂，每日 1 剂，取头煎、二煎药汁混合，分 2 次温服。

外治：内服药渣三煎水湿热敷患眼，每日 2 次。鱼腥草滴眼液、0.5％醋酸可的松滴眼液和 0.1％硫酸阿托品滴眼液，滴患眼，每日各 3 次。

二诊（1980 年 9 月 10 日）：便通症减，原方去大黄、玄明粉、夏枯草、石膏。继服 5 剂。

三诊至十诊（1980 年 9 月 15 日至 1980 年 10 月 20 日）：原方先后去栀子、龙胆、黄芩，加蝉蜕 5 g，木贼 5 g，以退翳明目。十诊时，检查视力右眼 1.0，左眼 0.5。左眼红赤稍退，黑睛翳变薄，2％荧光素钠溶液染色呈阴性。舌质红，苔薄黄，脉弦细。嘱服拨云退翳丸（袁彩云经验方，医院制剂），1 次服 10 g，每日 3 次，连服 3 个月，以善其后。

按语 风热邪毒外侵，入里化热，加之肺肝素有积热，脏腑火炽，热盛腑实，灼蚀黑睛，故黑睛生翳色黄溃陷，且进展迅速，遍蔓黑睛，累及黄仁，以致瞳神紧小等眼症发生；发热口渴，溲黄便结及舌脉表现均为热炽腑实之候。治宜通腑泻热。银花复明汤加减方中，金银花、蒲公英、黄连、龙胆清热解毒以泻肝火；大黄、玄明粉泻下，以清阳明之实，木通协同上药，清利小肠；桑白皮泻肺平肝清火；生地黄、知母、天花粉清热滋阴，以防急下伤阴；枳壳、甘草理气和中，防寒凉伤胃；蔓荆子有清脑止痛之用。加牡丹皮、赤芍、夏枯草，以清热凉血退赤；加栀子、石膏，以清热泻火。结合外用清热解毒及激素、散瞳类滴眼液，疗效满意。

二十五、角膜软化症

角膜软化症是指继发于小儿疳积，初起时夜盲、眼干涩，日久黑睛生翳糜烂，甚则溃破穿孔的眼病。中医学称疳积上目，又名小儿疳眼外障、小儿疳伤、疳毒眼、疳眼等。多见于小儿，常双眼发病。

中医学认为本病多因喂养不当，内伤乳食，盲目忌口，饮食偏嗜，致脾胃虚弱，生化不足，肝虚血少，目失濡养；或因疳积日久，脾阳不振，中焦寒凝气滞，阳虚阴盛，水湿不化，上凌于目所致。

（一）治疗原则

本病是小儿疳积在眼部的病变，临证时应将眼局部表现与全身症状相结合，针对致疳的原因辨证施治。病情严重者，须采取综合疗法，以迅速控制病势，挽救视力。

1. 辨证论治

（1）肝脾亏虚证　证候：夜盲，白睛干涩，频频眨目，白睛、黑睛失泽；多兼体瘦面黄，脘胀纳少；舌淡红，苔薄白，脉细。治法：健脾消积，养肝明目。方剂：参苓白术散（《太平惠民和剂局方》）加减。药物：莲子 10 g，砂仁 2 g[后下]，薏苡仁 10 g，桔梗 5 g，白扁豆 10 g，茯苓 10 g，人参 3 g，炙甘草 3 g，白术 5 g，山药 10 g。加减：夜盲严重者，加鲜猪肝 100 g，枸杞子 10 g，夜明砂 10 g[包煎]，以补精血而明目；脘腹胀满者，可加厚朴 5 g，陈皮 5 g，以行气宽中。

（2）中焦虚寒证　证候：夜盲羞明，眼涩疼痛，白睛干燥，抱轮微红，黑睛灰白色混浊或溃烂；多伴面白无华，四肢不温，大便频泄，完谷不化；舌淡，苔薄，脉细弱。治法：温中散寒，补益脾胃。方剂：附子理中汤（《阎氏小儿方论》）加减。药物：人参 5 g，炙甘草 3 g，白术 5 g，干姜 2 g[炮制]，制附子 3 g[先煎久煎]。加减：脘腹冷痛者，加肉桂 2 g[研细末冲服]，以增温中散寒之力。

2. 其他治法

（1）滴滴眼液　可用维生素 A 油剂滴眼，每次 1～2 滴，每日 6 次。清热解毒类中药滴眼液或抗生素类滴眼液。必要时散瞳。

（2）针刺疗法　可选用中脘、天枢、足三里、气海、脾俞、胃俞、肝俞、肾俞、四缝等穴，每日 1 次，10 次为 1 个疗程，用平补平泻法，或参照小儿疳积的治疗。

（3）捏脊疗法　从长强至大椎穴，以两手指背横压在长强穴部位，向大椎穴推进，同时以两手拇指与食指将皮肤肌肉捏起，交替向上，直至大椎，此为 1 次。如此连续捏脊 6 次。在推捏第 5、第 6 次时，以拇指在肋部将肌肉提起 4～5 下，捏完后，再以两拇指从命门向肾俞左右推压 2～3 下。每日 2～3 次，连续 3～5 日。此法有调理脾胃、调和阴阳、疏通经络的作用。

（二）预防与调护

1. 婴幼儿、孕妇和哺乳期的妇女要注意加强饮食营养，注意食物多样化，防止营养不良的发生。

2. 纠正挑食偏食，患病的小儿不能无原则地忌口；适当吃些猪肝、鸡肝、胡萝卜、玉米、枸杞子等富含维生素的食物。

3. 凡小儿频频瞬目，或闭眼不开，喜伏母怀，应警惕小儿疳积的发生，及时就诊。

（三）病案举例

【病案】 甘某，女，5 岁，幼儿。门诊病例。

初诊（1980 年 10 月 12 日）：双眼夜盲 1 个月。患儿因 2 个月前患麻疹病后，家长不许患儿吃油荤等食物，致双眼夜盲，白睛干涩，频频眨目；体瘦面黄，脘胀纳少。

检查：视力右眼 0.5，左眼 0.6。双眼白睛、黑睛失泽；多兼体瘦面黄，脘胀纳少；舌淡红，苔薄白，脉细。

西医诊断：角膜软化症（双眼）。

中医诊断：疳积上目（双眼）。

辨证：肝脾亏虚证。

治法：健脾消积，养肝明目。

主方：参苓白术散（《太平惠民和剂局方》）加减。

处方：莲子 10 g，砂仁 2 g[后下]，薏苡仁 10 g，桔梗 5 g，白扁豆 10 g，茯苓 10 g，党参 5 g，大枣 5 g，炙甘草 3 g，白术 5 g，山药 10 g，陈皮 3 g。5 剂。每日 1 剂，取头煎、二煎药汁混合，分 2 次温服。另外用鲜猪肝 100 g，枸杞子 10 g，夜明砂 10 g[包煎]，煎水服，每日 1 次。维生素 AD 油剂滴眼，每次 1～2 滴，每日 6 次。口服维生素 AD 胶丸，1 次服 1 丸，每日服 2 次。针四缝穴 1 次。嘱其破除迷信，加强营养。

二诊至八诊（1980 年 10 月 17 日至 1980 年 11 月 17 日）：原方先后加蝉蜕 5 g，青葙子 5 g[包煎]，以退翳明目。连服 30 剂。检查：视力右眼 1.0，左眼 1.0。双眼红赤稍退，白睛光滑润泽，黑睛清莹透亮。舌质淡红，苔薄白，脉细。嘱其注意营养，平衡饮食。

按语 《审视瑶函·疳伤》认为本病皆因"饮食失节，饥饱失调"，其病机为"疳眼伤脾湿热熏，木盛土衰风毒生"。《秘传眼科龙木论·卷之六·小儿疳眼外障》对疳积上目记载较早：

"初患之时，时时痒涩，捋眉咬甲揉鼻，致令翳生，赤肿疼痛，泪出难开。"患儿麻疹后错误忌食，脾胃生化乏源，肝虚血少，目失濡养，故有夜盲眼干、白睛黑睛失泽等眼症；体瘦面黄，脘胀纳少及舌脉表现均为肝脾亏虚之候。治宜健脾消积，养肝明目。参苓白术散加减方中，以四君子汤益气健脾为基础，加白扁豆、山药、莲子、大枣养胃健脾，陈皮、砂仁和胃理气，薏苡仁渗湿健脾，桔梗祛痰止咳，兼载药上行。共奏补益脾胃，兼以渗湿之功。配合加强营养，特别是补充维生素 AD，病情恢复较快。

二十六、角膜瘢痕

角膜瘢痕是指黑睛疾患痊愈后遗留下的瘢痕翳障，其临床特征为翳障表面光滑，边缘清晰，无红赤疼痛。中医学称宿翳，历代眼科文献，根据翳障的位置、形状、范围、厚薄及颜色等情况命名繁多，但主要有冰瑕翳、云翳、厚翳和斑脂翳 4 种，对视力可有不同程度的影响。宿翳治疗困难，一般翳薄而早治，可望减轻或消退；若年久翳老，则用药多难奏效。

中医学认为本病系因黑睛疾病或黑睛外伤痊愈后遗留瘢痕翳障所致。黑睛生翳多由外感风热或脏腑热炽所致，火热易伤阴液，且火邪易郁脉络，故瘢痕翳障的形成往往与阴津不足、气血瘀滞有关。

（一）治疗原则

本病之辨证首先应分清翳之新久。新患而浅薄者，坚持用药，可望减轻；日久而陈旧者，则病情顽固，药物难以奏效，宜选择手术治疗。

1. 辨证论治

（1）气虚津伤证　证候：黑睛宿翳，症见黑睛上遗留白色翳障，形状不一，部位不定，眼无赤痛，视物昏蒙，眼内干涩；舌质淡红，脉细弱。治法：养阴益气，退翳明目。方剂：退翳明目汤（袁彩云经验方）。药物：明党参 10 g，黄芪 10 g，白及 30 g，天花粉 20 g，木香 20 g，蝉蜕 3 g，桑椹 15 g，白茅根 12 g，谷精草 10 g。加减：白睛微红，尚有炎症者，加柴胡 6 g；翳厚者，加石决明 15 g[先煎]，木贼 10 g，以增退翳明目之功。

（2）阴虚津伤证　证候：黑睛疾患将愈或初愈，红消痛止，眼内干涩，视物昏蒙，黑睛遗留瘢痕翳障，形状不一，厚薄不等；舌红，脉细。治法：滋阴退翳。方剂：滋阴退翳汤（《眼科临症笔记》）加减。药物：玄参 15 g，知母 10 g，生地黄 15 g，麦冬 10 g，刺蒺藜 10 g，木贼 5 g，菊花 5 g，青葙子 10 g[包煎]，蝉蜕 5 g，菟丝子 10 g，甘草 5 g。加减：翳厚者，加石决明 10 g[先煎]，乌贼骨 10 g，蛇蜕 3 g[包煎]，谷精草 10 g，以增退翳明目之功；眼仍有轻微红赤者，加黄芩 10 g，夏枯草 10 g，以清余邪退翳；翳中赤脉牵绊者，可加秦皮 10 g，红花 5 g，以活血退翳；伴有舌淡脉弱者，加太子参 10 g，以益气退翳。

（3）气滞血瘀证　证候：视物模糊，黑睛翳厚日久，赤丝伸入黑睛，甚或血翳包睛；舌红苔薄白，脉缓。治法：活血退翳。方剂：桃红四物汤（《医宗金鉴》）合拨云退翳丸（《原机启微》）加减。药物：白芍 10 g，熟地黄 10 g，桃仁 10 g，红花 5 g，刺蒺藜 10 g，当归 10 g，川芎 5 g，菊花 10 g，地骨皮 10 g，荆芥 10 g，木贼 5 g，密蒙花 10 g，蔓荆子 5 g，炙蛇蜕 3 g[包煎]，甘草 5 g，天花粉 10 g，楮实子 10 g，蝉蜕 5 g，黄连 3 g，薄荷 5 g[后下]。

2. 其他治法　针刺疗法　可取睛明、承泣、瞳子髎、健明等为主穴，翳明、攒竹、太阳、合谷等为配穴，每次主、配穴各 2～3 个，交替轮取，平补平泻手法，每日 1 次，每次留针 30 分钟，30 日为 1 个疗程。

（二）预防与调护

慎饮食、避风寒，防止宿翳复发。

（三）病案举例

【病案 1】 钱某，女，28 岁，知识青年。

初诊（1980 年 8 月 12 日）：左眼生翳 25 日。左眼 25 日前因稻草外伤引起"细菌性角膜炎"，曾在当地用大量抗生素治疗，现红痛消除，但黑睛留白翳，眼内干涩，视物昏蒙。

检查：视力右眼 1.2，左眼 0.5；左眼白睛无红赤，黑睛颞侧翳障约 3 mm，表面光滑，2%荧光素钠溶液染色阴性。舌质淡红，脉细。

西医诊断：角膜白斑（左眼）。

中医诊断：宿翳（左眼）。

辨证：气虚津伤证。

治法：养阴益气，退翳明目。

主方：退翳明目汤（袁彩云经验方）。

处方：明党参 10 g，黄芪 10 g，白及 30 g，天花粉 20 g，木香 20 g，蝉蜕 3 g，桑椹 15 g，白茅根 12 g，谷精草 10 g。7 剂，每日 1 剂，取头煎、二煎药汁混合，分 2 次温服。

二诊至六诊（1980 年 8 月 19 日至 1980 年 9 月 15 日）：左眼翳渐薄，视力恢复到 0.8。嘱服拨云退翳丸（袁彩云经验方，医院制剂），1 次服 10 g，每日 3 次，连服 2 个月，以善其后。

按语 患者黑睛疾患后期形成瘢痕翳障，阻碍神光发越，故视物昏蒙，甚或视力严重下降；久病伤阴，津液不足，故眼内干涩；舌质淡红，脉细为气阴两伤之候。治宜养阴益气，退翳明目。退翳明目汤中，明党参、黄芪补脾益肺，养血生津为君药；白及、天花粉清热泻火，辅明党参、黄芪生津为臣药；桑椹、白茅根滋阴补血，生津润燥，木香醒脾开胃，能使补气养血药补而不滞为其佐药；蝉蜕、谷精草入肝经，疏风散热，明目退翳为使药。合而为之，养阴益气，退翳明目。

【病案 2】 姚某，男，32 岁，农民。门诊病例。

初诊（1980 年 9 月 21 日）：左眼生翳 1 个月。左眼 1 个月前因外伤引起"细菌性角膜炎"，曾在当地用大量抗生素治疗，现红痛消除，但黑睛留下白翳，现眼内干涩，视物昏蒙。

检查：视力右眼 1.2，左眼 0.4。左眼白睛无红赤，黑睛翳障较厚，表面光滑，2% 荧光素钠溶液染色阴性。舌红，脉细。

西医诊断：角膜白斑（左眼）。

中医诊断：宿翳（左眼）。

辨证：阴虚津伤证。

治法：滋阴退翳。

主方：滋阴退翳汤（《眼科临症笔记》）加减。

处方：玄参 15 g，知母 10 g，生地黄 15 g，麦冬 10 g，刺蒺藜 10 g，木贼 5 g，菊花 5 g，青葙子 10 g[包煎]，蝉蜕 5 g，菟丝子 10 g，甘草 5 g，石决明 10 g[先煎]，乌贼骨 10 g，蛇蜕 3 g[包煎]，谷精草 10 g。7 剂，每日 1 剂，取头煎、二煎药汁混合，分 2 次温服。

二诊至四诊（1980 年 9 月 28 日至 1980 年 10 月 12 日）：左眼翳薄，视力恢复到 0.5。嘱服拨云退翳丸（袁彩云经验方，医院制剂），每次 10 g，每日 3 次，连服 3 个月，以善其后。

按语 患者黑睛疾患后期，邪退正复，病变修复，故患眼红消痛止；黑睛翳障阻碍神光发越，故视物昏蒙，甚或视力严重下降；久病伤阴，津液不足，故眼内干涩；舌红，脉细为阴虚之候。治宜滋阴退翳。滋阴退翳汤加减方中，玄参、知母、生地黄、麦冬滋阴养液；刺蒺藜、木贼、菊花、青葙子、蝉蜕、石决明、乌贼骨、蛇蜕、谷精草，退翳除障；菟丝子补益肝肾；甘草调和诸药。全方共奏滋阴退翳之功。

【病案 3】　唐某，女，42 岁，教师。门诊病例。

初诊（1980 年 10 月 15 日）：左眼反复红赤生翳 5 个月。患者于 1975 年因一次感冒发热后患单纯疱疹性角膜炎，尔后每年发作一二次，需抗病毒等治疗一二个月才退红，每发作一次，翳厚一分，视力下降一分。现红痛已除，但视物模糊。

检查：视力右眼 1.2，左眼 0.2。左眼白睛无红赤，黑睛翳厚日久，赤丝伸入黑睛，2％荧光素钠溶液染色阴性。舌质红，苔薄白，脉缓。

西医诊断：①角膜白斑（左眼）；②角膜血管翳（左眼）。

中医诊断：宿翳（左眼）。

辨证：气滞血瘀证。

治法：活血退翳。

主方：桃红四物汤（《医宗金鉴》）合拨云退翳丸（《原机启微》）加减。

处方：当归 10 g，川芎 5 g，白芍 10 g，熟地黄 10 g，桃仁 10 g，红花 5 g，刺蒺藜 10 g，菊花 10 g，地骨皮 10 g，荆芥 10 g，木贼 5 g，密蒙花 10 g，蔓荆子 5 g，炙蛇蜕 3 g^[包煎]，甘草 5 g，天花粉 10 g，楮实子 10 g，蝉蜕 5 g，黄连 3 g，薄荷 5 g^[后下]。7 剂，每日 1 剂，取头煎、二煎药汁混合，分 2 次温服。

二诊至四诊（1980 年 10 月 22 日至 1980 年 11 月 6 日）：左眼翳薄，视力恢复到 0.4。嘱服拨云退翳丸（袁彩云经验方，医院制剂），每次 10 g，每日 3 次，连服 3 个月，以善其后。

按语　患者黑睛生翳反复发作，形成厚翳且赤丝伸入黑睛，舌质红，苔薄白，脉缓，为气滞血瘀，治宜活血退翳。桃红四物汤合拨云退翳丸方中，熟地黄甘温味厚质润，入肝、肾经，长于滋养阴血，补肾填精，为补血要药，故为君药；当归甘辛温，归肝、心、脾经，为补血良药，兼具活血作用，且为养血调经要药，用为臣药；佐以白芍养血益阴；川芎活血行气；加入桃仁、红花以活血祛瘀。拨云退翳丸以川芎治风入脑，以菊花治四肢游风，一疗其上，一平其下为君；蔓荆子除手太阴之邪，蝉蜕、蛇蜕、木贼、密蒙花退翳为臣；薄荷、荆芥、刺蒺藜疗诸风者，清其上也；楮实子、地骨皮诸通小便者，利其下也，为佐；黄连除胃中热，天花粉除肠中热，甘草调和诸药，诸所病处血亦病，故复以当归和血为使。两方合并，加减化裁，翳退目明。

二十七、老年性白内障

老年性白内障又称年龄相关性白内障，是指随年龄增长而晶珠逐渐混浊，视力缓慢下降，终致失明的眼病。中医学称圆翳内障，古人还根据晶珠混浊的部位、形态、程度及颜色等不同，分别命名为浮翳、沉翳、冰翳、横翳、散翳、枣花翳、偃月翳、白翳黄心、黑水凝翳等。本病多见于 50 岁以上的老年人，随年龄增长患病率增高且晶珠混浊加重。可单眼或双眼先后或同时发病，病程一般较长。

中医学认为本病多因年老体弱，肝肾不足，精血亏损，不能滋养而致晶珠混浊；或因阴血不足，虚热内生，上灼晶珠，致目精混浊；或年老脾虚气弱，运化失健，精微输布乏力，不能濡养晶珠而混浊；或水湿内生，上泛晶珠而混浊；或肝热上扰，晶珠逐渐混浊。

（一）治疗原则

初患圆翳内障者，可用药物治疗，控制或减缓晶珠混浊的发展。晶珠混浊程度较甚或完全混浊者，或患者感觉到晶珠混浊已影响生活或工作时，应行手术治疗。

1. 辨证论治

（1）肝肾不足证　证候：视物昏花，视力缓降，晶珠混浊；或头昏耳鸣，少寐健忘，腰酸腿软，口干；舌红苔少，脉细。或见耳鸣耳聋，潮热盗汗，虚烦不寐，口咽干痛，小便黄少，大便秘；舌红少津，苔薄黄，脉细弦数。治法：补益肝肾，清热明目。方剂：杞菊地黄丸（《医级》）加减。药物：枸杞子 10 g，菊花 10 g，熟地黄 15 g，山茱萸 5 g，山药 10 g，泽泻 5 g，茯苓 10 g，牡丹皮 10 g。加减：少寐口干者，加女贞子 10 g，墨旱莲 10 g；若潮热虚烦，口咽干燥者，加地骨皮 10 g，石斛 10 g。

（2）脾气虚弱证　证候：视物模糊，视力缓降，或视近尚明而视远模糊；晶珠混浊；伴面色萎黄，少气懒言，肢体倦怠；舌淡苔白，脉缓弱。治法：益气健脾，利水渗湿。方剂：四君子汤（《太平惠民和剂局方》）加减。药物：党参 10 g，白术 10 g，茯苓 10 g，炙甘草 5 g。加减：若大便稀溏者，加薏苡仁 10 g，白扁豆 10 g，车前子 10 g[包煎]，以利水渗湿；纳差食少者，加山药 10 g，神曲 10 g，鸡内金 5 g，薏苡仁 10 g，以补脾和胃渗湿。

（3）肝热上扰证　证候：视物不清，视力缓降，晶珠混浊，或有眵泪，目涩胀；时有头昏痛，口苦咽干，便结；舌红苔薄黄，脉弦或弦数。治法：清热平肝，明目退障。方剂：石决明散（《普济方》）加减。药物：石决明 20 g[先煎]，决明子 15 g，赤芍 10 g，青葙子 10 g[先煎]，麦冬 10 g，栀子 10 g，木贼 10 g，大黄 10 g[后下]，羌活 10 g，荆芥 10 g。加减：口苦便结者，去方中性味辛温的羌活；肝热不甚，无口苦便结者，可去方中栀子、大黄；肝热夹风，头昏痛者，可酌加黄芩 10 g，桑叶 10 g，菊花 10 g，蔓荆子 5 g，钩藤 10 g[包煎]，刺蒺藜 10 g，以助清热平肝、明目退障之功；若口苦咽干甚者，加生地黄 10 g，玄参 10 g，以清热生津。

2. 其他治法

（1）针刺疗法　本病初中期可行针刺治疗。主穴：太阳、攒竹、百会、四白、完骨、风池、足三里。配穴：肝热上扰证选蠡沟、太冲；肝肾不足证选肝俞；脾气虚弱证选脾俞、三阴交。根据虚实施以补泻手法。每日1次，留针30分钟，30日为1个疗程。虚象明显者可在肢体躯干穴加施灸法。

（2）手术治疗　①白内障针拨术：中医眼科传统的手术方法是在翳定障老，瞳神不欹不侧，阴看则大，阳看则小，唯见三光时行白内障针拨术。该手术方法在古代"金针拨内障"的基础上有一定的改进，手术优点是切口小，手术时间短，患者手术时体位可坐可仰卧，尤其对于年老多病不能平卧，无法施行白内障囊内、外手术的患者较为适合。手术时用特制的拨障针等简单手术器械，将完全混浊的晶状体的悬韧带划断，然后将其转移到靠近视网膜周边部的玻璃体腔内。其缺点是混浊晶状体存留在玻璃体腔内，易继发青光眼等并发症。随着白内障手术的发展，现已很少选用此种手术方法。②白内障囊外摘除联合人工晶状体植入术、超声乳化白内障吸出联合人工晶状体植入术等为目前临床常用的主要手术方法。

（二）预防与调护

1. 发现本病应积极治疗，以控制或减缓晶珠混浊的发展。

2. 若患有糖尿病、高血压等全身疾病者，应积极治疗全身病，对控制或减缓晶珠混浊有一定意义，同时也有利于以后手术治疗。

3. 注意饮食调养，慎用辛燥煎炸食品。若为阴亏精血虚少者，可采用沙参、黄精、熟地黄等食疗。

（三）病案举例

【病案1】 姚某，男，59 岁，干部。门诊病例。

初诊（1980 年 9 月 2 日）：双眼视力缓慢下降 2 个月。双眼视物昏花，伴头昏耳鸣，口咽干燥，少寐健忘，腰酸腿软。

检查：视力右眼 0.5，左眼 0.4。双眼晶珠周边部车轮状混浊。舌红苔少，脉细。

西医诊断：老年性白内障（双眼）。

中医诊断：圆翳内障（双眼）。

辨证：肝肾不足证。

治法：补益肝肾。

主方：杞菊地黄丸（《医级》）加减。

处方：枸杞子 10 g，菊花 10 g，熟地黄 15 g，山茱萸 5 g，山药 10 g，泽泻 5 g，茯苓 10 g，牡丹皮 10 g，女贞子 10 g，墨旱莲 10 g，地骨皮 10 g，石斛 10 g。7 剂，每日 1 剂，取头煎、二煎药汁混合，分 2 次温服。

二诊至六诊（1980 年 9 月 9 日至 1980 年 10 月 7 日）：双眼晶珠周边部车轮状混浊似有减轻，双眼视力恢复到 0.6。嘱服白内停蜜丸（袁彩云经验方，医院制剂），每次 10 g，每日 2 次。连服 3 个月，以善其后。

按语 患者肝肾亏虚，精血不足，晶珠失于充养而渐渐混浊；或阴亏虚火内生，上炎晶珠而致晶珠渐渐混浊，故见晶珠混浊、视力缓降；全身症状及舌脉为肝肾不足之候。治宜补益肝肾，清热明目。杞菊地黄丸加减方中，以六味地黄丸补益肝肾，加枸杞子、菊花，以益肾明目；女贞子、墨旱莲、地骨皮、石斛，以滋阴补肾明目。因圆翳内障是慢性疾患，待全身症状改善，改服丸剂，以缓缓收功。

【病案2】 黄某，女，55 岁，医生。门诊病例。

初诊（1980 年 9 月 27 日）：双眼视力逐渐下降 3 个月。双眼视物模糊，视近尚明而视远模糊；伴纳差食少，面色萎黄，少气懒言，肢体倦怠，大便稀溏。

检查：视力右眼 0.5，左眼 0.4；近视力右眼 0.8，左眼 0.8。双眼晶珠周边部车轮状混浊。舌淡苔白，脉缓弱。

西医诊断：老年性白内障（双眼）。

中医诊断：圆翳内障（双眼）。

辨证：脾气虚弱证。

治法：益气健脾。

主方：四君子汤（《太平惠民和剂局方》）加减。

处方：党参 10 g，白术 10 g，茯苓 10 g，炙甘草 5 g，薏苡仁 10 g，白扁豆 10 g，车前子 10 g[包煎]，山药 10 g，神曲 10 g，鸡内金 5 g。7 剂。每日 1 剂，取头煎、二煎药汁混合，分 2 次温服。

二诊至六诊（1980 年 10 月 4 日至 1980 年 12 月 1 日）：双眼晶珠周边部车轮状混浊似有减轻，双眼视力恢复到 0.6，近视力 1.0。嘱服白内停蜜丸（袁彩云经验方，医院制剂），每次 10 g，每日 2 次。连服 3 个月，以善其后。

按语 患者脾虚运化失健，水谷精微输布乏力，不能上荣晶珠，晶珠失养而混浊；或脾虚水湿不运，上犯晶珠而混浊，故见晶珠混浊、视力缓降；全身症状及舌脉为脾气虚弱之候。治宜益气健脾。四君子汤加减方中，以党参为君，甘温益气，健脾养胃；臣以苦温之白术，健脾燥湿，加强益气助运之力；佐以甘淡之茯苓，健脾渗湿，苓、术相配，则健脾祛湿之功益著；使以炙甘草，益气和中，调和诸药。四药配伍，共奏益气健脾之功。因大便稀溏，加薏苡仁、白扁豆、车前子，以利水渗湿；因纳差食少，加山药、神曲、鸡内金，以补脾和胃渗湿。全身症状改善，改服丸剂，以缓缓收功。

【病案3】 陈某，女，58 岁，教师。门诊病例。

初诊（1980 年 9 月 5 日）：双眼视力逐渐下降 2 个月。双眼视物不清，眵泪，目涩胀，头昏痛，口苦咽干，便结。

检查：视力右眼 0.5，左眼 0.6。双眼晶珠周边部羽毛状混浊。舌质红，苔薄黄，脉弦。

西医诊断：老年性白内障（双眼）。

中医诊断：圆翳内障（双眼）。

辨证：肝热上扰。

治法：清热平肝。

主方：石决明散（《普济方》）加减。

处方：石决明 20 g[先煎]，决明子 15 g，赤芍 10 g，青葙子 10 g[先煎]，麦冬 10 g，栀子 10 g，木贼 10 g，大黄 10 g[后下]，羌活 10 g，荆芥 10 g。黄芩 10 g，桑叶 10 g，菊花 10 g，蔓荆子 5 g，钩藤 10 g[后下]，刺蒺藜 10 g。7 剂，每日 1 剂，取头煎、二煎药汁混合，分 2 次温服。

二诊（1980 年 9 月 12 日）：便通症减，原方去大黄，再进 7 剂。

三诊至五诊（1980 年 9 月 19 日至 1980 年 10 月 4 日）：双眼晶珠混浊似有减轻，双眼视力恢复到 0.8。嘱服白内停蜜丸（袁彩云经验方，医院制剂），每次 10 g，每日 2 次。连服 3 个月，以善其后。

按语 肝热上扰头目，热灼晶珠，故见晶珠混浊、视力下降；全身症状及舌脉均为肝热上扰之候。治宜清热平肝。石决明散加减方中，重用石决明、决明子以清热平肝，明目退翳为君。栀子、大黄、赤芍以清热凉血，导热下行为臣。木贼、青葙子明目退翳；荆芥、羌活以祛风止痛；麦冬养阴明目，共为佐使。因头昏痛，加黄芩、桑叶、菊花、蔓荆子、钩藤、刺蒺藜以助清热平肝、明目退障之功。诸药合用，病症自除。全身症状改善，改服丸剂，以缓缓收功。

二十八、先天性白内障

先天性白内障中医学称胎患内障，又名小儿内障、胎翳内障、小儿胎元内障，是指因先天因素所致小儿初生晶珠即有混浊，或在出生后若干年内晶珠渐变混浊的眼病。本病可与其他先生性眼病或先天性畸形同时存在。多为双眼发病，可以出生数月发病，也可 10 余年后才被察觉。

中医学认为本病多因父母具有本病的遗传家族史，或先天禀赋不足，脾肾两虚所致；或因母亲妊娠其将息失度，饮食失调，过食肥甘厚味或辛辣炙煿之品，或误服某些药物，可患风疹，感受风毒，邪聚腹中，内攻胎儿目睛，致晶珠发育不良而成。

（一）治疗原则

胎患内障属幼儿内伤疾病，可采用脏腑辨证方法分别论治。因肾脾两虚是其主要病理机制，治疗当以补肾培元为本。临证可根据其不同证型，分别采取益肾充髓、补肾温阳、补气养血、温运脾阳等治则。亦可根据证情需要，给予脾肾并补。初生小儿脾肾薄弱，补益同时当佐以助运，以防呆滞。药物治疗同时应加强护理，才能提高疗效。胎患内障有合并症者，应遵从急则治其标、缓则治其本的原则。合并症证情重时，先治合并症，同时要顾及小儿体质薄弱、正气亏虚的特点。合并症好转后，及时转以培元治本为主。

1. 辨证论治

（1）脾虚夹湿证　证候：晶珠混浊，气短乏力，形体消瘦，胸脘满闷，饮食不化，肠鸣泄泻，面色萎黄；舌质淡，苔白腻；

脉虚缓。治法：益气健脾，渗湿止泻。方剂：参苓白术散（《太平惠民和剂局方》）加减。药物：党参5g，白术5g，茯苓5g，炒甘草3g，山药10g，桔梗5g，白扁豆5g，莲子5g，薏苡仁5g，砂仁2g[后下]。加减：不思食者，加麦芽5g，谷芽5g，以醒脾助运；兼见气虚加黄芪5g，以健脾益气；肢体不温加附子2g，鹿茸2g，以温肾助阳；唇甲青紫，加红花2g，桂枝3g，以温经通络。

（2）肾阴不足证　证候：视物模糊，晶珠混浊，五心烦热，夜寐不宁；舌红，少苔，脉细数。治法：滋阴补肾。方剂：杞菊地黄丸（《医级》）加减。药物：枸杞子5g，菊花5g，熟地黄5g，山茱萸3g，山药10g，泽泻3g，茯苓5g，牡丹皮5g。加减：血虚者，加当归5g，白芍5g，以养血和营，使目得血荣。

（3）脾肾阳虚证　证候：视物模糊，晶珠混浊，畏冷肢凉，面色㿠白，久泄，完谷不化，舌淡胖，苔白滑，脉沉迟无力。治法：健脾固肾。方剂：四君子汤（《太平惠民和剂局方》）合肾气丸（《金匮要略》）加减。药物：太子参3g，白术5g，茯苓5g，炙甘草3g；熟地黄5g，山茱萸2g，山药5g，泽泻3g，牡丹皮3g，桂枝2g。加减：呕吐者，加姜半夏3g，生姜3g，以和胃降逆；腹泻者，加苍术3g，以运脾燥湿；腹胀者，加木香2g，枳壳3g，以理气助运；喉中痰多者，加法半夏3g，川贝母2g，以祛湿化痰。

2. 其他治法　胎患内障，影响视力比较严重者，可考虑手术治疗。

（二）预防与调护

1. 父母在看护胎患内障儿童时注意不要让其过多地接受外界刺激，不要让强烈光线刺激眼睛，不要让在其昏暗的环境下看书视物。

2. 注意平衡饮食，加强营养，适当地吃一些滋阴明目的食物，如玉米、胡萝卜、甜椒、芒果、柑橘、桑椹、动物肝脏等，从患儿的身体内部进行调理、治疗。

3. 手术治疗是治疗胎患内障的有效手段，其成功率非常高，但要注意预防术后遗留问题。如并发症之类，但是从长远来说，手术治疗先天性白内障疗效可靠。

（三）病案举例

【病案】 邓某，男，5 岁，幼儿。门诊病例。

初诊（1980 年 8 月 15 日）：从小发现视力差。患儿为先天性白化病，毛发呈白色，纤细而柔软，畏光流泪，频频眨眼，气短乏力，形体消瘦，饮食不化，常腹泻，其智力发育与正常儿无异。

检查：视力右眼 0.1，左眼 0.1。双眼眼球震颤，形如辘轳转动，裂隙灯显微镜斜照法可见晶珠淡蓝色点状混浊。舌质淡，苔白腻；脉虚缓。

西医诊断：①先天性白内障（双眼）；②眼球震颤（双眼）。

中医诊断：①胎患内障（双眼）；②辘轳转关（双眼）。

辨证：脾虚夹湿。

治法：益气健脾。

主方：参苓白术散（《太平惠民和剂局方》）加减。

处方：党参 5 g，白术 5 g，茯苓 5 g，炒甘草 3 g，山药 10 g，桔梗 5 g，白扁豆 5 g，莲子 5 g，薏苡仁 5 g，砂仁 2 g[后下]。30 剂。每日 1 剂，取头煎、二煎药汁混合，分 2 次温服。

二诊至五诊（1980 年 9 月 14 日至 1980 年 12 月 13 日）：原方随证加减化裁，体质较前明显强壮，双眼视力恢复到 0.2，矫正视力 0.5。嘱服白内停蜜丸（袁彩云经验方，医院制剂），每次 5 g，每日 2 次，每 3 个月复查 1 次。

按语 《世医得效方》卷十六："初生观物，转睛不快，至四五岁瞳人洁白，昏蒙不见，延至年高，无药可治，由胎中受热致损也。"本案患儿明显饮食不节，脾胃功能失调，体质虚羸，故治宜健脾益气。参苓白术散加减方中，以四君子汤益气健脾为基础，加白扁豆、山药、莲子，养胃健脾，砂仁和胃理气，薏苡仁渗湿健脾，桔梗载药上行。

坚持治疗，终获较好的疗效。

附一　金针拨障术

金针拨障术是我国古代医学家对白内障眼病施行的一项手术。白内障患者接受这项手术后，一般能重见天日。我国医学界在 1000 多年前已能施行这项手术，这在世界眼科史上不能不说是先进的。

"案上谩铺龙树论，盒中虚捻决明丸；人间方药应无益，争得金篦试刮看。"这是唐代著名诗人白居易所写的一首七律。据考，白居易四十多岁后即患眼疾。上面这首七律反映了白居易当时正在阅读眼科专书《龙树论》，药盒中存放着准备服用的"决明丸"，他考虑一旦服药无效，就得求助手术治疗，用金篦来刮除眼中的障翳。唐代的另一些诗人，在他们的诗句中也有提到金针拨障术的。

如杜甫诗句"金篦空刮眼，镜像未离铨。"唐代文学家兼哲学家刘禹锡《赠婆门僧人》诗："看朱渐成碧，羞日不禁风；师有金篦术，如何为发蒙。"以上证明金针拨障术在唐代已相当流行了。

"金针拨障术"最早见于唐代文献大师王焘的《外台秘要》（公元 752 年）一书中。《外台秘要》对白内障各期症状都有简单扼要的描述：白内障眼病初起时，患者"忽觉眼前时见飞蝇黑子，逐眼上下来去"。患者病情发展一般缓慢，"渐渐不明，久历年岁，遂致失明"。关于此病的鉴别症状，白内障患者除视力变化外，眼与头部感觉"不痛不痒"。眼部检查，发现

"唯正当眼中央小珠子里,乃有其障,作青白色"。治疗方法,白内障后期,"此宜用金篦决,一针之后,豁然开去而见白日。针讫,宜服大黄丸,不宜大泄"。

隋唐以后的医学书籍,有关金针拨障术的记载越来越精细,表明我国医家在临床中获得了更为具体的经验。

宋代又出现了一本名为《龙木论》(或称《龙目论》)的眼科专著。此书可能就是白居易参阅的《龙树论》,因避英宗讳(英宗名曙,树与曙同音),改名《龙木论》。此书经转辗传抄增补,至宋代改编,成为目前的传本。宋代太医局将《龙木论》列为医师必读之书,可见此书的重要地位。书中对于各型白内障"老年性、先天性、外伤性、并发性"的病因、症状作了详细的描述,同时对白内障眼病的检查、诊断、金针拨障术的适应证、禁忌证以及手术前的准备、手术方法、术后护理等,也均作了确切的论述,至今仍有理论价值。

明代,我国医学文献中又出现了一本名叫《银海精微》的眼科专著。书中对金针拨障术也作了较为详细的描述。此外,明代王肯堂的《证治准绳》(1602 年)、明末清初傅仁宇的《审视瑶函》(1644 年)、清代张璐的《张氏医通》(1695 年)以及吴谦等集体编撰的《医宗金鉴》(1742 年)等书,均对金针拨障术有介绍。

张璐之子张飞畴为 17 世纪眼科专家,在《张氏医通》内,他根据自己的经验提出了宝贵意见,附有 7 个病案报告。书中还介绍了一种"过梁针"手法,即医生给患者左眼施行手术时,可用右手操作;右眼手术时,则用左手操作。如左手操作不习惯,可用右手由患者内侧角膜缘外进针,但手和拨障针要横越鼻梁,故称"过梁针"。书中提到有的患者由于鼻梁高耸,影响手指进针,因此认为做这一手术的医生最好能学会两手均能操作。尤为可贵的是书中提出:"凡初习针时,不得以人目轻拭,宜针羊眼,久久成熟,方可治人。"可见他在进行这项手术时,不仅认真负责,而且具有严肃的求真态度。

18 世纪我国的金针拨障术已取得相当成熟的经验。眼科学家黄庭镜集前人的成就并结合自己的临床经验,著成《目经大成》一书,这是我国古代眼科学的一本总结性著作。书中将金针拨障术的操作方法归纳为 8 个步骤，称为金针拨障术"八法"。"八法"的步骤如下：

（1）审机　指患者手术时采取适宜的体位，术前先用冷开水清洗患眼，并规定医生如何拿针及固定手术眼等方法。

（2）点睛　指选定进针的部位，在"风轮与外眦相半正中插入"，但要把握好进针的方向、手法等。

（3）射腹　指进针后将针柄向颞侧倾斜，使针头进入虹膜之后、晶状体之前的部位。

（4）探骊　指针头继续前进，使针经过虹膜之后、晶状体之前，继续进针指向瞳孔。

（5）扰海　指拨障针到达瞳孔将整个白内障拨下。

（6）卷帘　指白内障拨落后，如又浮起，则需要再度拨落，使白内障拨落到下方，不再浮起为止。

（7）圆镜　指白内障拨落后，停针在瞳孔中央，检查瞳孔是否正圆、明亮，被拨下的白内障位置是否合适，问患者是否能看见人或物。

（8）完壁　指手术告毕，缓缓将针抽出一半，稍待片刻，"切莫缓在半日，急于一刻"，以观察内障是否复位，然后再全部出针。

"八法"所归纳的操作步骤，是合乎科学原理的。关于进针的部位，规定在"风轮与外眦半中插入"，即在角膜与外眦之中点，相当于角膜外缘 4～5 mm 处。我国医务工作者通过动物实验与临床实践，证明这个进针部位是安全区。

因为这个部位血管极少，加上这里有较多的睫状肌，手术切开后切口两端的肌肉挛缩，可以压迫血管，使之止血。另一方面，手术后两端肌肉分开后各自愈合，如患者因各种原因需要做第二次手术时，可以在任何一天，从原切口处进针，不易发生出血，且手术后反应亦轻。由于针拨术操作时间短，术后愈合快，不需严格卧床，因此深受患者欢迎。

我国的眼科手术在公元二三世纪即开展了，《晋书》记载了司马师割除目瘤的故事。唐代赵璘的《因话录》中，记载扬州一位名叫谈简的医师，曾经为相国崔慎割除左眼的赘疣。

按今天的标准来看，割除眼部肿瘤已非一般手术。可见我国医学家早就向眼睛这一禁区开刀了。唐代孙思邈的《千金方》，曾介绍翼状胬肉的割治法，指出这项手术应从胬肉的颈部（指胬肉体部与头部之间，位于角膜与巩膜交界处）入手，用钩针钩起后切除。《龙木论》又提出"割了以火烫，令断其势，即不再生"，这无疑是很合理的手术方法。历代眼科书中所载的钩、割、针、镰法，都是眼科手术的方法。可见我国古代医学家，对于眼病的手术疗法，已经积累有丰富的经验了。

附二　白内障针拨套出术

一、概　　述

白内障针拨套出术是唐由之在白内障针拨术的基础上，吸取西医白内障囊内摘除术取出混浊晶状体的优点改进而成的中西医结合手术方法。其拨障手术与金针拨障术大体相同，但因用特制器械将拨下的晶状体从切口套出，就避免了由于脱落的晶状体存积于眼内可能引起的后患。此法具有不损伤房角，术后能保持瞳孔形圆、正中等优点。适用于成熟期、近成熟期、过熟期的老年性白内障。晶状体脱位、先天性全白内障、虹膜无粘连或粘连较少的外伤性及并发性白内障等也适用于此法。手术切口和拨障方法与白内障针拨术类似，其特点是用特制的套出器入眼，使晶状体全部进入套内后完全关闭套口，出套的同时逐渐打开套口，使全部套口露在切口外，再用特制白内障粉碎器垂直插入套出器的乳胶套内挟住晶状体核向外取出，套出器全部取出时迅速拉紧结扎预先留置的巩膜切口后唇之缝线，术毕缝合后，结膜下注射抗生素及醋酸泼尼松注射液，点1％硫酸阿托品眼膏，单眼或双眼包扎。本法安全有效，在眼科临床中已较广泛地推行。

古代中医书籍有对"针拨白内障"的描述："针锋就金位，风轮与锐眦相半正中插入，毫发无偏……"但此方法一度失传。唐由之融汇了中西医知识，确定古书所说的进针部位是角膜缘与外眼角之间，即睫状体的平坦部。这里血管少，因此出血少，愈合快；切口只有 2 mm，术后无需缝合，整个手术几分钟就能完成。手术时，从角膜缘外大约 4 mm 的巩膜（白眼球）处切口，将眼内牵拉晶状体的韧带拨断，浑浊的晶状体脱落，光线就能顺畅地进入眼内，人就能重新看到东西了。

而在 20 世纪 50—60 年代，西医采取的手术方式是从角巩膜缘切开近半，因此损伤大，且需缝 3～5 针，恢复慢。

现在中医的白内障针拨术已经很少用了。随着现代眼科学的发展，西医的超声乳化手术切口越来越小，在 2 mm 左右。医生首先通过超声仪器将浑浊的晶状体乳化，再吸出，最后放进人工晶状体。并且，最先进的人工晶状体是有梯度的，视觉效果大大改善了。过去，做白内障手术要等内障"长熟了"，即要接近成熟期才能进行。如今，白内障只要影响到视力，就可以做手术，因此手术时机宽松多了。

白内障针拨术目前仅用于年老体弱、难以耐受西医手术的患者，但是经唐由之开创的白内障针拨套出术切口部位却对后来的眼科学发展产生了深远的影响。现代的视网膜、玻璃体手术，乃至眼内取异物手术都沿用了白内障针拨术的切口部位。

二、适应证

白内障针拨套出术适应证：①晶状体混浊，视力低于 0.3 者，包括矫正视力；②无论视力如何，只要患者对视力有较高要求，或有特殊职业要求者；③晶状体脱位及半脱位；④高度近视眼合并白内障；⑤各年龄段的先天性白内障；⑥因炎症并发的白内障，必须待眼内炎症控制 6 个月以上；⑦外伤性白内障；⑧白内障合并青光眼，眼压控制可联合手术者。

三、手术方法

（一）术前检查与术前准备

同一般白内障摘除术前检查及准备。

（二）操作步骤

1. 麻醉　2％盐酸普鲁卡因（2～3 mL）作球后及结膜下 1.5 mL 注射。

2. 常规消毒铺洞巾，放置开睑器，使开睑器的尾端朝向鼻侧，以充分暴露颞侧手术野（用弹力开睑器）。

3. 作结膜瓣　以左眼为例，在距角膜缘 6 mm 的 3 点钟处，平行于角膜缘剪开球结膜，暴露巩膜，切口长 1 cm，并分离结膜前唇至角巩膜缘。

4. 巩膜切口　用直蚊式止血钳夹住已掰好的三角形刮面刀片。在距巩膜缘 4～5 mm 处，将平行于角巩膜板层切开，切口长 6～9 mm。

5. 预置巩膜缝线。

6. 切穿巩膜及睫状体扁平部。

7. 拨障。

8. 扩大巩膜及睫状体切口。

9. 进套

（1）术者右手拿用乙醇浸泡过的套出器，用灭菌生理盐水将乙醇洗涤干净。助手将术野部位的血块清理干净，以免进套时带入眼内。

（2）术者右手拿套出器，套口向上，小囊向下，垂直切口，向眼球中心部缓缓推进；同时助手轻轻提起前唇的预置缝线稍作对抗，以便于进套；当套子全部进入切口后，助手将预置缝线交叉，闭合切口，以防玻璃体外溢。

（3）术者将套出器的柄慢慢放低，使套出器的套口向上紧托在晶状体的后极部；然后将套的头部移向 12 点钟处，靠近晶状体赤道，并稍向内转，使其倾斜约 45°，这时晶状体的赤道部恰好落在套口上。左手拿斜视钩轻按距角膜缘 2～3 mm 的 6 点钟处，同时右手将套出器向中心部靠拢，以迎合晶状体进套。待晶状体有 1/2 以上。进入套内时，右手将套出器外转呈水平位，再放低套柄头向上翘，把晶状体置于套和角膜之间，左手拿斜视钩轻巧地压角膜中央部，使晶状体完全进入套内。

10. 出套　出套时套口始终保持向上翘，借助虹膜及睫状体的压力，防止晶状体滑出套出器；助手将预置缝线放松并轻松提起前唇；术者向外下方将套和晶状体一块取出；助手迅速将后唇的预置缝线拉紧，闭合切口。

11. 缝合切口　术者将后唇的预置缝线从结膜切口前唇接近第一针穿出，在结膜面上打一活结，以便术后拆线。清理术野，连续缝合结膜前瓣。

（三）术后处理

结膜下注射庆大霉素 2 万 U，泼尼龙 0.5 mL；点 1% 硫酸阿托品眼膏；

包扎。患者取仰卧位休息 3～4 日。术后每日换药 1 次，连续 4 日。以后可点抗生素滴眼液及眼膏。6～7 日拆除巩膜缝线。如无特殊病变，拆线后第 2 日即可出院。

（四）术中并发症及处理

本手术的术中并发症最常见者为虹膜色素脱落；其次为因为拨障方法不当而致晶状体囊膜破碎；再者为瞳孔变形。这些并发症多系手术操作不熟练所致。如能熟练操作，这些并发症是完全可以避免的。万一有这种情况发生，可先用盛有生理盐水的注射器（10 mL），冲洗吸出，再继续手术。

（五）注意事项

1. 切口部位采取在睫状突与锯齿缘之间的睫状体扁平部，此处血管较少，不易出血，而且对视功能损害不大。

2. 刀口平整　缝线深浅一致，而且两针在一条径线上，是术后刀口对合的关键。否则刀口对合不良，会影响愈合。

3. 由于切口远离角膜缘，所以术后对角膜的刺激不大，不改变其屈光率。另外，由于晶状体是从虹膜之后娩出，对虹膜无损伤，从而保证瞳孔圆而居中，所以术后矫正视力良好。

4. 手术时间短，患者痛苦少，手术方法易掌握，术后炎症反应不大。

四、简便白内障套出器的简便制作方法

用针灸针（规格 2.56 寸，制成外径长 12 mm，宽 7 mm 的椭圆形圈套，其颈长 17 mm，将其焊接在金属柄上。圈套上粘上，用阴颈套小囊制宽 12 mm，长 11 mm）薄橡胶套即成。

优点：①材料来源广，制作简单，成本低。②套子不分左右，使用方便，可以一套双（眼）用。③套子无开关，操作简便，初学者易掌握，也能避免夹伤虹膜。④该套质软且薄，并富有弹性，体积小，进出方便，对玻璃体的扰动不大。

二十九、原发性闭角型青光眼

原发性闭角型青光眼是以眼珠变硬，瞳神散大，瞳色淡绿，

视力严重减退为主要特征，并伴有头痛眼胀，恶心呕吐的眼病。中医学称绿风内障或绿翳青盲、五风内障等。本病患者多在 40 岁以上，女性尤多。可一眼先患，亦可双眼同时发病。发作有急有缓。不过无论病势缓急，其危害相同，故应尽早诊治。若迁延失治，盲无所见，则属不治之症。

中医学认为本病多因肝胆火邪亢盛，热极生风，风火攻目；或情志过伤，肝失疏泄，气机郁滞，化火上逆；或脾湿生痰，痰郁化热生风，肝风痰火，流窜经络，上扰清窍；或劳神过度，真阴暗耗，水不制火，火炎于目或水不涵木，肝阳失制，亢而生风，风阳上扰目窍而致；或肝胃虚寒，饮邪上逆，以及阴阳偏盛，气机失常诸种原因，均可导致气血失和，经脉不利，目中玄府闭塞，气滞血郁，神水淤积，酿成本病。

（一）治疗原则

本病主要由风、火、痰、郁及肝之阴阳失调，引起气血失和，经脉不利，目中玄府闭塞，珠内气血津液不行所致。一般病来势猛，临证施治，除消除病因，治其根本外，同时要注意缩瞳神、通血脉、开玄府、宣壅滞、消积液，尽快改善症状，以保存视力。如《证治准绳·杂病·七窍门》对瞳神散大就强调："病既急者，以收瞳神为先。瞳神但得收复，目即有生意。"常用治疗手段有内服药物、局部用药及针刺疗法等。为了抢救视力，更宜中西医结合治疗。

1. 辨证论治

（1）肝胆火炽，风火攻目证　证候：发病急剧，头痛如劈，眼珠胀痛欲脱，连及目眶，视力急降，抱轮红赤或白睛混赤浮肿，黑睛呈雾状混浊，瞳神散大，瞳内呈淡绿色，眼珠变硬，甚至胀硬如石。全身症状有恶心呕吐，或恶寒发热，溲赤便结，舌质红，苔黄，脉弦数等。治法：清热泻火，凉肝息风。方剂：绿风羚羊饮（《医宗金鉴》）加减。药物：山羊角 15 g[先煎]，玄参 10 g，防风 10 g，茯苓 10 g，知母 10 g，黄芩 10 g，细辛 3 g，桔梗 10 g，车前子 10 g[包煎]，大黄 15 g[后下]。加减：头痛甚者，加钩藤 10 g[后下]，菊花 10 g，白芍 10 g，以增息风止痛之功；伴有恶心、呕吐者，加陈皮 5 g，法半夏 10 g，以降逆止呕；目珠胀硬，神水积滞者，加猪苓 10 g，通草 10 g，泽泻 10 g，以利水、泻热。

（2）痰火动风，上阻清窍证　证候：起病急骤，头眼剧痛诸症与肝胆火炽者同。常伴身热面赤，动辄眩晕，恶心呕吐，溲赤便结，舌质红，苔黄腻，脉弦滑数等症。治法：降火逐痰，平肝息风。方剂：将军定痛丸（《审视瑶函》）加减。药物：黄芩 10 g，僵蚕 5 g，陈皮 5 g，天麻 10 g，桔梗 10 g，青礞石 10 g[煅]，白芷 10 g，薄荷 5 g[后下]，大黄 10 g[酒炒]，法半夏 10 g。加减：眼胀甚者，加丹参 10 g，泽兰 10 g，茯苓 10 g，车前子 10 g[包煎]，更增活血通络、祛痰利水之功。

（3）肝郁气滞，气火上逆证　证候：眼部主症具备，全身尚有情志不舒，胸闷嗳气，食少纳呆，呕吐泛恶，口苦，舌质红，苔黄，脉弦数等。治法：清热疏肝，降逆和胃。方剂：丹栀逍遥散（《薛氏医案》）合左金丸（《丹溪心法》）加减。药物：柴胡 10 g，白芍 10 g，当归 10 g，茯苓 15 g，白术 10 g，甘草 5 g，牡丹皮 10 g，栀子 10 g，煨生姜 3 g，薄荷 3 g[后下]，黄连 5 g，吴茱萸 2 g。加减：胸闷，胁胀者，加枳壳 10 g，香附 10 g，以行气止痛；目珠胀甚者，加石决明 15 g[先煎]，以平肝清热。

（4）阴虚阳亢，风阳上扰证　证候：头目胀痛，瞳神散大，视物昏蒙，观灯火有虹晕，眼珠变硬，心烦失眠，眩晕耳鸣，口燥咽干，舌红少苔，或舌绛少津，脉弦细而数或细数。治法：滋阴降火，平肝息风。方剂：知柏地黄丸（《医宗金鉴》）加减。药物：知母 10 g，黄柏 10 g，生地黄 10 g，山茱萸 10 g，山药 10 g，茯苓 10 g，泽泻 10 g，牡丹皮 10 g。加减：若兼风阳上扰，加石决明 15 g[先煎]，钩藤 10 g[后下]，以平肝息风。

（5）肝胃虚寒，饮邪上犯证　证候：头痛上及巅顶，眼珠胀痛，瞳散视昏，干呕吐涎，食少神疲，四肢不温，舌淡苔白，脉弦。治法：温肝暖胃，降逆止痛。方剂：吴茱萸汤（《审视瑶函》）加减。药物：法半夏 10 g，吴茱萸 3 g，川芎 5 g，炙甘草 5 g，党参 10 g，茯苓 15 g，白芷 10 g，陈皮 5 g。加减：眼球刺痛者，加延胡索 10 g，牛膝 10 g，可增消滞止痛之效。

2. 其他治法

（1）局部宜及早频用缩瞳剂　如 1%～2% 硝酸毛果芸香碱滴眼液。症重时每 3～5 分钟滴眼 1 次；症状缓解后，视病情改为 1～2 小时 1 次，或每日 2～3 次。使用缩瞳剂时，联合使用抑制房水生成的 0.25%～0.5% 马来酸噻吗洛尔滴眼液，每日 2 次。

（2）针刺疗法　常用穴选睛明、攒竹、瞳子髎、阳白、四白、太阳、风池、翳明、合谷、外关等，以上均为捻转提插的泻法，行手法至明显针感后出针，或留针 10 分钟。恶心呕吐时可配内关、足三里。每次局部取 2 穴，远端取 2 穴。

（3）屡愈屡发者，配合手术治疗。

（二）预防与调护

本病病因虽比较复杂，但是摄生有方，生活起居有常，劳逸得当，并注意情志安和，饮食有节，避免进食辛燥刺激之品，保持二便通畅等，对于预防和护理都具有积极的意义。

（三）病案举例

【病案 1】　翦某，女，65 岁，农民。住院病例。

初诊（1980 年 10 月 10 日）：左眼胀痛视力下降 1 日。伴左侧头痛上及巅顶,眼珠胀痛,干呕吐涎,食少神疲,四肢不温。

检查:视力右眼 0.8,左眼 0.3。左眼白睛混赤,黑睛雾状混浊,瞳神散大,展缩失灵,瞳内气色略呈淡绿,指扪眼珠胀硬如石;舌淡,苔白,脉弦。

西医诊断:原发性闭角型青光眼(左眼)。

中医诊断:绿风内障(左眼)。

辨证:肝胃虚寒,饮邪上犯证。

治法:温肝暖胃,降逆止痛。

主方:吴茱萸汤(《审视瑶函》)加减。

处方:法半夏 10 g,吴茱萸 3 g,川芎 5 g,炙甘草 5 g,党参 10 g,茯苓 15 g,白芷 10 g,陈皮 5 g,延胡索 10 g,牛膝 10 g,生姜 5 g。2 剂,每日 1 剂,取头煎、二煎药汁混合,徐徐分 2 次温服。

其他治法:1%硝酸毛果芸香碱滴眼液及 0.5%马来酸噻吗洛尔滴眼液,滴患眼。针刺选穴睛明、攒竹、瞳子髎、内关、足三里,以上均为捻转提插的泻法,行手法至明显针感后出针。

二诊(1980 年 10 月 12 日):呕止痛减,劝其入院手术治疗。

中药活血利水,辨证调理为主,术后 1 周出院,左眼视力恢复至 0.6。

按语 《秘传眼科龙木论·绿风内障》:"此眼初患之时,头眩额角偏痛,连眼睑骨及鼻颊骨痛,眼内痛涩见花。或因呕吐恶心,或因呕逆后,便令一眼先患,然后相牵俱损。目前生花,或红或黑,为肝肺受伤,致令然也。"患者胃阳不足,痰饮内停。肝之寒邪犯胃,挟痰饮而上逆,并循厥阴经脉上冲头目,阻遏清窍,故致头痛眼胀,瞳散视昏,干呕吐涎。又,神乃水谷精气所化生,四肢皆禀气于胃,因胃阳不足,受纳消化水谷之功能低下，脏腑精气虚衰，故食少神疲，四肢不温。舌淡，苔白，脉弦亦为肝胃虚寒之象。治宜温肝暖胃，降逆止痛。方选吴茱萸汤加减。《审视瑶函》吴茱萸汤是以《伤寒论》方为基础加减而成，方中仍以吴茱萸为主药，温肝暖胃，降上逆之阴邪，止阳明之呕吐及厥阴之头痛。配生姜、法半夏、陈皮温脾胃，涤痰饮，降呕逆；川芎、白芷散寒邪，止头痛；人参、茯苓、炙甘草补脾胃。诸药合用，可收温肝暖胃，降逆止呕，散寒止痛的功效。加延胡索、牛膝，可增消滞止痛之效。

【病案 2】 傅某，女，58 岁，农民。门诊病例。

初诊（1980 年 9 月 12 日）：右眼胀痛视力下降 2 日。患者发病急剧，头痛如劈，眼珠胀痛欲脱，连及目眶，视力急降，伴恶心呕吐，溲赤便结。

检查：视力右眼 0.3，左眼 0.8。右眼白睛混赤，黑睛雾状混浊，瞳神散大，展缩失灵，瞳内气色略呈淡绿，指扪眼珠胀硬如石，眼压：右眼 55 mmHg，左眼 18 mmHg。舌质红，苔黄，脉弦数。

西医诊断：原发性闭角型青光眼（右眼）。

中医诊断：绿风内障（右眼）。

辨证：肝胆火炽，风火攻目证。

治法：清热泻火，凉肝息风。

主方：绿风羚羊饮（《医宗金鉴》）加减。

处方：山羊角 15 g[先煎]，玄参 10 g，防风 10 g，茯苓 10 g，知母 10 g，黄芩 10 g，细辛 3 g，桔梗 10 g，车前子 10 g[包煎]，大黄 10 g[后下]，钩藤 10 g[后下]，菊花 10 g，白芍 10 g，陈皮 5 g，姜半夏 10 g，猪苓 10 g，通草 10 g，泽泻 10 g。3 剂，每日 1 剂，取头煎、二煎药汁混合，分 2 次温服。

其他治法：1% 硝酸毛果芸香碱滴眼液及 0.5% 马来酸噻吗

洛尔滴眼液，滴患眼。针刺选穴睛明、攒竹、瞳子髎、内关、足三里，以上均为捻转提插的泻法，行手法至明显针感后出针。

二诊（1980年9月15日）：便通症减，眼压：右眼32 mmHg，左眼18 mmHg。原方去大黄，3剂。劝其入院手术治疗。

1周后出院：右眼视力恢复至0.6。眼压：右眼14 mmHg，左眼16 mmHg。继续中医药辨证调理，以期改善视功能。

按语 患者肝胆火炽，热盛动风，风火相煽，交攻于上，故骤然发病，头目剧痛，痛连目眶，抱轮红赤，黑睛混浊；肝火犯肺则白睛混赤肿胀；因火性升散，风性开泄，肝胆风火攻冲瞳神，故瞳神散大呈淡绿色；热气怫郁于目，玄府闭密，则珠内气血津液不得流行，致气滞血郁，神水淤积，故眼珠胀硬，视力急降；肝火犯胃，胃失和降则恶心呕吐；火邪亢盛，正气未衰，正邪交争，故恶寒发热；溲赤便结由火邪内盛所致；舌质红，苔黄，脉弦数亦皆肝胆实火之征。治宜清热泻火，凉肝息风。绿风羚羊饮加减方中，用山羊角清热明目、平肝息风，为主药；黄芩、玄参、知母重在清热泻火；大黄凉血活血，泄热通腑；车前子、茯苓清热利水，导热由小便出；防风助主药搜肝风，散伏火；桔梗清热利窍；细辛开窍明目，治头风痛。诸药组方，共奏清热泻火，凉肝息风，利窍明目之功。加钩藤、菊花、白芍以增息风止痛之功；加陈皮、姜半夏以降逆止呕；猪苓、通草、泽泻，以利水泻热。配合缩瞳、降压、针刺治疗，较快控制病情，再手术开通神水通道，防止复发。术后中医药调理，保护目系，改善视功能。

【病案3】 贺某，女，55岁，农民。门诊病例。

初诊（1980年8月15日）：右眼胀痛视力下降2日。患者起病急骤，头眼剧痛伴身热面赤，动辄眩晕，恶心呕吐，溲赤便结。

检查：视力右眼 0.2，左眼 0.8。右眼白睛混赤，黑睛雾状混浊，瞳神散大，展缩失灵，瞳内气色略呈淡绿，指扪眼珠胀硬如石，眼压：右眼 58 mmHg，左眼 18 mmHg。舌质红，苔黄腻，脉弦滑数。

西医诊断：原发性闭角型青光眼（右眼）。

中医诊断：绿风内障（右眼）。

辨证：痰火动风，上阻清窍证。

治法：降火逐痰，平肝息风。

主方：将军定痛丸（《审视瑶函》）加减。

处方：黄芩 10 g，僵蚕 5 g，陈皮 5 g，天麻 10 g，桔梗 10 g，青礞石 10 g[煅]，白芷 10 g，薄荷 5 g[后下]，大黄 15 g[酒炒]，法半夏 10 g，丹参 10 g，泽兰 10 g，茯苓 10 g，车前子 10 g[包煎]。3 剂，每日 1 剂，取头煎、二煎药汁混合，分 2 次温服。

其他治法：局部用 1‰硝酸毛果芸香碱滴眼液及 0.5‰马来酸噻吗洛尔滴眼液，滴患眼。针刺选穴睛明、攒竹、瞳子髎、内关、足三里，以上均为捻转提插的泻法，行手法至明显针感后出针。

二诊（1980 年 8 月 18 日）：便通症减，眼压：右眼 32 mmHg，左眼 18 mmHg。原方去大黄，再进 3 剂。

三诊（1980 年 8 月 21 日）：便通症减，眼压：右眼 22 mmHg，左眼 16 mmHg。患者情志不舒，惧怕手术，胸闷嗳气，食少纳呆，呕吐泛恶，口苦，舌质红，苔黄，脉弦数。此为肝郁气滞，气火上逆，改治法为清热疏肝，降逆和胃。主方：丹栀逍遥散（《薛氏医案》）合左金丸（《丹溪心法》）加减。处方：柴胡 10 g，白芍 10 g，当归 10 g，茯苓 15 g，白术 10 g，甘草 5 g，牡丹皮 10 g，栀子 10 g，煨生姜 3 g，薄荷 3 g[后下]，黄连 5 g，吴茱萸

2 g，枳壳 10 g，香附 10 g，石决明 15 g[先煎]。3 剂，每日 1 剂，取头煎、二煎药汁混合，分 2 次温服。

四诊至六诊（1980 年 8 月 24 日至 1980 年 9 月 17 日）：眼胀头痛及全身症状逐渐消失，视力右眼 0.6，左眼 0.8。眼压：右眼 18 mmHg，左眼 16 mmHg。嘱服逍遥丸，每次 10 g，每日 2 次，继续滴降眼压眼药水，定期复查。

按语　患者脾湿生痰，肝郁化火，痰因火动，火盛风生，肝风挟痰火而流窜经络，上壅头目，阻塞清窍，以致气血津液郁滞不行，故暴发本病；由于痰火内盛，因而身热面赤，动辄眩晕，恶心呕吐。大小肠积热，故溲赤便结；舌质红，苔黄而腻，脉弦滑而数，均属痰火之象。治宜降火逐痰，平肝息风；将军定痛丸加减，方中重用大黄为主药，配黄芩、礞石、陈皮、法半夏、桔梗等，降火逐痰；以僵蚕、天麻合礞石平肝息风；白芷协助主药，定头风目痛；薄荷辛凉散邪，清利头目。此方用于本证，使上壅之痰火得降，肝风平息，诸症方能缓解。加丹参、泽兰、茯苓、车前子，更增活血通络、祛痰利水之功。配合缩瞳、降压、针刺治疗，较快控制病情，后患者转变为肝郁气滞，以气火上逆表现为主，改治法为清热疏肝，降逆和胃。用丹栀逍遥散合左金丸加减调理而愈。正所谓"证变法亦变，方从法出，法随证立"，使邪去正复，药到病除。

【病案 4】　喻某，男，60 岁，干部。门诊病例。

初诊（1980 年 8 月 22 日）：右眼胀痛视力下降 5 日。患者素有高血压，头目胀痛，视物昏蒙，观灯火有虹晕，眼珠变硬，心烦失眠，眩晕耳鸣，口燥咽干。

检查：视力右眼 0.2，左眼 0.8。右眼白睛混赤，黑睛雾状混浊，瞳神散大，展缩失灵，瞳内气色略呈淡绿，指扪眼珠胀硬如石，眼压：右眼 54 mmHg，左眼 18 mmHg；血压 158/

98 mmHg。舌质红，少苔，脉弦细。

西医诊断：原发性闭角型青光眼（右眼）。

中医诊断：绿风内障（右眼）。

辨证：阴虚阳亢，风阳上扰证。

治法：滋阴降火，平肝息风。

主方：知柏地黄丸（《医宗金鉴》）加减。

处方：知母 10 g，黄柏 10 g，生地黄 10 g，山茱萸 10 g，山药 10 g，茯苓 10 g，泽泻 10 g，牡丹皮 10 g，石决明 15 g[先煎]，钩藤 10 g[后下]。3 剂，每日 1 剂，取头煎、二煎药汁混合，分 2 次温服。

其他治法：1%硝酸毛果芸香碱滴眼液及 0.5%马来酸噻吗洛尔滴眼液，滴患眼。针刺选穴睛明、攒竹、瞳子髎、内关、足三里，以上均为捻转提插的泻法，行手法至明显针感后出针。

二诊（1980 年 8 月 25 日）：眼胀痛减轻，眼压：右眼 30 mmHg，左眼 18 mmHg。原方再进 3 剂，水煎服。

三诊至六诊（1980 年 8 月 28 日至 1980 年 9 月 6 日）：眼胀头痛及全身症状消失，视力右眼 0.6，左眼 0.8；眼压：右眼 20 mmHg，左眼 16 mmHg；血压 158/98 mmHg。舌红苔少，脉弦细。嘱服知柏地黄丸，1 次 6 g，每日 2 次，继续滴降眼压眼药水，定期来院复查。

按语 肝肾阴虚，虚火上扰，清窍不利，故头目胀痛；神水瘀滞，故眼珠变硬；阴主敛，阳主散，阴虚阳亢则瞳神散大；阴虚血少，瞳神失养以致视物昏花；观灯火生虹晕乃阴虚阳盛，水不制火，阴阳相乘，水火相射所致；虚火上炎，扰动心神则心烦失眠；阴虚阳亢，水不涵木，风阳上旋，故眩晕耳鸣；口燥咽干，舌质红，少苔，脉弦细而数，皆示阴虚火旺之候。治宜滋阴降火，平肝息风。用知柏地黄丸，重在滋阴降火，加石决明、钩藤平肝息风。配合缩瞳、降眼压及针刺，则取效速。

三十、原发性开角型青光眼

原发性开角型青光眼是指起病无明显不适，逐渐眼珠变硬，瞳色微混如青山笼淡烟之状，视野缩窄，终至失明的眼病。中医学称青风内障。患者年龄主要分布于 20～60 岁，男性略多。由于本病进展缓慢，一般病状不明显，故早期常被忽视，待到晚期就诊，视力已难挽回，终于失明。因此，临床上必须注意对本病的早期诊断和早期治疗。

中医学认为本病多因忧愁忿怒，肝郁气滞，气郁化火；脾湿生痰，痰郁化火，痰火升扰；竭思劳神，用意太过，真阴暗耗，虚火上炎。以上因素皆可导致气血失和，脉络不利，神水瘀滞，酿成本病。

（一）治疗原则

本病初发症轻，病势缓，极易忽视。在防治过程中，应加强各项检查，随访追踪，尽早确诊，以便进行中西医结合治疗。

1. 辨证论治

（1）气郁化火证　证候：情志不舒，头目胀痛，胸胁满闷，食少神疲，心烦口苦，舌红苔黄，脉弦细。治法：清热疏肝。方剂：丹栀逍遥散（《薛氏医案》）加减。药物：柴胡 10 g，当归 10 g，白芍 10 g，茯苓 10 g，白术 10 g，甘草 5 g，薄荷 3 g[后下]，生姜 3 片，牡丹皮 10 g，栀子 10 g。加减：阴虚者，加熟地黄 10 g，女贞子 10 g，桑椹 10 g，以助当归、白芍滋阴养血。若用于肝郁而化火生风者，可去薄荷、生姜，选加夏枯草 10 g，菊花 10 g，钩藤 10 g[后下]，山羊角 15 g[先煎]，赤芍 10 g，地龙 10 g，以增清肝息风、通络行滞之力。

（2）痰火升扰证　证候：头眩目痛，心烦而悸，食少痰多，胸闷恶心，口苦，舌红，苔黄腻，脉弦滑或滑数。治法：清热祛痰，和胃降逆。方剂：黄连温胆汤（《六因条辨》）加减。药物：法半夏 10 g，陈皮 5 g，竹茹 10 g，枳实 10 g，茯苓 15 g，炙甘草 5 g，黄连 3 g，生姜 10 g，大枣 10 g。加减：若痰湿上泛，头眼胀痛者，加川芎 5 g，车前子 10 g^[包煎]，通草 5 g，以利水渗湿。

（3）阴虚风动证　证候：劳倦后眼症加重，头眩眼胀，瞳神略有散大，视物昏蒙，或观灯火有虹晕，失眠耳鸣，五心烦热，口燥咽干，舌绛，少苔，脉细数。治法：滋阴养血，柔肝息风。方剂：阿胶鸡子黄汤（《通俗伤寒论》）加减。药物：阿胶 10 g^[烊化兑服]，鸡子黄 2 枚^[冲入]，生地黄 12 g，生白芍 12 g，茯神木 12 g，炙甘草 6 g，生石决明 15 g^[先煎]，生牡蛎 15 g^[包煎]，钩藤 10 g^[后下]，络石藤 15 g。加减：虚火旺者，加知母 10 g，黄柏 10 g，地骨皮 10 g，牡丹皮 10 g，赤芍 10 g，以降虚火，化瘀消滞。

（4）肝肾两亏证　证候：病久瞳神渐散，中心视力日减，视野明显缩窄，眼珠胀硬，眼底视盘生理凹陷加深扩大，甚至呈杯状，颜色苍白。全身症状有头晕耳鸣，失眠健忘，腰膝酸软，舌淡，脉细，或面白肢冷，精神倦怠，舌淡，苔白，脉沉细无力。治法：补益肝肾。方剂：杞菊地黄丸（《医级》）加减。药物：枸杞子 10 g，菊花 10 g，熟地黄 10 g，山茱萸 10 g，山药 10 g，泽泻 10 g，茯苓 10 g，牡丹皮 10 g。加减：肝肾不足者，加菟丝子 10 g，五味子 5 g，当归 10 g，白芍 10 g，川芎 5 g，以增补益肝肾之力；肾阳虚者，加附子 10 g^[先煎]，肉桂 2 g^[研细末冲服]，以温阳；若兼气血不足，加党参 10 g，黄芪 10 g，当归 10 g，白芍 10 g，川芎 10 g，以补益气血。

2. 其他治法

（1）滴滴眼液　常用抑制房水生成的 $0.25\% \sim 0.5\%$ 马来酸噻吗洛尔滴眼液，每日 2 次。$1\% \sim 2\%$ 硝酸毛果芸香碱滴眼液，每日 $3 \sim 4$ 次，亦可视病情而定。

（2）针刺疗法　主穴同"原发性闭角型急性青光眼"的治疗。配穴：痰湿泛目证选脾俞、肺俞、三阴交、丰隆；肝郁气滞证选三阴交、丰隆、内关、太冲；肝肾亏虚证选肝俞、肾俞、太溪、三阴交。根据虚实，选用补泻手法，每日 1 次，留针 30 分钟，10 日为 1 个疗程。

（3）中成药治疗　根据证型，选用五苓散、逍遥丸、六味地黄丸等。

（4）手术治疗　若药物及针刺不能控制眼压者，或无法长期忍受药物或针刺治疗者，可考虑手术治疗。

（二）预防与调护

1. 积极参加青光眼普查，一旦发现眼压偏高、视野有改变及眼底 C/D 值较正常为大时，尽快做相关检查，以明确诊断或排除此病。

2. 若已确诊为本病者，应积极治疗，定期观察和检查视力、眼压、眼底、视野等情况。

3. 注意休息，避免情绪激动。不宜熬夜。

4. 饮食清淡，易消化，多吃蔬菜、水果，忌烟酒、浓茶、咖啡、辛辣等刺激性食品。保持大便通畅。不可一次性饮水过多。每次饮水不宜超过 250 mL，间隔 $1 \sim 2$ 小时再次饮用。

（三）病案举例

【病案 1】　孙某，女，44 岁，教师。门诊病例。

初诊（1980 年 9 月 10 日）：双眼胀痛视力下降 3 个月。伴情志不舒，头目胀痛，胸胁满闷，食少神疲，心烦口苦。

检查：视力右眼 0.6，左眼 0.5。双眼轻度抱轮红赤，黑睛透明，前房深浅正常，前房角开放，瞳神稍偏大。视盘生理凹陷加深扩大，杯盘比 C/D＝0.8；眼压：右眼 32 mmHg，左眼 28 mmHg。视野：中心视野改变：典型孤立的旁中心暗点和鼻侧阶梯；舌质红，苔黄，脉弦细。

西医诊断：原发性开角型青光眼（双眼）。

中医诊断：青风内障（双眼）。

辨证：气郁化火证。

治法：清热疏肝。

主方：丹栀逍遥散（《薛氏医案》）加减。

处方：柴胡 10 g，当归 10 g，白芍 10 g，茯苓 15 g，白术 10 g，甘草 5 g，薄荷 3 g[后下]，牡丹皮 10 g，栀子 10 g，夏枯草 10 g，菊花 10 g，钩藤 10 g[后下]。7 剂，每日 1 剂，取头煎、二煎药汁混合，分 2 次温服。

其他方法：0.5％马来酸噻吗洛尔滴眼液，滴双眼，每日 2 次。针刺选穴睛明、攒竹、瞳子髎、太阳、风池、内关、足三里。采用补法，每日 1 次，留针 30 分钟。

二诊（1980 年 9 月 17 日）：眼胀痛减轻，眼压：右眼 26 mmHg，左眼 24 mmHg，继服原方 7 剂。

三诊至十诊（1980 年 9 月 24 日至 1980 年 11 月 4 日）：原方去薄荷，加石斛 10 g，枸杞子 10 g，菊花 10 g，丹参 10 g，以活血明目，自觉眼部及全身症状消失。检查：视力右眼 0.8，左眼 0.8。双眼眼压控制在 15～18 mmHg，视野稍扩大。嘱服逍遥丸，每次 10 g，每日 2 次；0.5％马来酸噻吗洛尔滴眼液，滴双眼，每日 1 次。定期复查。

按语 《太平圣惠方·治眼内障诸方》："青风内障，瞳人虽在，昏暗渐不见物，状如青盲。"肝喜条达，情志不舒者，肝气失于条达，气郁则容易化火，气火上逆，故头目胀痛，心烦口苦；胁为肝脉之所过，气阻脉络，则胁胀不适。肝郁乘脾，脾失健运，故胸闷食少，神疲乏力；舌红，苔黄，脉细，乃肝有余脾不足所致。治宜清热疏肝。丹栀逍遥散加减方中，柴胡疏肝解郁，使肝舒气行，以条达，为君药；当归甘辛苦温，养血和血，且其味辛散，乃血中气药；白芍酸苦微寒，养血敛阴，柔肝缓急；当归、白芍与柴胡同用，补肝体而助肝用，使血和则肝和，血充则肝柔，共为臣药。木郁则土衰，肝病易传脾，故以白术、茯苓、甘草健脾益气，非但实土以防御木乘，且使营血生化有源；加牡丹皮以清血中之伏火，栀子善清肝热，泻火除烦，导热下行，加薄荷疏散郁遏之气，透达肝经郁热；加夏枯草、菊花、钩藤清肝息风明目，共为佐药。柴胡又为肝经引经药，和甘草共为使药。诸药合用，本方融疏肝、健脾、益肾为一炉，以疏肝解郁，舒畅气机为先，健脾渗湿，补益脾土为本，滋养肝脾，益精明目为根，共奏疏肝解郁，健脾益肾之功。配合针刺及局部滴药而获效。

【病案 2】 蒋某，男，55 岁，干部。门诊病例。

初诊（1980 年 9 月 1 日）：双眼胀痛视力下降 2 个月。劳倦后眼症加重，头眩眼胀，视物昏蒙，观灯火有虹晕，失眠耳鸣，五心烦热，口燥咽干。

检查：视力右眼 0.4，左眼 0.5。双眼抱轮微红，黑睛透明，前房深浅正常，前房角开放，瞳神略有散大。视盘生理凹陷加深扩大，杯盘比 C/D＝0.8；眼压：右眼 38 mmHg，左眼 32 mmHg。视野：中心视野改变；典型的孤立的旁中心暗点和鼻侧阶梯；舌绛，少苔，脉细数。

西医诊断：原发性开角型青光眼（双眼）。

中医诊断：青风内障（双眼）。

辨证：阴虚风动证。

治法：滋阴养血，柔肝息风。

主方：阿胶鸡子黄汤（《通俗伤寒论》）加减。

处方：阿胶 10 g[烊化兑服]，鸡子黄 2 枚[冲入]，生地黄 12 g，生白芍 12 g，茯神木 12 g，炙甘草 6 g，生石决明 15 g[先煎]，生牡蛎 15 g[包煎]，钩藤 10 g[后下]，络石藤 15 g，知母 10 g，黄柏 10 g，地骨皮 10 g，牡丹皮 10 g。7 剂。每日 1 剂，取头煎、二煎药汁混合，分 2 次温服。

其他治法：0.5％马来酸噻吗洛尔滴眼液，滴双眼，每日 2 次。针刺选穴睛明、攒竹、肝俞、肾俞、太溪、三阴交。手法：采用补法，每日 1 次，留针 30 分钟。

二诊（1980 年 9 月 8 日）：眼胀痛减轻。眼压：右眼 28 mmHg，左眼 24 mmHg，继服原方 7 剂。

三诊至十诊（1980 年 9 月 15 日至 1980 年 11 月 2 日）：原方先后去鸡子黄、知母、黄柏、地骨皮、牡丹皮，加石斛 10 g，枸杞子 10 g，菊花 10 g，以养肝明目，自觉眼部及全身症状消失。检查：视力右眼 0.8，左眼 0.8。双眼眼压控制在 15～18 mmHg，视野稍扩大。嘱服杞菊地黄丸，每次 10 g，每日 2 次；0.5％马来酸噻吗洛尔滴眼液，滴双眼，每日 1 次。定期复查。

按语 患者劳倦太过，阴血亏虚，水不涵木，肝风上旋，以致头眩耳鸣，眼珠胀痛，瞳神微散；阴虚血少，瞳神失养则视物昏蒙；观灯火有虹晕，夜卧失眠，五心烦热，口燥咽干，舌绛，少苔，脉细数等皆由阴虚血少，水不制火所致。治宜滋阴养血，柔肝息风。阿胶鸡子黄汤加减，方中阿胶、鸡子黄滋阴血，息风阳，为君药，以养血滋阴；生地黄、白芍、甘草酸甘化阴，柔肝息风，为臣药；钩藤、石决明、牡蛎平肝潜阳息风，茯神木平肝安神，共为佐药；络石藤舒筋通络，为使药。知母、黄柏、地骨皮、牡丹皮，以降虚火，化瘀消滞。诸药合用，具有滋阴养血，柔肝息风之功效。配合针刺及局部滴药而获效。

【病案 3】 向某，男，49 岁，干部。门诊病例。

初诊（1980 年 10 月 11 日）：双眼胀痛视力下降 1 个月。头眩目痛，心烦而悸，食少痰多，胸闷恶心，口苦。

检查：视力右眼 0.8，左眼 0.6。双眼抱轮微红，黑睛透明，前房深浅正常，前房角开放，瞳神略有散大。视盘生理凹陷扩大，杯盘比 C/D＝0.8；眼压：右眼 36 mmHg，左眼 25 mmHg。视野：中心视野改变：典型的孤立的旁中心暗点；舌红，苔黄腻，脉弦滑。

西医诊断：原发性开角型青光眼（双眼）。

中医诊断：青风内障（双眼）。

辨证：痰火升扰证。

治法：清热祛痰，和胃降逆。

主方：黄连温胆汤（《六因条辨》）加减。

处方：法半夏 10 g，陈皮 5 g，竹茹 10 g，枳实 10 g，茯苓 15 g，炙甘草 5 g，黄连 3 g，生姜 10 g，大枣 10 g，川芎 5 g，车前子 10 g[包煎]，通草 5 g。7 剂。每日 1 剂，取头煎、二煎药汁混合，分 2 次温服。

其他治法：0.5％马来酸噻吗洛尔滴眼液，滴双眼，每日 2 次。针刺选穴睛明、球后、脾俞、肺俞、三阴交、丰隆。手法：采用泻法，每日 1 次。

二诊（1980 年 10 月 18 日）：眼胀痛减轻，眼压：右眼 26 mmHg，左眼 22 mmHg。原方继服 7 剂。

三至六诊（1980 年 10 月 25 日）：原方先后去黄连、生姜，加石斛 10 g，枸杞子 10 g，菊花 10 g，以养肝明目。至 1980 年

11 月 15 日心烦而悸，食少痰多，胸闷恶心，口苦等症状消失；现头晕耳鸣，失眠健忘，腰膝酸软。检查：视力右眼 0.8，左眼 0.8。舌淡，脉细。治法改为：补益肝肾。方药：杞菊地黄丸（《医级》）：枸杞子 10 g，菊花 10 g，熟地黄 10 g，山茱萸 10 g，山药 10 g，泽泻 10 g，茯苓 10 g，牡丹皮 10 g，菟丝子 10 g，五味子 5 g，当归 10 g，白芍 10 g，川芎 5 g。每日 1 剂，取头煎、二煎药汁混合，分 2 次温服。服上方 28 剂，针刺 20 次。

七诊至十诊（1980 年 11 月 22 日至 1980 年 12 月 13 日）：双眼眼压控制在 15～18 mmHg，视野稍扩大。嘱服杞菊地黄丸，每次 10 g，每日 2 次；继续以 0.5％马来酸噻吗洛尔滴眼液，滴双眼，每日 1 次。嘱其定期复查。

按语　患者因痰火升扰，流窜经络，上蒙清窍，则头眩目痛；痰火内扰，心神不安，胃失和降，故心烦而悸，食少痰多，胸闷恶心，且口苦，舌红，苔黄腻，脉弦滑。治宜清热祛痰，和胃降逆。黄连温胆汤加减方中，以陈皮、法半夏，茯苓、甘草（二陈汤）为燥湿祛痰、理气和胃的基础；用竹茹、枳实入胆胃清热，降逆和胃；生姜、大枣和中培土，使水湿无以留聚；用黄连清热燥湿，除烦止呕；诸药共奏清热祛痰，和胃降逆之效。加川芎、车前子、通草，以利水渗湿。治疗 3 周，因症显肝肾两亏证候，改服杞菊地黄丸加减方获效。

三十一、青光眼睫状体炎综合征

青光眼睫状体炎综合征，即青光眼睫状体炎危象，是前部葡萄膜炎伴青光眼的一种特殊形式，以既有明显眼压升高，又同时伴有角膜后沉着物的睫状体炎为特征。类似中医学的乌风内障。多发生于青壮年人，以单眼发病居多，偶可双眼发病，常反复发作，大多预后良好。

中医学认为本病多因肝胆湿热或痰湿上泛，导致气血不和，脉络不利，玄府闭塞，神水瘀滞，酿成本病。

（一）治疗原则

以中医辨证论治为主，可以配合局部滴降眼压药物、针刺治疗，以缩短病程，防止视功能损害。

1. 辨证论治

（1）肝胆湿热证　证候：眼胀不适，视物模糊，眼压偏高；头痛耳鸣，胸胁闷胀，口苦咽干，小便黄赤；舌质红，苔黄，脉弦数。治法：清泻肝胆。方剂：龙胆泻肝汤（《医方集解》）加减。药物：龙胆 10 g，黄芩 10 g，栀子 10 g，泽泻 10 g，木通 10 g，当归 10 g，生地黄 10 g，柴胡 10 g，甘草 5 g，车前子 10 g[包煎]。加减：头痛者，加羌活 10 g，以祛风止痛；眼胀甚者，加石决明 15 g[先煎]，夏枯草 10 g，以清肝泻火；小便黄赤者，加滑石 15 g[包煎]，以清热利尿。

（2）痰湿上泛证　证候：目胀头重，视物不清，黑睛后有灰白羊脂状沉着物，间有虹视，眼压偏高，胸闷纳少；舌红，苔白腻，脉弦滑。治法：祛湿化痰。方剂：黄连温胆汤（《六因条辨》）加减。药物：黄连 5 g，法半夏 10 g，竹茹 10 g，枳实 10 g，陈皮 10 g，甘草 5 g，茯苓 10 g，生姜 5 片，大枣 1 枚。加减：黑睛后羊脂状沉着物迟迟不退者，加党参 10 g，薏苡仁 10 g，豆蔻 5 g[后下]，以健脾化湿。

2. 其他治法

（1）针刺疗法　选用攒竹、睛明、承泣、球后、太阳、风池、合谷、内关、三阴交、阳陵泉等穴，每次选局部穴 2 个、远端穴 3 个，交替使用，每日 1 次，强刺激。

（2）滴滴眼液　用抑制房水生成的 0.25%～0.5%马来酸噻吗洛尔滴眼液，每次 1 滴，每日 2 次；或非甾体抗炎药，如普拉洛芬滴眼液，每次 1 滴，每日 4 次。

（二）预防与调护

患者应少用眼，勿过劳；饮食宜清淡，少食辛辣肥甘厚味，以免化火生痰。

（三）病案举例

【病案 1】 陈某，男，28 岁，工人。门诊病例。

初诊（1980 年 8 月 5 日）：右眼胀痛视蒙 2 日。伴头痛耳鸣，胸胁闷胀，口苦咽干，小便黄赤。

检查：视力右眼 0.8，左眼 1.2。眼压右眼 38 mmHg，左眼 18 mmHg。右眼轻度抱轮红赤，黑睛透明，瞳神大小正常；舌质红，苔黄，脉弦数。

西医诊断：青光眼睫状体炎综合征（右眼）。

中医诊断：乌风内障（右眼）。

辨证：肝胆湿热证。

治法：清泻肝胆。

主方：龙胆泻肝汤（《医方集解》）。

处方：龙胆 10 g，黄芩 10 g，栀子 10 g，泽泻 10 g，木通 10 g，当归 10 g，生地黄 10 g，柴胡 10 g，甘草 5 g，车前子 10 g[包煎]，羌活 10 g，夏枯草 10 g，滑石 15 g[包煎]。3 剂，每日 1 剂，取头煎、二煎药汁混合，分 2 次温服。

针刺疗法：选穴攒竹、睛明、合谷、阳陵泉，每日 1 次，强刺激。外用 0.5% 马来酸噻吗洛尔滴眼液，滴右眼，每次 1 滴，每日 2 次；普拉洛芬滴眼液，滴右眼，每次 1 滴，每日 4 次。

二诊（1980 年 8 月 8 日）：右眼胀痛减轻，眼压右眼 26 mmHg，左眼 18 mmHg。原方继服 3 剂。

三诊（1980 年 8 月 11 日）：眼胀消失，其他症状已轻。检查：视力右眼 1.0，左眼 1.2。眼压右眼 20 mmHg，左眼

18 mmHg；舌质红，苔黄，脉弦数。原方再服6剂，以善其后。

按语 肝开窍于目，肝胆湿热上泛，导致气血不和，脉络不利，玄府闭塞，神水瘀滞，酿成本病；头痛耳鸣，胸胁闷胀，口苦咽干，小便黄赤，舌红苔黄，脉弦数亦皆肝胆实火之征。治宜清泻肝胆。龙胆泻肝汤方中，龙胆、黄芩、栀子清热泻火；泽泻、滑石、车前子利湿清热；生地黄、当归养血益阴；夏枯草、柴胡疏肝郁、清肝火；羌活祛风清热，而治目肿痛。合之为清泻肝胆，肝胆之邪去则正安目明。

配合针刺及滴降眼压药物等，故能速愈。

【病案2】 谢某，女，35岁，教师。门诊病例。

初诊（1980年11月2日）：右眼胀痛视蒙3日。伴头眩目痛，眼压偏高，心烦而悸，食少痰多，胸闷恶心。

检查：视力右眼0.8，左眼1.0。眼压右眼35 mmHg，左眼18 mmHg。右眼抱轮微红，黑睛后壁有3个大小不一的羊脂状沉着物，瞳神稍大；舌质红，苔黄腻，脉滑数。

西医诊断：青光眼睫状体炎综合征（右眼）。

中医诊断：乌风内障（右眼）。

辨证：痰湿上泛证。

治法：祛湿化痰。

主方：黄连温胆汤（《六因条辨》）加减。

处方：法半夏10 g，陈皮5 g，竹茹10 g，枳实10 g，茯苓15 g，炙甘草5 g，黄连3 g，生姜10 g，大枣10 g。3剂，每日1剂，取头煎、二煎药汁混合，分2次温服。

针刺治疗：选穴睛明、承泣、合谷、三阴交，每日1次，强刺激。外用0.5%马来酸噻吗洛尔滴眼液，滴右眼，每次1滴，每日2次；普拉洛芬滴眼液，滴右眼，每次1滴，每日4次。

二诊（1980年11月5日）：右眼胀痛减轻，眼压：右眼

26 mmHg，左眼 18 mmHg，原方继服 3 剂。

三诊（1980 年 11 月 8 日）：眼胀消失，全身病况已轻。检查：视力右眼 1.0，左眼 1.2；眼压右眼 20 mmHg，左眼 18 mmHg。舌质红，苔黄腻，脉滑数。原方再服 3 剂。再予 3 剂，以巩固疗效。

按语 七情内伤，情志不舒，郁久化火，火动风生，肝气乘脾，聚湿生痰，痰郁化热生风，肝风痰火上扰清窍则眼胀头痛，心烦而悸，食少痰多，胸闷恶心；口苦，舌质红，苔黄腻，滑数，均为肝经风热引动痰涎上扰之征。治宜祛湿化痰。黄连温胆汤加减方中，法半夏辛温，燥湿化痰，和胃止呕，为君药。竹茹甘而微寒，清热化痰除烦止呕为臣药。黄连清热除湿；陈皮辛温，理气行滞，燥湿化痰；枳实辛苦微寒，降气导滞，消痰除痞；茯苓健脾渗湿，以杜生痰之源；煎加生姜、大枣调和脾胃，且生姜兼制半夏之毒，共为佐药。甘草为使，调和诸药。共奏清胆和胃，理气化痰，除烦止呕，清肝明目之功。配合针刺及滴降眼压等药物，故效尤佳。

三十二、葡萄膜炎

葡萄膜炎是黄仁受邪，以瞳神持续缩小，展缩不灵，伴有目赤疼痛，畏光流泪，黑睛内壁沉着物，神水混浊，视力下降为主要临床症状的眼病。中医学称瞳神紧小、瞳神干缺、瞳神焦小、瞳神缩小、瞳神细小及肝决等。历代皆认为瞳神缩小为本病的主要症状。本病常见于青壮年，病情迁延，易反复，缠绵难愈。

中医学认为本病多因外感风热，内侵于肝，或肝郁化火致肝胆火旺，循经上犯黄仁，黄仁受灼，展而不缩，发为本病；或外感风湿，内蕴热邪，或风湿郁而化热，熏蒸黄仁；或肝肾阴亏或久病伤阴，虚火上炎，黄仁失养，更因虚火煎灼黄仁，或展而不缩为瞳神紧小，或展缩失灵，与晶珠粘着而成瞳神干缺。此外，某些眼病邪毒内侵，波及黄仁或外伤损及黄仁，亦可引起本病。

（一）治疗原则

以中医辨证论治为主，同时要尽早在局部应用散瞳药物，防止黄仁与晶珠粘连，减少或减轻并发症的发生。

1. 辨证论治

（1）风热夹湿证　证候：眼珠坠胀疼痛，眉棱骨胀痛，畏光流泪，视力渐降，抱轮红赤或白睛混赤，病情较缓、缠绵，反复发作。黑睛后壁有点状或羊脂状物沉着，神水混浊，黄仁肿胀，纹理不清；瞳神缩小、瞳神干缺，或瞳神区有灰白膜样物覆盖，或见神膏内有细尘状、絮状混浊；常伴肢节肿胀，酸楚疼痛；舌红，苔黄腻，脉濡数或弦数。治法：祛风清热除湿。方剂：抑阳酒连散（《原机启微》）加减。药物：独活 5 g，生地黄 15 g，黄柏 10 g，防己 5 g，知母 10 g，蔓荆子 5 g，前胡 10 g，羌活 10 g，白芷 10 g，生甘草 3 g，防风 10 g，栀子 10 g，黄芩 10 g，寒水石 10 g^[打碎先煎]，黄连 5 g。加减：风热偏重，赤痛较甚者，去羌活、独活、白芷，加荆芥 10 g，茺蔚子 10 g，以清热除湿；风湿偏重者，去知母、栀子、生地黄，加藿香 10 g，厚朴 10 g，半夏 10 g，以祛风湿；若神水混浊甚者，加车前子 10 g^[包煎]，薏苡仁 15 g，泽泻 10 g，以健脾渗湿；脘痞，苔腻者，系湿邪为盛，去知母、寒水石，加豆蔻 5 g^[后下]，薏苡仁 15 g，以加强祛湿之功。

（2）肝胆火炽证　证候：眼珠疼痛，痛连眉骨颞颥，畏光流泪，视力下降；胞睑红肿，白睛混赤，黑睛后壁可见点状或羊脂状沉着物，神水混浊，甚或黄液上冲、血灌瞳神，黄仁肿胀，纹理不清，展缩失灵，瞳神紧小或瞳神干缺，或见神膏内细尘状混浊；或口舌生疮，阴部溃疡；口苦咽干，大便秘结，舌红，苔黄，脉弦数。治法：清泻肝胆。方剂：龙胆泻肝汤（《医方集解》）加减。药物：龙胆10g，黄芩10g，栀子10g，泽泻10g，木通5g，当归10g，生地黄10g，柴胡10g，甘草5g，车前子10g^[包煎]。加减：眼珠疼痛甚、白睛混赤，或伴血灌瞳神者，可加赤芍10g，牡丹皮10g，茜草10g，生蒲黄10g^[包煎]，以凉血止血、退赤止痛；若见黄液上冲者，可加蒲公英10g，紫花地丁10g，败酱草10g，石膏30g^[打碎先煎]，以清热解毒、排脓止痛；口苦咽干、大便秘结者，加天花粉10g，大黄10g^[后下]，以清热生津、泻下攻积。

（3）虚火上炎证　证候：病势较轻或病至后期，目痛时轻时重，眼干不适，视物昏花，或见抱轮红赤，黑睛后壁沉着物小而量少，神水混浊不显，黄仁干枯不荣，瞳神干缺，晶珠混浊；可兼烦热不眠，口干咽燥；舌红，少苔，脉细而数。治法：滋阴降火。方剂：清肾抑阳丸（《审视瑶函》）加减。药物：寒水石10g^[打碎先煎]，黄柏10g，生地黄15g，知母10g，枸杞子10，黄连5g，茯苓10g，独活5g，决明子10g，当归10g，白芍10g。加减：眠差者，加酸枣仁10g，以养血安神；腰膝酸软者，加女贞子10g，墨旱莲10g，以补肝益肾。

2. 其他治法

（1）针刺疗法　肝经风热者，针用泻法，穴选睛明、申脉、太冲、曲泉、合谷；肝胆火炽者，针用泻法，穴选太冲、风池、睛明、太阳、印堂；风湿夹热者，针用泻法，穴选取合谷、曲池、承泣、攒竹、风池；虚火上炎者，针用补法，穴选睛明、四白、三阴交、行间、肝俞、太溪等。均每日1次，留针30分钟，10日为1个疗程。

（2）药物熨敷　将内服方之药渣布包，在温度适宜时进行眼部药物熨敷，以利退赤止痛。

（3）滴滴眼液 ①散瞳剂：散瞳是治疗本病重要而必不可少的措施，发病之初即应快速、充分散瞳。重症者可滴用1％硫酸阿托品滴眼液，防止瞳神干缺。若不能拉开粘连，即采用散瞳合剂作结膜下注射。②糖皮质激素滴眼液：如0.5％可的松滴眼液或0.075％地塞米松滴眼液。③非甾体抗炎药：如普拉洛芬滴眼液，每次1滴，每日4次。④抗生素滴眼液：滴眼。

（二）预防与调护

1. 节制房事，安心调养。调节情志，保持乐观心态。

2. 避免辛辣炙煿之品，戒烟酒，饮食宜清淡，以防助湿生热。

3. 外出可戴有色眼镜，避免光线刺激。

（三）病案举例

【病案1】 刘某，男，25岁，工人。门诊病例。

初诊（1980年8月12日）：右眼红赤怕光流泪2日。右眼珠坠胀疼痛，眉棱骨胀痛，视力下降，肢节肿胀，酸楚疼痛。

检查：视力右眼0.5，左眼1.2。右眼抱轮红赤，神水混浊，黄仁肿胀，纹理不清，瞳神缩小；舌红苔黄腻，脉濡数。

西医诊断：葡萄膜炎（右眼）。

中医诊断：瞳神紧小（右眼）。

辨证：风热夹湿证。

治法：祛风清热除湿。

主方：抑阳酒连散（《原机启微》）加减。

处方：独活5 g，生地黄15 g，黄柏10 g，知母10 g，蔓荆子5 g，前胡10 g，羌活10 g，白芷10 g，生甘草3 g，防风10 g，栀子10 g，黄芩10 g[酒制]，寒水石10 g[打碎先煎]，黄连5 g[酒制]，防己5 g。3剂，每日1剂，取头煎、二煎药汁混合，分2次温服。

其他治法：将内服方之药渣布包，在温度适宜时即进行熨敷患眼。1％硫酸阿托品滴眼液，滴患眼，每日 2 次；0.5％可的松滴眼液，滴患眼，每日 3 次。

二诊（1980 年 8 月 15 日）：右眼红痛减轻。原方再服 3 剂。

三诊至八诊（1980 年 8 月 18 日至 1980 年 9 月 5 日）：原方先后去独活、防己、黄连，连服 18 剂。检查：视力右眼 0.8，左眼 1.2；右眼眼红消失，无疼痛不适。方用清肾抑阳丸（《审视瑶函》）加减。药物：寒水石 10 g[打碎先煎]，黄柏 10 g，生地黄 15 g，知母 10 g，枸杞子 10，黄连 3 g，茯苓 10 g，独活 5 g，决明子 10 g，当归 10 g，白芍 10 g。10 剂，每日 1 剂，水煎服，分 2 次温服，以善后。0.5％可的松滴眼液，滴患眼，每日 2 次。

按语　《目经大成·瞳神缩小》："此症谓金井倏尔收小，渐渐小如针孔也，盖因劳伤精血，阳火散乱，火衰不能鼓荡山泽之气生水滋木，致目自涸，而水亦随涸，故肾络下缩，水轮上敛，甚则紧合无隙，残疾终身矣。治宜大补气血，略带开郁镇邪，使无形之火得以下降，有形之水因而上升，其血归元，而真气不损，或少挽回一二。"本例患者因风热交攻则发病急，邪循肝经上壅于目，故眼痛视昏，羞明流泪，抱轮红赤；热邪煎熬致神水变混；黄仁属肝，其色晦暗，纹理不清，瞳神紧小，皆因肝经风热上攻，血随邪壅，黄仁肿胀纵弛，展而不缩所致；全身症见头痛发热，口干舌红，苔薄白或薄黄，脉浮数等，均为风热之象。治宜祛风清热除湿。抑阳酒连散方中，黄芩、黄连、黄柏、栀子苦寒既可清热，又能燥湿；生地黄、知母、寒水石清热降火，又能滋阴；羌活、防风、蔓荆子、前胡、白芷、独活上达头目，祛风止痛；防己清热利湿；甘草调和诸药；黄芩、黄连酒制，旨在引药上行。合之为清热降火、祛风散邪、兼清湿热之功。同时配合局部散瞳、激素治疗，既可提高疗效，又能防止瞳神干缺。

【病案 2】 谭某，男，32 岁，工人。门疹病例。

初诊（1980 年 9 月 9 日）：左眼红赤疼痛视力下降 5 日。现夜间眼珠坠胀痛，痛连眉骨颞颥，视物模糊；伴口苦咽干，小便短赤，大便秘结。

检查：视力右眼 1.5，左眼 0.5。左胞睑红肿，白睛混赤，黑睛后壁可见点状或羊脂状沉着物，神水混浊，黄仁肿胀，纹理不清，展缩失灵，瞳神紧小。舌红苔黄，脉弦数。

西医诊断：葡萄膜炎（左眼）。

中医诊断：瞳神紧小（左眼）。

辨证：肝胆火炽证。

治法：清泻肝胆。

方剂：龙胆泻肝汤（《医方集解》）加减。

处方：龙胆 10 g，柴胡 10 g，黄芩 10 g，栀子 10 g，蔓荆子 5 g，生地黄 15 g，泽泻 10 g，当归 10 g，大黄 10 g[后下]，荆芥 10 g，羌活 10 g，车前子 10 g[包煎]，蒲公英 15 g，甘草 3 g。3 剂，每日 1 剂，取头煎、二煎药汁混合，分 2 次温服。

其他治法：①针刺穴选太冲、风池、睛明、太阳、印堂，针用泻法。②1%硫酸阿托品滴眼液，滴左眼，每日 2 次；0.5%醋酸可的松滴眼液，滴患眼，每日 3 次。③将内服方药渣纱布包，在温度适宜时进行左眼眼部熨敷，以退赤止痛。

二诊（1980 年 9 月 12 日）：左眼红痛明显减轻，头痛已除，大便稀，每日 2 次。瞳孔已散大。舌质红，苔黄，脉浮数。原方去大黄，继服 5 剂。

三诊（1980 年 9 月 17 日）：左眼红痛基本消除。检查：视力右眼 1.5，左眼 0.8；左眼睫状充血轻微，瞳孔药物性散大；舌质红，苔薄黄，脉弦。原方去龙胆，加知母 10 g，黄柏 10 g，以滋阴降火。再进 7 剂。停用 1%硫酸阿托品滴眼液。

四诊（1980年9月24日）：左眼视物较前清楚，抱轮红赤及黑睛后壁沉着物消失。视力右眼1.5，左眼0.8；舌质红，苔少，脉弦细。改用清肾抑阳丸（《审视瑶函》），处方：寒水石10 g[打碎先煎]，黄柏10 g，生地黄15 g，知母10 g，枸杞子10 g，黄连3 g，茯苓15 g，独活5 g，决明子15 g，当归10 g，白芍10 g。再进7剂，以巩固疗效。

按语 肝开窍于目，眉骨、颞颥分属肝胆经，肝胆火炽上攻黄仁，脉络瘀滞，故眼珠疼痛，痛连眉骨颞颥；火郁目窍，则畏光流泪，抱轮红赤；热灼肝胆，则神水混浊；湿热上蒸，则口苦咽干；湿热下注，则小便短赤，大便秘结；舌质红，苔黄厚，脉弦数，均表现为肝胆火炽之候。治宜清泻肝胆。龙胆泻肝汤加减方中，龙胆、黄芩、栀子清热泻火；泽泻、车前子利湿清热；生地黄、当归养血益阴；柴胡疏肝郁、清肝火；蒲公英清热解毒；荆芥、羌活祛风清热，而治目肿痛；蔓荆子疏风凉血利窍，以清利头目见长，为治风热头痛之要药；大黄通腑泻热；甘草调和诸药。合之则清泻肝胆，肝胆之邪去则正安目明。

三十三、交感性眼炎

交感性眼炎属于中医学物损真睛和瞳神缩小等范畴，是指一眼穿通伤或内眼手术后出现双眼肉芽肿性全葡萄膜炎，受伤眼称为诱发眼，另一眼为交感眼。本病多在受伤后2周至2个月或数年后发病。

中医学认为本病多因眼球外伤后，邪毒乘虚而入，眼内血热壅盛，脉络瘀滞；或病情迁延，受伤眼红赤反复不退，致脏腑经络功能失调，引起健眼出现肝胆热盛或阳明热炽的病机。

（一）治疗原则

以中医辨证论治为主，配合糖皮质激素散瞳药物，可以提高疗效。

1. 辨证论治

（1）肝胆湿热证　证候：一眼受伤后，另一眼同时发生目赤疼痛，视力急剧下降，抱轮红赤或白睛混赤，黑睛后有羊脂状沉着物，神水不清，黄仁变色，呈泥土色，瞳神缩小。兼口苦咽干；舌红苔黄，脉弦数。治法：清泻肝胆。方剂：龙胆泻肝汤（《医方集解》）加减。药物：龙胆 10 g，黄芩 10 g，栀子 10 g，泽泻 10 g，木通 10 g，当归 10 g，生地黄 10 g，柴胡 10 g，甘草 5 g，车前子 10 g[包煎]。若前房积脓者，加蒲公英 15 g，石膏 30 g[打碎先煎]，以清热解毒。

（2）阳明热炽证　证候：一眼受伤后，另一眼同时发生目赤疼痛，视力急剧下降，抱轮红赤或白睛混赤，黑睛后有羊脂状沉着物，神水不清，黄仁变色，呈泥土色，瞳神缩小，甚或黄液上冲。兼汗出、口渴，脉洪。治法：清热生津。方剂：通脾泻胃汤（《审视瑶函》）加减。药物：麦冬 10 g，茺蔚子 10 g，知母 10 g，玄参 10 g，车前子 10 g[包煎]，石膏 30 g[打碎先煎]，防风 10 g，黄芩 10 g，天冬 10 g，大黄 10 g[后下]。加减：头痛者，加羌活 10 g，以祛风止痛；热毒重者，加蒲公英 15 g，金银花 10 g，以清热解毒。

2. 其他治法

（1）针刺疗法：肝胆火炽者，针用泻法，穴选太冲、风池、睛明、太阳、印堂；阳明热炽者，针用泻法，穴选合谷、曲池、承泣、攒竹、风池；虚火上炎者，针用补法，穴选睛明、四白、三阴交、行间、肝俞、太溪等。均每日 1 次，留针 30 分钟，10日为 1 个疗程。

（2）药物熨敷　将内服方之药渣布包，在温度适宜时进行眼部药物熨敷，以利退赤止痛。

（3）滴滴眼液　①散瞳：散瞳是治疗本病重要而必不可少的措施。发病之初即应快速、充分散瞳。重症者可滴用 1％硫酸阿托品滴眼液，防止瞳神干缺。若不能拉开粘连，即采用散瞳合剂作结膜下注射。②糖皮质激素滴眼液：如 0.5％醋酸可的松滴眼液或 0.075％地塞米松滴眼液，必要时全身应用激素。③抗生素滴眼液：滴眼。

（二）预防与调护

1. 避免辛辣炙煿之品，戒烟酒，饮食宜清淡，以防助湿生热。

2. 外出可戴有色眼镜，避免光线刺激。

（三）病案举例

【病案 1】　陈某，男，28 岁，工人。门诊病例。

初诊（1980 年 9 月 20 日）：右眼外伤视力下降 2 个月，左眼畏光流泪，视力下降 3 日。右眼 2 个月前因物损真睛而引起失明，左眼 9 月 17 日开始红痛流泪，视力下降；伴头痛耳鸣，胸胁闷胀，口苦咽干，小便黄赤，大便秘结。

检查：视力右眼光感，左眼 0.3。右眼白睛混赤，黑睛从 3 点到 9 点横贯灰白色瘢痕，神水不清，黄仁呈泥土色，瞳神小，不规则。左眼抱轮红赤，黄仁肿胀，瞳孔小。舌质红，苔黄，脉洪。

西医诊断：交感性眼炎（右眼诱发眼、左眼交感眼）。

中医诊断：①物损真睛（右眼）；②瞳神紧小（双眼）。

辨证：肝胆湿热证。

治法：清泻肝胆。

方剂：龙胆泻肝汤（《医方集解》）加减。

处方：龙胆 10 g，黄芩 10 g，栀子 10 g，泽泻 10 g，木通 10 g，当归 10 g，生地黄 10 g，柴胡 10 g，甘草 5 g，车前子

10 g^[包煎]，蒲公英 15 g，羌活 10 g，防风 10 g，大黄 10 g^[后入]，石膏 30 g^[打碎先煎]。3 剂，每日 1 剂，取头煎、二煎药汁混合，分 2 次温服。

西药：醋酸泼尼松片，口服，每次 40 mg，早餐后顿服，随病情好转，逐渐减量。

外治：①1％硫酸阿托品滴眼液，滴双眼，每日 3 次，每次 1 滴；②0.5％醋酸可的松滴眼液，滴双眼，每日 4 次。

二诊（1980 年 9 月 23 日）：双眼视物较明，畏光流泪减轻。检查：视力右眼手动/眼前，左眼 0.5。双眼红赤减轻，左眼瞳孔药物性散大。舌质红，苔黄，脉滑数。原方继服 5 剂。

三诊（1980 年 9 月 28 日）：大便已通畅，双眼畏光减轻，左眼视物较明。检查：视力右眼手动/眼前，左眼 0.6。双眼红赤明显减轻，左眼瞳孔药物性散大。舌质红，舌苔黄，脉滑数。原方去大黄，再服 7 剂。醋酸泼尼松片，改为 1 次 35 mg，早餐后顿服。

四诊至九诊（1980 年 10 月 5 日至 1980 年 11 月 9 日）：依上方增减服药 35 剂，口服醋酸泼尼松片，每周减量 5 mg，现每日量仅 10 mg。检查：视力右眼手动/眼前，左眼 0.8；双眼无红赤充血。停 1％硫酸阿托品滴眼液，0.5％醋酸可的松滴眼液改为滴双眼，每日 2 次。

按语 眼球外伤后，邪毒乘虚而入，郁而化热，气火上逆，蒙蔽清窍，故眼痛、畏光、流泪，视力下降，口苦咽干；火热灼津，故小便黄，大便秘结；舌质红，舌苔黄腻，脉滑数，均为肝胆湿热之候。加味龙胆泻肝汤方中，龙胆大苦大寒，为泻肝胆之要药；黄芩、栀子清热降火；车前子、泽泻、木通清利湿热；当归、生地黄和血养阴，以防苦寒化燥伤阴；柴胡引药入肝；羌活、防风祛风止痛；蒲公英、石膏，以清热解毒；大黄通便泻热；甘草调和诸药。方中泻中有补，利中有滋，降中寓升，祛邪而不伤中，泻火而不伐胃，使火降热清，湿浊得利，循经所发之症皆可痊愈。交感性眼炎是最严重的眼病，稍有不慎，可招致双眼失明，治疗除中医辨证论治外，应结合西药，散瞳、激素、抗炎等局部治疗，激素可局部及全身用药，用激素药剂量要足，逐渐减量，维持时间要长，以防过早停药后眼病复发。

【病案2】 邹某，男，45岁，工人。门诊病例。

初诊（1980年10月4日）：右眼外伤视力下降2个月，左眼畏光流泪，视力下降2日。右眼2个月前因眼内异物取术后，一直红痛，左眼10月2日开始红痛流泪，视力下降；汗出、口渴。

检查：视力右眼0.1，左眼0.3。右眼白睛混赤，黑睛从4点到8点横贯灰白色瘢痕，神水不清，黄仁呈泥土色，瞳神变形，不规则。左眼抱轮红赤，黄仁肿胀，瞳孔小。舌质红，舌黄，脉洪。

西医诊断：交感性眼炎（右眼诱发眼、左眼交感眼）。

中医诊断：①物损真睛（右眼）；②瞳神紧小（双眼）。

辨证：阳明热炽证。

治法：清热生津。

主方：通脾泻胃汤（《审视瑶函》）加减。

处方：麦冬10 g，茺蔚子10 g，知母10 g，玄参10 g，车前子10 g[包煎]，石膏30 g[打碎先煎]，防风10 g，黄芩10 g，天冬10 g，大黄10 g[后下]，羌活10 g，蒲公英15 g，金银花10 g。3剂，每日1剂，取头煎、二煎药汁混合，分2次温服。

外治：双眼球后注射醋酸泼尼松注射液各0.3 mL；1％硫酸阿托品滴眼液，滴双眼，每次1滴，每日3次；0.5％醋酸可的松滴眼液，滴双眼，每日4次。

西药：醋酸泼尼松片，口服，每次40 mg，早餐后顿服，随病情好转，逐渐减量。

二诊（1980 年 10 月 7 日）：双眼视物较明，畏光流泪减轻。检查：视力右眼手动/眼前，左眼 0.4。双眼红赤减轻，左眼瞳孔药物性散大。舌质红，苔黄，脉滑数。原方继服 5 剂。

三诊（1980 年 10 月 12 日）：大便已通畅，双眼畏光减轻，左眼视物较明。检查：视力右眼手动/眼前，左眼 0.6。双眼红赤明显减轻，左眼瞳孔药物性散大。舌质红，舌苔黄，脉滑数。原方去大黄，再服 7 剂。醋酸泼尼松片，改为 1 次 35 mg，早餐后顿服。

四诊至十诊（1980 年 10 月 19 日至 1980 年 12 月 2 日）：依上方增减服药 42 剂，口服醋酸泼尼松片，每周减量 5 mg，现每日量仅 10 mg。双眼无红赤。检查视力右眼 0.1，左眼 0.6。停 1％硫酸阿托品滴眼液，0.5％醋酸可的松滴眼液改为每日滴双眼 2 次。

按语 眼球外伤后，邪毒乘虚而入，郁而化热，气火上逆，蒙蔽清窍，故眼痛、畏光、流泪，视力下降；汗出、口渴，火热灼津，故小便黄，大便秘结；舌质红，舌苔黄，脉洪均为阳明热炽之候。通脾泻胃汤加减方中，方取诸品清热泻火，使不上熏，则目疾自除；而防风一味，独以祛风者治火，火动风生，祛风则火势自熄；茺蔚子一味，又以利湿者清热，湿蒸热遏，利湿则热气自消。交感性眼炎一症极为凶险，宜早发现、早治疗。除中医辨证论治外，配合激素、散瞳很有必要，既可提高疗效，又能防止瞳神干缺。

三十四、特发性葡萄膜大脑炎

特发性葡萄膜大脑炎又称 Vogt - 小柳原田综合征，是一种累及全身多器官系统，如眼、耳、皮肤和脑膜的综合征。本病主要表现为双眼弥漫性渗出性葡萄膜炎，同时伴有头痛、耳鸣、颈强直，以及白发、脱发、皮肤白癜风等皮肤损害。若以前葡萄膜炎为主者，称 Vogt-小柳综合征，属于中医学"瞳神紧小""瞳神干缺"范畴；若表现以后葡萄膜炎为主者，称原田综合征，属于中医学"视瞻昏渺""云雾移睛"范畴。

中医学认为本病多因风湿热邪，上犯清窍；或肝胆火炽，上攻于目；或肝肾阴虚，虚火上炎所致。

（一）治疗原则

中医以辨证论治，以疏风清热除湿，清泻肝胆，滋阴降火为主，可配合西医激素、散瞳等治疗。

1. 辨证论治

（1）风湿夹热证　证候：病初起，发热恶风，头目疼痛，视力下降，抱轮红赤，黑睛后壁有尘状沉着物，神水混浊，瞳神缩小，或视衣水肿，黄白色渗出；舌质红，苔黄腻，脉濡数或滑数。治法：疏风清热除湿。方剂：除湿汤（《秘传眼科纂要》）加减。连翘 10 g，滑石 10 g[包煎]，车前子 10 g[包煎]，枳壳 5 g，黄芩 10 g，黄连 5 g，木通 5 g，甘草 5 g，陈皮 5 g，茯苓 10 g，防风 10 g，荆芥 10 g。加减：若热重于湿，加栀子 10 g，金银花 10 g，蒲公英 10 g，以清热解毒；若湿重于热，加猪苓 10 g，泽泻 10 g，利湿清热；若目赤痛较甚，加牡丹皮 10 g，赤芍 10 g，茺蔚子 10 g，凉血散瘀通络。

（2）肝胆火炽证　证候：视力急剧下降，或视物变形，神膏混浊，眼底视盘充血，视衣水肿，有黄白色渗出；或兼有头痛耳鸣，胸胁闷胀，夜寐不安，口苦咽干，小便黄赤；舌红苔黄，脉弦数。治法：清泻肝胆。方剂：龙胆泻肝汤（《医方集解》）加减。药物：龙胆 10 g，黄芩 10 g，栀子 10 g，泽泻 10 g，木通 10 g，当归 10 g，生地黄 10 g，柴胡 10 g，甘草 5 g，车前子

10 g$^{[包煎]}$。加减。若头痛耳鸣较甚，加石决明 10 g$^{[先煎]}$，夏枯草 10 g，以清肝泻火；若神膏混浊，及视衣水肿较甚，加淡竹叶 10 g，通草 5 g，以清热利湿。

（3）阴虚火旺证　证候：眼内干涩不适，视力下降或视物变形，眼底呈晚霞样改变，黄斑色素紊乱，中心凹光反射不清，毛发变白或脱发，手足或面部皮肤散在性白斑；兼有心烦失眠，头晕耳鸣；舌红少苔，脉弦细数。治法：滋阴降火。方剂：滋阴降火汤（《审视瑶函》）加减。药物：当归 10 g，川芎 5 g，生地黄 10 g，熟地黄 10 g，黄柏 10 g，知母 10 g，麦冬 10 g，白芍 10 g，黄芩 10 g，柴胡 10 g，甘草 5 g。加减：若阴虚津伤，口干舌燥者，加沙参 10 g，天冬 10 g，养阴生津；视物昏蒙较甚，加桑椹 10 g，女贞子 10 g，以益精明目。

2. 其他治法

（1）药物熨敷　将内服方之药渣布包，在温度适宜时进行眼部药物熨敷，以利退赤止痛。

（2）滴滴眼液　①散瞳：是治疗本病重要而必不可少的措施，可用 1‰硫酸阿托品滴眼液滴眼。②糖皮质激素滴眼液：如 0.5‰醋酸可的松滴眼液或 0.075‰地塞米松滴眼液滴眼，必要时全身应用激素。③抗生素滴眼液：如 0.25‰氯霉素滴眼液，滴眼。

（二）预防与调护

1. 避免辛辣炙煿之品，戒烟酒，饮食宜清淡，以防助湿生热。

2. 外出可戴有色眼镜．避免光线刺激。

（三）病案举例

【病案 1】　王某，男，36 岁，干部。门诊病例。

初诊（1980 年 8 月 16 日）：双眼红痛视力下降 10 日，双眼畏光流泪，视力下降，伴发热，头痛耳鸣。

检查：视力右眼 0.5，左眼 0.6。双眼抱轮红赤，黑睛后壁有尘状沉着物，神水混浊，瞳神缩小，视衣水肿，黄白色渗出；左侧颈部皮肤有两块 10 mm 大小白斑；舌质红，苔黄腻，脉濡数。

西医诊断：特发性葡萄膜大脑炎（双眼）。

中医诊断：瞳神紧小（双眼）。

辨证：风湿夹热证。

治法：疏风清热除湿。

主方：除湿汤（《秘传眼科纂要》）加减。

处方：连翘 10 g，滑石 10 g[包煎]，车前子 10 g[包煎]，枳壳 5 g，黄芩 10 g，黄连 5 g，木通 5 g，甘草 5 g，陈皮 5 g，茯苓 10 g，防风 10 g，荆芥 10 g，栀子 10 g，金银花 10 g，蒲公英 10 g，牡丹皮 10 g，赤芍 10 g，茺蔚子 10 g。5 剂，每日 1 剂，取头煎、二煎药汁混合，分 2 次温服。

外治：①1％硫酸阿托品滴眼液，滴双眼，每次 1 滴，每日 2 次；②0.5％醋酸可的松滴眼液，滴双眼，每日 4 次。

西药：醋酸泼尼松片，口服，每次 40 mg，早餐后顿服，随病情好转，逐渐减量。

二诊（1980 年 8 月 21 日）：双眼视物较明，畏光流泪减轻。检查：视力右眼 0.6，左眼 0.8。双眼红赤减轻，双眼瞳孔药物性散大。舌质红，苔黄腻，脉濡数，原方继服 5 剂。

三诊至十诊（1980 年 8 月 26 日至 1980 年 10 月 2 日）：上方增减服药 35 剂，口服醋酸泼尼松片，每日量由 40 mg 递减至 10 mg。检查：视力右眼 0.8，左眼 0.8；双眼无红赤充血。停 1％硫酸阿托品滴眼液，0.5％醋酸可的松滴眼液，改为每日滴双眼 2 次。

按语 风湿与热邪相搏，风湿热邪黏滞重着，熏蒸肝胆，黄仁受损，视物模糊；湿热熏蒸肝胆，故抱轮红赤，神水混浊；舌质红，苔黄腻，脉濡数，均为风湿夹热之候。治宜疏风清热除湿。除湿汤加减方中，黄连、黄芩、连翘清热燥湿，兼以解毒，治目赤烂；滑石、木通、车前子清利湿热，使热从小便出；茯苓健脾祛湿；荆芥、防风散风清头目，止目痒；枳壳、陈皮、甘草健脾理气逐湿。加栀子、金银花、蒲公英，以清热解毒；加牡丹皮、赤芍、茺蔚子，以凉血散瘀通络。全方共奏散风清热利湿之功，配合西药散瞳、激素等治疗，既可防止瞳神干缺，又能提高疗效。

【病案 2】 甘某，男，38 岁，工人。门诊病例。

初诊（1980 年 10 月 8 日）：双眼视力急剧下降 15 日，伴头痛耳鸣，胸胁闷胀，夜寐不安，口苦咽干，小便黄赤。

检查：视力右眼 0.3，左眼 0.3。双眼白睛混赤，神膏混浊，眼底视盘充血，视衣水肿，有黄白色渗出；舌红苔黄，脉弦数。

西医诊断：特发性葡萄膜大脑炎（双眼）。

中医诊断：瞳神紧小（双眼）。

辨证：肝胆火炽证。

治法：清泻肝胆。

主方：龙胆泻肝汤（《医方集解》）加减。

处方：龙胆 10 g，黄芩 10 g，栀子 10 g，泽泻 10 g，木通 10 g，当归 10 g，生地黄 10 g，柴胡 10 g，甘草 5 g，车前子 10 g[包煎]，石决明 10 g[先煎]，夏枯草 10 g。5 剂，每日 1 剂，取头煎、二煎药汁混合，分 2 次温服。

西药：醋酸泼尼松片，口服，每次 40 mg，早餐后顿服，随病情好转，逐渐减量。

外治：①1%硫酸阿托品滴眼液，滴双眼，每次 1 滴，每日

2 次；②0.5％醋酸可的松滴眼液，滴双眼，每日 4 次。

二诊（1980 年 10 月 13 日）：双眼视物较明，畏光流泪减轻。检查：视力右眼 0.3，左眼 0.4。双眼红赤减轻，双眼瞳孔药物性散大。舌质红，苔黄腻，脉濡数。原方继服 5 剂。

三诊至十诊（1980 年 10 月 18 日至 1980 年 11 月 23 日）：上方增减服药 35 剂，双眼视物较明，但眼内明显干涩不适。检查：视力右眼 0.6，左眼 0.6，双眼底呈晚霞样改变，黄斑色素紊乱，中心凹光反射不清，毛发变白兼脱发，心烦失眠，头晕耳鸣；舌红少苔，脉弦细数。证转阴虚火旺，改治法：滋阴降火。主方：滋阴降火汤（《审视瑶函》）加减。处方：当归 10 g，川芎 5 g，生地黄 10 g，熟地黄 10 g，黄柏 10 g，知母 10 g，麦冬 10 g，白芍 10 g，黄芩 10 g，柴胡 10 g，甘草 5 g，沙参 10 g，天冬 10 g，牡丹皮 10 g，桑椹 10 g，女贞子 10 g。加减增服 50 剂而安。

按语 肝胆火炽，上攻于目，故白睛混赤，神膏混浊，眼底视盘充血，视衣水肿，黄白色渗出，视力下降；头痛耳鸣，胸胁闷胀，夜寐不安，口苦咽干，小便黄赤。舌红苔黄，脉弦数，均为肝胆火炽之象。治宜清泻肝胆。龙胆泻肝汤（《医方集解》）加减方中，龙胆大苦大寒，上泻肝胆实火，下清下焦湿热，为君药。黄芩、栀子具有苦寒泻火之功，配伍龙胆，为臣药。泽泻、木通、车前子清热利湿，使湿热从水道排出；肝主藏血，肝经有热，本易耗伤阴血，加用苦寒燥湿，再耗其阴，故用生地黄、当归滋阴养血，以使标本兼顾，石决明、夏枯草清肝明目，共为佐药。用柴胡，是为引诸药入肝胆而设，甘草有调和诸药之效，为使药。配合西药散瞳、激素等治疗。后转阴虚火旺之候，改服滋阴降火汤加减，方中熟地黄、当归、白芍、川芎为四物汤，能补养肝血，滋养肝阴；生地黄与熟地黄相配，牡丹皮、麦冬、沙参、天冬与甘草配伍，能清润滋阴，生津增液；知母、黄柏、黄芩降火滋阴；桑椹、女贞子益精明目；柴胡调理肝气。全方以滋阴为主降火为辅，阴足水自升，水升火自降。配合激素、散瞳等治疗，疗效显著。

三十五、贝赫切特综合征

贝赫切特综合征是一种以葡萄膜炎、口腔溃疡、皮肤损害和生殖器溃疡为特征的多系统受累的疾病。中医学称狐惑病，又可归瞳神紧小、瞳神干缺、黄液上冲、视瞻昏渺、云雾移睛等范畴。本病多见于青壮年男性，病程较长，缠绵难愈。

中医学认为本病多因心脾湿热，熏蒸于目；或肝胆湿热，上攻于目；或肝肾阴虚，虚火上炎所致。

（一）治疗原则

由于本病病因病机复杂，中医辨证论治以清热利湿、清肝利胆、滋阴降火为主，可配合西医激素、散瞳等治疗。

1. 辨证论治

（1）**心脾湿热证** 目赤涩疼痛，视物模糊，抱轮红赤，黑睛后壁点状沉着物，神水混浊，黄液上冲，瞳神缩小；舌红苔黄腻，脉濡数。治法：清心泻脾利湿。方剂：竹叶泻经汤（《原机启微》）加减。药物：柴胡 10 g，栀子 10 g，羌活 10 g，升麻 5 g，炙甘草 5 g，赤芍 10 g，决明子 10 g，茯苓 10 g，车前子 10 g[包煎]，黄芩 10 g，黄连 5 g，大黄 10 g[后下]，竹叶 10 g，泽泻 10 g。加减：若眼病缠绵难愈，兼多形性皮肤病变，生殖器溃疡，为湿热壅盛，加苦参 10 g，地肤子 10 g，蛇床子 10 g，白鲜皮 10 g，以清热利湿；若心烦少寐，口舌糜烂，为心经热毒较甚，加木通 10 g，连翘 10 g，金银花 10 g，以清心解毒。

（2）**热毒炽盛证** 证候：目疼剧烈，视力急剧下降，黄液上冲；眼底视衣水肿，大量渗出、出血，视盘充血、水肿，兼口苦，咽干，大便秘结；舌红，苔黄厚，脉弦数。治法：清热利湿，解毒凉血。方剂：黄连解毒汤（《外台秘要》）合清营汤（《温病条辨》）加减。药物：，黄芩 10 g，黄柏 10 g，栀子 10 g，水牛角 30 g[先煎]，生地黄 15 g，玄参 10 g，竹叶心 6 g，麦冬 10 g，金银花 10 g，连翘 10 g，黄连 5 g，丹参 10 g。加减：若眼底出血者，加三七 3 g[研末冲服]，紫草 10 g，以活血化瘀。

（3）肝胆湿热证　证候：眼球疼痛，视物昏蒙，白睛混赤，黑睛后壁尘点状沉着物，神水混浊，黄液上冲，瞳神缩小；伴口苦咽干，口腔溃疡及生殖器溃疡，小便赤涩；舌红苔黄腻，脉弦数。治法：清肝利湿。方剂：龙胆泻肝汤（《医方集解》）加减。药物：龙胆 10 g，黄芩 10 g，栀子 10 g，泽泻 10 g，木通 10 g，当归 10 g，生地黄 10 g，柴胡 10 g，甘草 5 g，车前子 10 g[包煎]。加减：若肝火偏重者，加石决明 15 g[先煎]，夏枯草 10 g，青葙子 10 g[包煎]，以清肝泻火；若湿热偏盛者，加苍术 10 g，黄柏 10 g，土茯苓 10 g，萆薢 10 g，以清利湿热。

（4）阴虚火旺证　视物蒙昧不清，瞳神缩小或瞳神干缺，或眼底呈晚霞样改变；常伴有口腔溃疡、生殖器溃疡，时轻时重，反复发作，五心烦热，夜寐不安；舌红少苔，脉细数。治法：滋阴降火。方剂：知柏地黄丸（《医宗金鉴》）加减。药物：熟地黄 20 g，山茱萸 6 g，山药 12 g，知母 10 g，黄柏 10 g，泽泻 10 g，牡丹皮 10 g，茯苓 10 g。加减：若心烦失眠，加天冬 10 g，麦冬 10 g，首乌藤 10 g，以滋养安神；若视物昏蒙较重，加桑椹 10 g，女贞子 10 g，楮实子 10 g，以滋养肝肾，益精明目。

2. 其他治法

（1）药物熨敷　将内服方之药渣布包，在温度适宜时即可进行眼部药物熨敷，以退赤止痛。

（2）滴滴眼液　①散瞳剂：如 1% 硫酸阿托品滴眼液滴眼，

散瞳是治疗本病重要而必不可少的措施。②糖皮质激素滴眼液：如 0.5％醋酸可的松滴眼液或 0.075％地塞米松滴眼液滴眼，必要时全身应用激素。③抗生素滴眼液：如 0.25％氯霉素滴眼液，滴眼。

（二）预防与调护

1. 避免辛辣炙煿之品，戒烟酒，饮食宜清淡，以防助湿生热。

2. 外出可戴有色眼镜，避免光线刺激。

（三）病案举例

【病案 1】 易某，男，35 岁，干部。门诊病例。

初诊（1980 年 9 月 9 日）：双眼红痛、视力下降 7 日，双眼赤涩疼痛，视物模糊，近 2 年来常患复发性口腔溃疡，小便短赤。

检查：视力右眼 0.5，左眼 0.6。双眼睫状充血，黑睛后壁点状沉着物，神水混浊，黄液上冲，瞳神缩小；舌质红，苔黄腻，脉濡数。

西医诊断：贝赫切特综合征。

中医诊断：狐惑病。

辨证：心脾湿热证。

治法：清心泻脾利湿。

主方：竹叶泻经汤（《原机启微》）加减。

处方：柴胡 10 g，栀子 10 g，羌活 10 g，升麻 5 g，炙甘草 5 g，赤芍 10 g，决明子 10 g，茯苓 10 g，车前子 10 g[包煎]，黄芩 10 g，黄连 5 g，大黄 10 g[后下]，竹叶 10 g，泽泻 10 g，地肤子 10 g，蛇床子 10 g，白鲜皮 10 g，连翘 10 g，金银花 10 g。5 剂，每日 1 剂，取头煎、二煎药汁混合，分 2 次温服。

西药：醋酸泼尼松片，口服，每次 30 mg，早餐后顿服，随病情好转，逐渐减量。

外治：①1％硫酸阿托品滴眼液，滴双眼，每次 1 滴，每日 2 次；②0.5％醋酸可的松滴眼液，滴双眼，每日 4 次。

二诊（1980 年 9 月 14 日）：便通症减，双眼红赤减轻，双眼瞳孔药物性散大。舌质红，苔黄腻，脉濡数。原方去大黄，继服 5 剂。

三诊至八诊（1980 年 9 月 19 日至 1980 年 10 月 14 日）：依上方增减服药 25 剂；醋酸泼尼松片，每日口服量由 30 mg 递减至 10 mg。检查视力右眼 0.8，左眼 0.8；双眼无红赤，黑睛后壁点状沉着物消失，神水变清。停 1％硫酸阿托品滴眼液，0.5％醋酸可的松滴眼液改为每日滴双眼 2 次。

按语　心脾湿热，熏蒸于目，故眼赤涩疼痛，视物模糊；湿热熏蒸口腔，则口腔溃疡；湿热下注，则小便黄赤；舌质红，苔黄腻，脉濡数，均为心脾湿热之候。治宜清心泻脾利湿。竹叶泻经汤方中，黄连、栀子、黄芩、大黄清心降火，解毒消肿；决明子、羌活、柴胡、升麻疏风散热，退红消肿；赤芍凉血活血，行滞散结；泽泻、茯苓、车前子、竹叶利尿渗湿，导热下行；地肤子、蛇床子、白鲜皮以清热利湿；金银花、连翘以清心解毒；炙甘草和胃调中。配合激素及局部滴滴眼液治疗，疗效颇佳。

【病案 2】　李某，男，38 岁，农民。门诊病例。

初诊（1980 年 8 月 15 日）：右眼红痛视力急剧下降 5 日，口苦，咽干，大便秘结；近 2 年来常患口腔溃疡和生殖器溃疡。

检查：视力右眼 0.2，左眼 1.0。右眼睫状充血，神水混浊，黄液上冲，瞳神缩小；舌红，苔黄厚，脉弦数。

西医诊断：贝赫切特综合征。

中医诊断：狐惑病。

辨证：热毒炽盛证。

治法：清热利湿，解毒凉血。

主方：黄连解毒汤（《外台秘要》）合清营汤（《温病条辨》）加减。

处方：黄连 5 g，黄芩 10 g，黄柏 10 g，栀子 10 g，水牛角 30 g[先煎]，生地黄 15 g，玄参 10 g，竹叶 6 g，麦冬 10 g，金银花 10 g，连翘 10 g，丹参 10 g，大黄 10 g[后下]，石膏 15 g。5 剂，每日 1 剂，取头煎、二煎药汁混合，分 2 次温服。

西药：醋酸泼尼松片，口服，每次 30 mg，早餐后顿服，随病情好转，逐渐减量。

外治：①1％硫酸阿托品滴眼液，滴患眼，每次 1 滴，每日 2 次；②0.5％醋酸可的松滴眼液，滴患眼，每日 4 次。

二诊（1980 年 8 月 20 日）：便通症减，右眼红赤减轻，右眼瞳孔药物性散大，黄液上冲消失。舌红，苔黄厚，脉弦数。原方去大黄，继服 5 剂。

三诊至十诊（1980 年 8 月 25 日至 1980 年 9 月 29 日）：依上方增减服药 40 剂，口服醋酸泼尼松片，每日量由 30 mg 递减至 10 mg。检查：视力右眼 0.6，左眼 1.0；右眼无红赤充血。停 1％硫酸阿托品滴眼液，0.5％醋酸可的松滴眼液改为每日滴双眼 2 次。

按语　热毒炽盛，上攻于目，则赤痛剧烈，视物模糊；火热上发口腔，则口腔溃疡，口苦咽干；下发则生殖器溃疡；热灼伤津，则大便秘结，小便黄赤；舌质红，苔黄厚，脉弦数均为热毒炽盛之候。治法宜清热利湿，解毒凉血。黄连解毒汤方中，黄连清心火；黄芩清上焦之火；黄柏泻下焦之火；栀子清三焦之火，导热下行。清营汤方中，水牛角清解营分之热毒；生地黄凉血滋阴；麦冬、沙参、清热养阴生津；玄参滋阴降火解毒；金银花、连翘清热解毒；竹叶心、麦冬清心除烦；丹参清热凉血，活血散瘀；加大黄通腑泻热；石膏清阳明胃热。配合激素、散瞳等药物应用，既提高疗效，又能缩短病程。

【病案 3】 李某，男，44 岁，干部。门诊病例。

初诊（1980 年 10 月 7 日）：双眼反复红痛，视力下降 1 年。近 2 年双眼隐痛，常伴有口腔溃疡或生殖器溃疡，时轻时重，反复发作，五心烦热，夜寐不安。

检查：视力右眼 0.2，左眼 0.3。双眼白睛微红，瞳神干缺，眼底呈晚霞样改变；舌红少苔，脉细数。

西医诊断：贝赫切特综合征。

中医诊断：狐惑病。

辨证：阴虚火旺。

治法：滋阴降火。

主方：知柏地黄丸（《医宗金鉴》）加减。

处方：熟地黄 20 g，山茱萸 6 g，山药 12 g，知母 10 g，黄柏 10 g，泽泻 10 g，牡丹皮 10 g，茯苓 10 g，天冬 10 g，麦冬 10 g，首乌藤 10 g，桑椹 10 g，女贞子 10 g，楮实子 10 g。5 剂，每日 1 剂，取头煎、二煎药汁混合，分 2 次温服。

外治：①1％硫酸阿托品滴眼液，滴双眼，每日 2 次，1 次 1 滴；②0.5％醋酸可的松滴眼液，滴双眼，每日 4 次。

二诊（1980 年 10 月 12 日）：双眼视物较明。舌红少苔，脉细数，原方继服 5 剂。

三诊至十二诊（1980 年 10 月 17 日至 1980 年 12 月 2 日）：依上方增减服药 45 剂，检查：视力右眼 0.6，左眼 1.0；双眼无红赤充血，嘱服知柏地黄丸，1 次 9 g，每日 2 次。连服 3 个月，防止复发。

按语 久病伤阴，余邪不清，致热邪伤阴更甚，肝肾阴虚，清窍失灵，故见黄仁不泽，瞳神干缺；正邪相争，互有进退，故眼痛隐隐，口腔溃疡，生殖器溃疡，时轻时重，反复发作；五心烦热，夜寐不安及舌脉所见，均为阴虚有火之象。治宜滋阴降火。知柏地黄丸加减方中，重用熟地黄，为君药，滋阴补肾益精填髓。臣以知母、黄柏、山茱萸、山药补肾固精，益气养阴，而助熟地黄滋补肾阴；知母甘寒质润，清虚热，滋肾阴；黄柏苦寒，泻虚火，坚真阴，配合熟地黄以滋阴降火。佐以茯苓健脾渗湿；泽泻利水清热；牡丹皮清泄肝肾，三药合用，使补中有泻，补而不腻。加天冬、麦冬、首乌藤，以滋养心安神；加桑椹、女贞子、楮实子，以滋养肝肾，益精明目。诸药配合，共奏滋阴降火之功。

三十六、玻璃体混浊

玻璃体混浊是指患眼外观端好，自觉眼前有蚊蝇蛛丝或云雾样飘浮物的眼病。中医学称云雾移睛，又名蝇翅黑花、眼风黑花、飞蚊症等。可单眼或双眼发病，常眼外观端好，唯患者自见目外有如蝇蛇、旗（旌）旆、蛱蝶、条环等状之物，色或青黑粉白微黄者，在眼外空中飞扬缭乱，仰视则上，俯视则下。

中医学认为本病多因肝肾亏损，气血亏虚，目窍失养；或湿热蕴蒸，郁久化热，湿热浊气上泛，目中清纯之气被扰；或气滞血瘀，血溢络外，滞于神膏所致。

（一）治疗原则

本病主要由肝肾亏损、气血亏虚或湿热蕴蒸或气滞血瘀所致。故祛邪常从除痰湿、消瘀滞着手；扶正多以补肝肾、养精血为主。至于引起本病之原发病尚未控制者，应着重治疗原发病。

1. 辨证论治

（1）肝肾亏损证　证候：眼前黑影飘动，如蚊翅，如环状、半环状，或伴闪光感，可伴近视，视物昏蒙，眼干涩，易疲劳；

全身可见头晕耳鸣，腰酸遗泄；舌红，苔薄，脉细。治法：补益肝肾。方剂：明目地黄丸（《审视瑶函》）加减。药物：熟地黄15 g，生地黄15 g，山药10 g，泽泻10 g，山茱萸5 g，牡丹皮10 g，柴胡10 g，茯神10 g，当归10 g，五味子5 g。加减：若玻璃体混浊较重，酌加牛膝10 g，丹参10 g，以助补肝肾、养血活血；虚火伤络者，加知母10 g，黄柏10 g，墨旱莲10 g，以养阴清热凉血。

（2）气血亏虚证　证候：自觉视物昏花，眼前黑影飘动，时隐时现，不耐久视，睛珠涩痛；全身症见面白无华，头晕心悸，少气懒言；唇淡舌嫩，脉细弱。治法：益气补血。方剂：八珍汤（《正体类要》）加减。药物：人参10 g，白术10 g，茯苓10 g，当归10 g，川芎5 g，白芍10 g，熟地黄15 g，炙甘草6 g，生姜3片，大枣5枚。或芎归补血汤（《原机启微》）加减。药物：川芎10 g，当归10 g，熟地黄15 g，生地黄10 g，牛膝10 g，白芍10 g，炙甘草5 g，白术10 g，防风10 g，天冬10 g。八珍汤气血双补，适用于眼前黑影飘动，视物昏花，不耐久视之气血两亏者；芎归补血汤重在养血滋阴且清虚热，适用于眼前黑影飘动，时隐时现，睛珠涩痛之血虚生内热者。加减：气虚甚者加黄芪15 g，以助补气。

（3）湿热蕴蒸证　证候：自觉眼前黑影浮动，多呈尘状、絮状混浊，视物昏蒙；胸闷纳呆，或头重、神疲；苔黄腻，脉滑。治法：宣化畅中，清热除湿。方剂：三仁汤（《温病条辨》）加减。药物：苦杏仁10 g，滑石10 g[包煎]，通草5 g，豆蔻3 g[后下]，竹叶5 g，厚朴5 g，薏苡仁10 g，半夏10 g。加减：食少纳呆者，加白术10 g，山药10 g，白扁豆10 g，以健脾益气；混浊呈絮状者，加苍术10 g，浙贝母10 g，以健脾燥湿化痰；心烦口苦，苔黄腻者，加黄芩10 g，栀子10 g，车前子

10 g[包煎]，以助清热除湿。

（4）气滞血瘀证　证候：自觉眼前黑花，呈絮状、块状红色混浊，视力不同程度下降；或有情志不舒，胸胁胀痛；舌有瘀斑，脉弦涩。治法：行气活血。方剂：血府逐瘀汤（《医林改错》）加减。药物：桃仁 10 g，红花 5 g，当归 10 g，生地黄 15 g，川芎 5 g，赤芍 10 g，牛膝 10 g，桔梗 10 g，柴胡 10 g，枳壳 10 g，甘草 5 g。加减：混浊物鲜红者，宜去桃仁、红花，加生蒲黄 10 g，三七 3 g[研末冲服]，以止血化瘀；混浊物呈灰白色者，可加三棱 10 g，莪术 10 g，鳖甲 10 g[先煎]，牡蛎 10 g[先煎]，以助化瘀散结；久瘀伤正，应选加黄芪 10 g，党参 10 g，以扶正祛瘀。

2. 其他治法　针刺疗法：眼周选穴攒竹、鱼腰、丝竹空、阳白、瞳子髎、睛明，双侧取穴，每次取 2～3 穴即可；全身选穴气海、关元、中脘、水分，患侧取穴。合谷、足三里、阳陵泉、养老，双侧取穴。每次取 6～8 穴。应长期坚持治疗。

（二）预防与调护

1. 情志调畅，避免急躁、沮丧。并向患者说明病情。

2. 高度近视者，应避免过用目力和头部震动。

3. 出血引起者，饮食宜清淡，少食辛辣炙煿之品。

（三）病案举例

【病案 1】　顾某，男，39 岁，编辑。门诊病例。

初诊（1980 年 9 月 18 日）：双眼前黑影飘动 1 年。患者从事文字工作，经常熬夜，原有高度近视，近一年来眼前出现如蚊翅、如环状黑影，并伴闪光感，视物昏蒙，眼干涩，易疲劳；头晕耳鸣，腰酸早泄。

检查：视力右眼 0.1，左眼 0.1。双眼矫正视力均为 0.4。双眼外观如常。神膏内可见细尘状混浊飘浮，视盘脉络膜近视环，视网膜豹纹状眼底；舌红，苔薄，脉细。

西医诊断：①玻璃体混浊（双眼）；②高度近视（双眼）。

中医诊断：①云雾移睛（双眼）；②能近怯远（双眼）。

辨证：肝肾亏损证。

治法：补益肝肾。

主方：明目地黄丸（《审视瑶函》）加减。

处方：熟地黄 15 g，生地黄 15 g，山药 10 g，泽泻 10 g，山茱萸 5 g，牡丹皮 10 g，柴胡 10 g，茯神 10 g，当归 10 g，五味子 5 g，牛膝 10 g，丹参 10 g。7 剂，每日 1 剂，取头煎、二煎药汁混合，分 2 次温服。

针刺疗法：眼周选穴攒竹、鱼腰、丝竹空、阳白、瞳子髎、睛明，双侧取穴，每次取 2～3 穴。全身穴选气海、关元、中脘、水分，患侧取穴；合谷、足三里、阳陵泉、养老，双侧取穴。每次取 6～8 穴，长期坚持治疗。

二诊至十二诊（1980 年 9 月 25 日至 1980 年 12 月 4 日）：增减服药 70 剂，双眼前黑影渐少或有或无。检查矫正视力右眼0.6，左眼 0.8。嘱服杞菊地黄丸，每次 9 g，每日 2 次。连服 3 个月，以巩固疗效。

按语 隋·巢元方《诸病源候论》：“凡目病，若肝气不足，兼胸膈风痰劳热，则目不能远视，视物则茫茫漠漠也，若心气虚，亦令目茫茫，或恶见火光，视见蜚蝇黄黑也。”即目病肝气不足可使视力下降，眼前小飞虫或蝇样黑影。其后，历代医书有“眼见黑花”“云雾移睛”“飞蚊症”等记载。本案为肝肾两亏，精血虚衰，神膏失养，故见眼前黑影飘动；神光衰微，故伴近视，视物昏蒙；全身症状及舌脉均为肝肾亏损之候。治宜补益肝肾。明目地黄丸是《审视瑶函》方：“精生气，气生神，故肾精一虚，则阳光独治。阳光独治，则壮火食气，无以生神，令人目暗不明。"王冰:"壮水之主,以制阳光。"故用生熟地黄、山茱萸、五味子、当归、牡丹皮、泽泻味厚之属,以滋阴养肾,滋阴则火自降,养肾则精自生。乃山药者所以益脾而培万物之母;茯神者,所以养神而生明照之精;柴胡者,所以升阳而致神明之气入精之窠也。孙思邈:"中年之后,有目疾者,宜补不宜泻。可谓开世之蒙矣。"加牛膝、丹参,以助补肝肾、养血活血。配合针刺,收到良好效果。

【病案 2】 任某,女,29 岁,干部。门诊病例。

初诊(1980 年 9 月 25 日):双眼前黑影飘动 5 个月。患者原有高度近视,5 个月前生小孩后,坐月时看书时间较长,自觉视物昏花,双眼前见黑影飘动,时隐时现,不耐久视,睛珠涩痛;全身症见面白无华,头晕心悸,少气懒言。

检查:视力右眼 0.06,左眼 0.1,双眼矫正视力均为 0.5。双眼外观如常。神膏内可见絮状混浊飘浮,视盘脉络膜近视环,视网膜豹纹状眼底;舌嫩,脉细弱。

西医诊断:①玻璃体混浊(双眼);②高度近视(双眼)。

中医诊断:①云雾移睛(双眼);②能近怯远(双眼)。

辨证:气血亏虚证。

治法:益气补血。

主方:八珍汤(《正体类要》)加减。

处方:党参 10 g,白术 10 g,茯苓 10 g,当归 10 g,川芎 5 g,白芍 10 g,熟地黄 15 g,炙甘草 6 g,生姜 3 片,大枣 5 枚,黄芪 15 g。7 剂,每日 1 剂,取头煎、二煎药汁混合,分 2 次温服。

二诊至十二诊(1980 年 10 月 2 日至 1980 年 12 月 11 日):增减服药 70 剂,双眼前黑影渐少。检查矫正视力右眼 0.6,左眼 0.8。嘱服十全大补丸,每次 9 g,每日 2 次。连服 2 个月,以巩固疗效。

按语 产后气血亏损，气虚不能生血，血虚不能化气，神膏失于濡养，故眼前黑影飘动，不耐久视，睛珠涩痛；全身症状及舌脉均为气血亏虚之候。治宜益气补血。八珍汤加减方中，党参与熟地黄相配，益气养血，共为君药；白术、茯苓健脾渗湿，助党参益气补脾；当归、白芍养血和营，助熟地黄滋养心肝，均为臣药；川芎为佐，活血行气，使熟地黄、当归、白芍补而不滞；炙甘草为使，益气和中，调和诸药。全方八药，实为四君子汤和四物汤的复方。用法中加入姜、枣为引，调和脾胃，以资生气血，亦为佐使之用。见其气虚，加黄芪以助补气。

【病案 3】 文某，男，45 岁，干部。门诊病例。

初诊（1980 年 8 月 20 日）：右眼前黑影飘动 1 个月。患者自觉眼前黑影浮动，视物昏蒙；形体肥胖，素嗜肥甘，胸闷纳呆，头重。

检查：视力右眼 0.8，左眼 1.2。右眼外观如常，神膏内可见絮状混浊飘浮，舌质红，苔黄腻，脉滑。

西医诊断：玻璃体混浊（右眼）。

中医诊断：云雾移睛（右眼）。

辨证：湿热蕴蒸证。

治法：宣化畅中，清热除湿。

主方：三仁汤（《温病条辨》）加减。

处方：苦杏仁 10 g，滑石 10 g[包煎]，通草 5 g，豆蔻 3 g[后下]，竹叶 5 g，厚朴 5 g，薏苡仁 10 g，法半夏 10 g，白术 10 g，山药 10 g，白扁豆 10 g，苍术 10 g，浙贝母 10 g。7 剂，每日 1 剂，取头煎、二煎药汁混合，分 2 次温服。

二诊至八诊（1980 年 8 月 27 日至 1980 年 10 月 7 日）：增减服药 42 剂，右眼前黑影消失。检查矫正视力右眼 1.0，左眼1.2。

按语 患者形体肥胖，素嗜肥甘，脾胃湿热内蕴，浊邪上泛，故眼前黑影为尘絮状，视物昏蒙；头重，苔黄腻，脉滑为湿热蕴蒸之候。

治宜宣化畅中，清热除湿。三仁汤加减方中，苦杏仁宣利肺气以化湿，豆蔻芳香行气化湿，薏苡仁甘淡渗湿健脾；法半夏、厚朴辛开苦降，行气化湿；佐以滑石、通草、竹叶甘寒渗湿，清利下焦。诸药合用，宣上、畅中、渗下，使气机调畅，湿热从三焦分消。加白术、山药、白扁豆以健脾益气；加苍术、浙贝母，以健脾燥湿化痰。药证相符，故诸症悉除。

三十七、视网膜动脉阻塞

视网膜动脉阻塞是指患眼外观正常，猝然一眼或双眼视力急剧下降，视衣可见典型的缺血性改变为特征的致盲眼病。中医学称暴盲，又名落气眼，彭清华主编的《中医眼科学》称之为"络阻暴盲"。本病发病急骤，多为单眼发病，以中老年多见，无性别差异，多数患者伴有高血压等心脑血管疾病。

中医学认为本病多因忿怒暴悖，气机逆乱，气血上壅，血络瘀阻；或偏食肥甘燥腻，或恣酒嗜辣，痰热内生，血脉闭塞；或年老阴亏，肝肾不足，肝阳上亢，气血并逆，瘀滞脉络；或心气亏虚，推动乏力，血行滞缓，血脉瘀塞等原因所致。

（一）治疗原则

本病为眼科急重症，抢救应尽早、尽快，治疗原则以疏通血脉为要，兼顾脏腑之虚实。辅以益气、行气。

1. 辨证论治

（1）气血瘀阻证　证候：眼外观端好，骤然盲无所见，视网膜呈乳白色半透明混浊、水肿，以后极部为甚，黄斑区可透见脉络膜红色背景，呈樱桃红色；急躁易怒，胸胁胀满，头痛眼胀；舌有瘀点，脉弦或涩。治法：行气活血，通窍明目。方剂：通窍活血汤（《医林改错》）加减。药物：川芎3g，赤芍3g，桃仁10g，红花5g，老葱3根，鲜生姜10g，大枣7枚，麝香0.16g[绢包]，黄酒250g。加减：失眠者加首乌藤10g，酸枣仁10g，以宁心安神；胸胁胀满甚者，加郁金10g，青皮10g，以行气解郁；视网膜水肿甚者，加车前子10g[包煎]，泽兰10g，益母草10g，以活血化瘀、利水消肿；头昏痛者，加天麻10g，牛膝10g，以平肝、引血下行。

（2）痰热上壅证　证候：起病急，视力骤降，视网膜呈乳白色半透明混浊、水肿，以后极部为甚，黄斑区可透见脉络膜红色背景，呈樱桃红色；形体多较胖，头眩而重，胸闷烦躁，食少恶心，口苦痰稠；舌苔黄腻，脉弦滑。治法：涤痰通络，活血开窍。方剂：涤痰汤（《济生方》）。加减。药物：制南星5g，制半夏10g，炒枳实10g，茯苓15g，橘红5g，石菖蒲6g，人参5g，竹茹5g，甘草5g，生姜5片。加减：方中加地龙5g，川芎10g，郁金10g，牛膝10g，泽兰10g，以助活血通络开窍之力；若热邪较甚，方中去人参、生姜，加黄连5g，黄芩10g，以清热涤痰。

（3）肝阳上亢证　证候：视力突然下降，视网膜呈乳白色半透明混浊、水肿，以后极部为甚，黄斑区可透见脉络膜红色背景，呈樱桃红色；目干涩；头痛眼胀或眩晕时作，急躁易怒，面赤烘热，心悸健忘，失眠多梦，口苦咽干；脉弦细或数。治法：滋阴潜阳，活血通络。方剂：天麻钩藤饮（《中医内科杂病证治新义》）加减。药物：天麻10g，钩藤12g[后下]，生石决明20g[先煎]，栀子10g，黄芩10g，川牛膝12g，杜仲10g，益母草10g，桑寄生10g，首乌藤10g，朱茯神15g。加减：加石菖蒲 10 g，丹参 10 g，地龙 5 g，川芎 5 g，以助通络活血；心悸健忘、失眠多梦者，加珍珠母 10 g，镇静安神；五心烦热者，加知母 10 g，黄柏 10 g，地骨皮 10 g，降虚火；视网膜水肿混浊明显者，加车前子 10 g[包煎]，泽兰 10 g，郁金 10 g，以活血利水。

（4）气虚血瘀证　证候：发病日久，视物昏蒙，动脉细而色淡红或呈白色线条状，视网膜水肿，视盘色淡白；或伴短气乏力，面色萎黄，倦怠懒言；舌淡有瘀斑，脉涩或结代。治法：补气养血，化瘀通脉。方剂：补阳还五汤（《医林改错》）加减。药物：黄芪 50 g，当归尾 10 g，赤芍 10 g，地龙 5 g，川芎 5 g，红花 5 g，桃仁 5 g。加减：心慌心悸，失眠多梦者，加酸枣仁 10 g，首乌藤 10 g，柏子仁 10 g，以养心宁神；视衣色淡者，加枸杞子 10 g，楮实子 10 g，菟丝子 10 g，女贞子 10 g，益肾明目；久病情志抑郁者，加柴胡 10 g，白芍 10 g，青皮 10 g，郁金 10 g，以疏肝解郁。

2. 其他治法

（1）急救治疗　①亚硝酸异戊酯 0.2 mL 吸入，每隔 1～2 小时再吸 1 次，连用 2～3 次。舌下含化三硝酸甘油酯片，每次 0.3～0.6 mg，每日 2～3 次。②球后注射妥拉苏林 12.5 mg 或硫酸阿托品 1 mg。③间歇性按摩眼球、前房穿刺、口服乙酰唑胺以降低眼压。④吸入 95% 氧及 5% 二氧化碳混合气体。

（2）针刺疗法　①组：主穴选睛明、风池、球后；配穴选外关、合谷、光明。②组：主穴选风池、大椎、攒竹；配穴选合谷、阳白、内关。③组：主穴选鱼腰、攒竹、球后；配穴选合谷、太冲、翳风。方法：各组穴位可轮流交替使用，每日 1 次，平补平泻，留针 20～30 分钟，远端配穴左右交替。经紧急处理后继续针刺治疗，可坚持 1～3 个月。

（二）预防与调护

1. 平素应保持心情愉快，避免恼怒、紧张及烦躁暴怒。

2. 饮食宜清淡，忌肥甘油腻之品及烟酒刺激之物。

3. 如一旦发现视力骤降时，应及时去医院诊治，以免延误病情。

（三）病案举例

【病案】 赵某，男，75岁，干部。门诊病例。

初诊（1980年9月15日）：左眼视力突然下降1日。患者于昨日上午发现左眼视力突然下降。伴头晕耳鸣，性情急躁易怒，失眠，有高血压病史10年。

检查：视力右眼0.6，左眼手动/眼前。散瞳查眼底：双眼晶状体轻度混浊，右眼视盘大小颜色正常，C/D＝0.3，A：V＝1：2，动静脉交叉可见压迹，黄斑亮点弱。左眼视盘边界稍模糊，颜色较浅，视网膜动脉纤细如线，静脉正常，A：V＝1：3，视网膜后极部呈乳白色混浊，愈到周边混浊程度愈轻，视盘与黄斑之间有小片状出血，黄斑樱桃红斑点。血压160/95 mmHg。舌质暗红，舌下有瘀点，脉弦。

西医诊断：①视网膜中央动脉阻塞（左眼）；②老年性白内障（双眼）；③高血压眼底动脉硬化（双眼）；④原发性高血压。

中医诊断：暴盲（左眼）。

辨证：气滞血瘀证。

治法：行气活血。

主方：通窍活血汤（《医林改错》）加减。

处方：赤芍10 g，桃仁10 g，红花5 g，川芎5 g，益母草10 g，丹参10 g，石决明30 g[先煎]，黄芪100 g，葛根30 g，地龙5 g，三七3 g[研末冲服]。3剂，每日1剂，取头煎、二煎药汁混合，分2次温服。

针刺疗法：主穴取睛明、风池、球后；配穴取外关、合谷、光明。每日1次，平补平泻，留针20～30分钟，远端配穴左右交替。

二诊（1980年9月18日）：自觉好转，左眼手动/眼前。舌质暗红，舌下有瘀点，脉弦，原方继服3剂。

三诊至十五诊（1980年9月21日至1980年10月24日）：原方增减共服药33剂，先后去川芎，加柴胡10 g，白芍10 g，郁金10 g，青皮10 g，以疏肝解郁，并配合针刺治疗，左眼视物较前清楚，头晕耳鸣已愈，睡眠正常。检查：视力右眼0.6，左眼0.05。散瞳查眼底：双眼晶状体轻度混浊，右眼视盘大小颜色正常，C/D=0.3，A：V=1：2，黄斑亮点可见；左眼视盘边界稍模糊，颜色淡，视网膜动脉纤细如线，静脉正常，A：V=1：3，视网膜后极部呈淡红，网膜小片状出血已吸收，黄斑较暗。血压138/85 mmHg。

按语 《抄本眼科》指出本病的病机为"元气下陷，阴气上升"。患者情志不舒，性情急躁，致肝郁气滞，或暴怒伤肝，致气血逆乱，上壅目窍，阻塞目中脉络，致目中脉络闭阻，故视网膜动脉纤细如线，视网膜后极部呈乳白色混浊，舌质暗红，舌下有瘀点，为气滞血瘀之候。通窍活血汤加减方中，赤芍、桃仁、红花、川芎、丹参、三七活血祛瘀；黄芪补气以行血；益母草活血利水；葛根、地龙通经活络，石决明平肝潜阳，清利头目。诸药合用，使瘀祛络通，气行脉畅。

三十八、视网膜静脉阻塞

视网膜静脉阻塞是指眼底脉络瘀阻，血不循经，溢于络外致视力突然下降的眼病。本病归属于中医学"暴盲"，彭清华主编的《中医眼科学》称之为"络瘀暴盲"。本病多为单眼发病，是导致中老年人视力障碍的常见瞳神疾病。

中医学认为本病多因情志内伤，肝气郁结，肝失调达，气滞血郁，血行不畅，瘀滞脉内，血溢络外；或肝肾阴亏，水不涵木，肝阳上亢，气血上逆，血不循经而外溢；过食肥甘厚味，痰湿内生，痰凝气滞，血脉瘀阻，血不循经，血溢脉外。

（一）治疗原则

因本病的基本病机是脉络瘀阻，血不循经，溢于目内；而阻塞是瘀，离经之血亦是瘀，故血瘀是其最突出的病机。治疗时应注意止血勿使留瘀，消瘀避免再出血，并积极治疗原发病。

1. 辨证论治

（1）气滞血瘀证　证候：眼外观端好，视力急降，眼底视网膜广泛火焰状出血，视网膜水肿，视网膜静脉扩张、迂曲，呈腊肠状；或某一静脉扩张、迂曲，远端分布区域视网膜水肿，散在出血；伴眼胀头痛，胸胁胀痛，或情志抑郁，食少嗳气；舌红有瘀斑，苔薄白，脉弦或涩等。治法：理气解郁，化瘀止血。方剂：血府逐瘀汤（《医林改错》）加减。药物：桃仁 12 g，红花 5 g，当归 10 g，生地黄 15 g，川芎 5 g，赤芍 10 g，牛膝 10 g，桔梗 10 g，柴胡 10 g，枳壳 10 g，甘草 5 g。加减：出血初期，舌红脉数者，宜去方中川芎、当归，加荆芥炭 10 g，血余炭 10 g，白茅根 10 g，大蓟 10 g，小蓟 10 g，以凉血止血；眼底出血较多，血色紫暗，加生蒲黄 10 g，茜草 10 g，三七 10 g，以化瘀止血；视盘充血水肿，视网膜水肿明显，为血不利化为水，宜加泽兰 10 g，益母草 10 g，车前子 10 g[包煎]，以活血利水；失眠多梦者，加珍珠母 10 g，首乌藤 10 g，以镇静安神。

（2）阴虚阳亢证　证候：眼外观端好，视力急降，眼底视网膜广泛火焰状出血，视网膜水肿，视网膜静脉扩张、迂曲，呈腊肠状；或某一静脉扩张、迂曲，远端分布区域视网膜水肿，散在出血；兼见头晕耳鸣，面热潮红，头重脚轻，失眠多梦，烦躁易怒，腰膝酸软；舌红少苔，脉弦细。治法：滋阴潜阳。方剂：镇肝息风汤（《医学衷中参西录》）加减。药物：怀牛膝 30 g，生赭石 30 g[先煎]，生龙骨 15 g[先煎]，生牡蛎 15 g[先煎]，生龟甲 15 g[先煎]，白芍 15 g，玄参 10 g，天冬 15 g，川楝子 5 g，生麦芽 5 g，茵陈 5 g，甘草 5 g。加减：潮热口干明显者，加生地黄 10 g，麦冬 10 g，知母 10 g，黄柏 10 g，以滋阴降火。

（3）痰瘀互结证　证候：眼症同前，或是病程较长，眼底水肿渗出明显，或有黄斑囊样水肿；形体肥胖，兼见头重眩晕，胸闷脘胀；舌苔腻或舌有瘀点，脉弦或滑。治法：清热除湿，化瘀通络。方剂：桃红四物汤（《医宗金鉴》）合温胆汤（《三因极一病证方论》）加减。药物：当归 10 g，川芎 6 g，白芍 10 g，熟地黄 10 g，桃仁 10 g，红花 5 g，法半夏 10 g，竹茹 10 g，枳实 10 g，陈皮 10 g，甘草 5 g，茯苓 10 g，生姜 5 片，大枣 1 枚。加减：若视网膜水肿、渗出明显者，加车前子 10 g[包煎]、益母草 10 g，泽兰 10 g，以利水化瘀消肿。

2. 其他治法　针刺疗法：眶周围穴位有睛明、球后、瞳子髎、承泣、攒竹、太阳等；远端穴有风池、合谷、内关、太冲、翳风、足三里、光明。每日选眶周穴 2 个，远端穴位 1 个，轮流使用，留针 15 分钟，或强刺激不留针，每日 1 次，10 次为 1 个疗程。

（二）预防与调护

1. 出血期间应适当休息，减少活动，取半坐卧位。

2. 饮食宜低盐、低脂肪、低胆固醇，以清淡、容易消化的饮食为主。忌辛辣煎炸之物及肥甘厚味腥发之品，戒烟慎酒。

3. 本病有可能反复性出血，应坚持长期治疗和观察，当病情反复时，勿急躁、悲观，忌忿怒，心情宜舒畅，积极配合治疗。

4. 注意有无高血压、高脂血症、糖尿病或心脑血管病等，消除可能发生本病的潜在因素。

（三）病案举例

【病案1】 谷某，男，60 岁，教师。门诊病例。

初诊（1980 年 9 月 25 日）：右眼视力突然下降 3 日。患者右眼于 9 月 22 日突然视力下降，伴眼胀头晕，胸胁胀痛，情志抑郁，有高血压病史 5 年。

检查：视力右眼 0.3，左眼 0.8。双眼外观正常。散瞳查眼底：右眼视盘颞上支静脉旁呈放射状出血，视网膜水肿，静脉迂曲扩张呈腊肠状，动脉变细，反光增强，A：V＝1：3，可见动静脉交叉征，黄斑部水肿。血压 175/100 mmHg。舌质暗红，边尖有瘀点，苔薄黄，脉弦。

西医诊断：视网膜静脉阻塞（右眼）。

中医诊断：暴盲（右眼）。

辨证：气滞血瘀证。

治法：理气活血。

方剂：血府逐瘀汤（《医林改错》）加减。

处方：桃仁 6 g，红花 3 g，当归 10 g，川芎 5 g，生地黄 15 g，赤芍 10 g，牛膝 10 g，桔梗 10 g，柴胡 10 g，枳壳 10 g，生蒲黄 10 g[包煎]，茜草 10 g，甘草 3 g。5 剂，每日 1 剂，取头煎、二煎药汁混合，分 2 次温服。

二诊（1980 年 9 月 30 日）：右眼视物变形明显，查黄斑部水肿较甚，原方去生蒲黄、茜草，加泽兰 10 g，益母草 10 g，以活血利水。继服 7 剂。

三诊（1980 年 10 月 7 日）：原方加三七粉 3 g[冲服]，以活血化瘀。继服 7 剂。

四诊至十二诊（1980年10月14日至1980年12月9日）：原方先后加黄芪20 g，丹参10 g，益气活血；加地龙5 g，路路通10 g，以疏通络脉，共服药56剂。视物较明，眼胀头晕，胸胁胀痛，情志抑郁，逐渐好转，血压控制在（135～145）mmHg/（85～90）mmHg。右眼底出血吸收，黄斑水肿消失。视力提高到右眼0.5，左眼0.8。

按语 情志不舒，肝郁气滞，日久化火，迫血妄行，血溢络外，神光遮蔽，故眼底出血，视力下降；肝气不疏，情志失调，则情志抑郁；气滞血瘀，脉络不畅，则眼胀头晕；舌质暗红，边尖有瘀点，苔薄黄，脉弦，均为气滞血瘀之候。血府逐瘀汤是清代王清任用于治疗胸中血府血瘀诸证之名方，由桃红四物汤（桃仁、红花、当归、川芎、生地黄、赤芍）合四逆散（柴胡、枳壳、甘草、赤芍）加桔梗、牛膝而成。方中以桃红四物汤活血化瘀而养血，防单纯化瘀之伤正；四逆散疏理肝气，使气行则血行；加桔梗引药上行达于胸中（血府）；牛膝能祛瘀血，通经脉，并有引瘀血下行的作用；桔梗与枳壳相配，一升一降，行气宽胸，有使气行血畅之功；加生蒲黄、茜草止血化瘀。诸药相合，构成理气活血之剂，以活血化瘀而不伤正、疏肝理气而不耗气为特点，达到理气活血、祛瘀止痛的功效。

【病案2】 王某，男，62岁，工人。门诊病例。

初诊（1980年8月25日）：右眼视力突然下降5日。素有高血压，头晕耳鸣，面热潮红，头重脚轻，失眠多梦，烦躁易怒，腰膝酸软。

检查：视力右眼0.2，左眼0.6。双眼外观正常。散瞳查眼底：右眼视盘边缘欠清，颞上、下支静脉充盈、迂曲，动脉变细，反光增强，A：V=1：3，可见动静脉交叉征，以视盘为中心颞侧视网膜呈放射状出血，黄斑水肿，中心凹光反射不清。血压 160/95 mmHg。舌质红，苔少，脉弦。

西医诊断：视网膜静脉阻塞（右眼）。

中医诊断：暴盲（右眼）。

辨证：肝阳上亢证。

治法：滋阴潜阳。

主方：镇肝息风汤（《医学衷中参西录》）加减。

处方：牛膝 30 g，生赭石 30 g[先煎]，生龙骨 15 g[先煎]，生牡蛎 15 g[先煎]，生龟甲 15 g[先煎]，白芍 15 g，玄参 10 g，天冬 15 g，川楝子 5 g，生麦芽 5 g，茵陈 5 g，甘草 5 g，知母 10 g，黄柏 10 g。7 剂，每日 1 剂，取头煎、二煎药汁混合，分 2 次温服。

二诊至十诊（1980 年 9 月 1 日至 1980 年 10 月 20 日）：原方先后加黄芪 20 g，丹参 10 g，益气活血；加地龙 5 g，路路通 10 g，以疏通络脉，共服药 49 剂。视物较明，眼胀头晕，胸胁胀痛，情志抑郁，逐渐好转，血压控制在（140~150）mmHg/（90~95）mmHg。视力提高到右眼 0.5，左眼 0.8；右眼底出血吸收。

按语 肝肾阴亏，阴不制阳，肝阳上亢，迫血妄行，血溢络外，神光被遏，故见眼底出血，视物模糊；头晕耳鸣，面热潮红等全身症状及舌脉均为阴虚阳亢之候。治宜：滋阴潜阳。镇肝息风汤加减方中，重用牛膝，降其上行之血（引血下行），并能滋养肝肾；赭石降其上逆之气，并能平肝潜阳，为主药。生龙骨、生牡蛎、生龟甲潜阳降逆，柔肝息风；玄参、天冬、白芍滋养阴液，柔润息风，共同协助主药以制阳亢，均为辅药。茵陈、川楝子协助主药以清泄肝阳之有余，茵陈与麦芽同用能疏畅肝气，有利于肝阳的平降。甘草和中，调和诸药，为佐使药。加知母、黄柏，以滋阴降火。诸药合用，则成镇肝息风，滋阴通络之功。

三十九、视网膜血管炎

视网膜血管炎旧称视网膜静脉周围炎，是指因眼底脉络受损出血致视力突然下降的眼病。本病归属于"暴盲"范畴，彭清华主编的《中医眼科学》称之为"络损暴盲"。本病多发于青壮年男性，双眼发病，是导致青壮年人失明最常见的瞳神疾病。

中医学认为本病多因心肝火旺，循经上攻目窍，灼伤脉络，血溢络外；或七情内郁，肝失疏泄，五志化火，火郁脉络，脉络受损，血溢络外；或瘀热伤阴，阴虚火旺，虚火上炎，灼伤脉络，血不循经而外溢。

（一）治疗原则

本病治疗应注意处理"热"与"瘀"的关系。出血之初，多为热重于瘀，宜凉血止血、佐以化瘀；出血中期，多为瘀重于热，宜活血化瘀、佐以凉血止血；病至后期，多属瘀热伤阴，宜滋阴凉血、佐以化瘀散结。

1. 辨证论治

（1）血热伤络证　证候：眼外观端好，视力急降，眼前黑影飘动，视网膜出血，静脉周围白鞘伴生、出血，玻璃体积血等；伴见心烦失眠，口舌生疮，小便短赤；舌红脉数。治法：清热凉血，止血活血。方剂：宁血汤（《中医眼科学》）加减。药物：生地黄 20 g，白茅根 15 g，白及 15 g，白蔹 15 g，阿胶 10 g[烊化兑服]，侧柏炭 10 g，白芍 10 g，仙鹤草 30 g，墨旱莲 30 g，栀子炭 10 g。加减：出血初期，舌红脉数者，宜加荆芥炭 10 g，大蓟 10 g，小蓟 10 g，以凉血止血；眼底出血较多，血色紫暗，加生蒲黄 10 g，茜草 10 g，郁金 10 g，以化瘀止血；视网膜水肿明显，为血不利化为水，宜加益母草 10 g，薏苡仁 10 g，车前子 10 g[包煎]，以活血利水。

（2）肝经郁热证　证候：眼症同前；伴见口苦咽干，烦躁易怒；舌红苔黄，脉弦数。治法：疏肝清热，凉血止血。方剂：丹栀逍遥散（《薛氏医案》）加减。药物：柴胡 10 g，白芍 10 g，当归 10 g，茯苓 10 g，白术 10 g，甘草 5 g，牡丹皮 6 g，栀子 6 g，煨生姜 3 g，薄荷 3 g[后下]。加减：出血初期，加赤芍 10 g，墨旱莲 10 g，茺蔚子 10 g，白茅根 10 g，以增凉血止血之力；失眠多梦者，加煅牡蛎 10 g[包煎]，首乌藤 10 g，以镇静安神。

（3）阴虚火旺证　证候：病情迁延，玻璃体积血反复发作；伴见头晕耳鸣，五心烦热，口干唇燥；舌质红，脉细数。治法：滋阴降火，凉血化瘀。方剂：滋阴降火汤（《审视瑶函》）加减。药物：当归 10 g，川芎 5 g，生地黄 10 g，熟地黄 10 g，黄柏 10 g，知母 10 g，麦冬 10 g，白芍 10 g，黄芩 10 g，柴胡 10 g，甘草 5 g。或知柏地黄丸（《医宗金鉴》）合二至丸（《医方集解》）加减。药物：知母 10 g，黄柏 10 g，熟地黄 20 g，山茱萸 6 g，山药 12 g，泽泻 10 g，牡丹皮 10 g，茯苓 10 g，墨旱莲 10 g，女贞子 10 g。加减：出血初期，宜加荆芥炭 10 g，白茅根 10 g，以凉血止血；反复发作者，可加浙贝母 10 g，昆布 10 g，以软坚散结。

2. 其他治法　针刺疗法：主穴选太阳、攒竹、风池、承泣。配穴选球后。每日 1 次，平补平泻，留针 20～30 分钟。

（二）预防与调护

1. 新鲜玻璃体积血者，应半卧位，使积血下沉。

2. 本病常反复性出血，应坚持长期治疗和观察。

3. 本病多为双眼发病，故对于一眼发生本病者，另一眼虽然视力正常，也应对双眼进行详细检查。

（三）病案举例

【病案 1】　蒋某，男，20 岁，演员。门诊病例。

初诊（1980年9月10日）：左眼眼前黑影，视力下降1日。患者于9月9日突然出现左眼前黑影，视力明显下降。伴心烦失眠，口舌生疮，小便短赤。

检查：视力右眼1.2，左眼0.3；散瞳查眼底：左眼玻璃体出血性混浊，模糊可见视网膜周边部静脉旁有白鞘，周边网膜有片状出血斑。舌质红，苔黄，脉数。

西医诊断：视网膜静脉周围炎（左眼）。

中医诊断：暴盲（左眼）。

辨证：血热伤络证。

治法：清热凉血，止血活血。

方剂：宁血汤（《中医眼科学》）加减。

处方：生地黄20 g，白茅根15 g，白及15 g，白蔹15 g，阿胶10 g[烊化兑服]，侧柏炭10 g，白芍10 g，仙鹤草30 g，墨旱莲30 g，栀子炭10 g，荆芥炭10 g，白茅根10 g，大蓟10 g，小蓟10 g。5剂，每日1剂，取头煎、二煎药汁混合，分2次温服。

二诊至十诊（1980年9月15日至1980年10月25日）：先后去荆芥炭、白茅根、大蓟、小蓟，加女贞子10 g，桑椹10 g，共服药40剂，左眼视物较前清楚，心烦失眠，口舌生疮，小便短赤等症状已愈。检查视力右眼1.2，左眼1.0；舌质红，苔薄黄，脉细数。嘱服知柏地黄丸，每日2次，每次9 g，以巩固疗效。

按语 心主血脉，诸脉属目，肝开窍于目，心肝火旺，循经上攻目窍，灼伤脉络，血溢络外，神光遮蔽，故视力急降，眼底出血；全身症状及舌脉均为血热伤络之候。治宜清热凉血，止血活血。宁血汤加减方中，生地黄、栀子炭、白茅根、侧柏炭、墨旱莲、仙鹤草、白蔹凉血止血；白芍、白及收敛止血；阿胶滋阴止血；更加荆芥炭、白茅根、大蓟、小蓟，以凉血止血。本病因常反复性出血，应坚持长期治疗和观察，嘱服知柏地黄丸，以巩固疗效。

【病案2】 刘某，男，18岁，学生。门诊病例。

初诊（1980年9月17日）：左眼眼前黑影，视力下降3日。患者于9月14日突然出现左眼前黑影，视力明显下降。伴口苦咽干，烦躁易怒。

检查：远视力右眼1.2，左眼0.3；散瞳查眼底：左眼玻璃体积血，隐约可见视网膜颞上支周边部静脉旁有白鞘，周边网膜有片状出血斑。舌红苔黄，脉弦数。

西医诊断：视网膜静脉周围炎（左眼）。

中医诊断：暴盲（左眼）。

辨证：肝经郁热证。

治法：疏肝清热，凉血止血。

方剂：丹栀逍遥散（《薛氏医案》）加减。

处方：柴胡10 g，白芍10 g，当归10 g，茯苓10 g，白术10 g，甘草5 g，牡丹皮10 g，栀子10 g，煨生姜3 g，薄荷3 g[后下]，赤芍10 g，墨旱莲10 g，茺蔚子10 g，白茅根10 g。5剂，每日1剂，取头煎、二煎药汁混合，分2次温服。

二诊至六诊（1980年9月22日至1980年10月12日）：先后去煨生姜、薄荷，加女贞子10 g，桑椹10 g。共服药20剂，左眼视物较前清晰，口苦咽干、烦躁易怒症状已愈，自觉五心烦热，口干唇燥；舌质红，脉细数。证显阴虚火旺，改为滋阴降火，凉血化瘀。方用知柏地黄丸合二至丸加减。药物：知母10 g，黄柏10 g，熟地黄20 g，山茱萸5 g，山药12 g，泽泻10 g，牡丹皮10 g，茯苓10 g，墨旱莲10 g，女贞子10 g，服药30剂。检查：视力右眼1.2，左眼1.0。舌质红，苔薄黄，脉细数。嘱服知柏地黄丸，每日2次，每次9 g，以巩固疗效。

按语 五志化火，热入血分，脉络受损，络损血溢，神光被遏，故见视力急降，眼底出血；全身症状及舌脉均为肝经郁热之候。治宜疏肝清热，凉血止血。丹栀逍遥散即逍遥散（柴胡、白芍、当归、茯苓、白术、炙甘草、煨生姜、薄荷）加牡丹皮、栀子而成。方中，以逍遥散疏肝解郁，养血健脾；牡丹皮清热凉血，活血祛瘀；栀子泻火除烦，清热利湿，凉血解毒；再加赤芍、墨旱莲、茺蔚子、白茅根，以增凉血止血之力。诸药合之，共奏疏肝清热，凉血止血之功。后因证转阴虚火旺，改用滋阴降火、凉血化瘀法而收功。

四十、糖尿病性视网膜病变

糖尿病性视网膜病变是指由消渴病引起的内障眼病，属于中医学"视瞻昏渺""暴盲"范畴，彭清华主编的《中医眼科学》称之为"消渴内障"，曾称"消渴目病"。消渴病中晚期可引起晶珠混浊、眼底出血、渗出等内眼病变。本病多为双眼先后或同时发病，可对视力造成严重影响。

中医学认为本病多因气阴两亏，目失所养，或因虚致瘀，血络不畅而成内障；或禀赋不足，脏腑柔弱，或劳伤过度，伤耗肾精，脾肾两虚，目失濡养；或病久伤阴或素体阴亏，阴虚血燥，脉络瘀阻，损伤目络。或饮食不节，脾胃受损，或情志伤肝，肝郁犯脾，致脾虚失运，痰湿内生，上蒙清窍。

（一）治疗原则

本病应采取综合治疗，如内服中药、激光光凝、抗新生血管药物球内注射及玻璃体切割术等。

1. 辨证论治

（1）气阴两虚证 证候：视力下降，或眼前有黑影飘动，眼底可见视网膜、黄斑水肿，视网膜渗出、出血等；面色少华，神疲乏力，少气懒言，咽干，自汗，五心烦热；舌淡，脉虚无力。治法：益气养阴，利水化瘀。方剂：六味地黄丸（《小儿药证直诀》）合生脉散（《医学启源》）加减。药物：熟地黄 15 g，山茱萸 10 g，山药 12 g，泽泻 10 g，牡丹皮 10 g，茯苓 10 g，党参 10 g，麦冬 10 g，五味子 5 g。加减：自汗、盗汗者，加黄芪 15 g，生地黄 10 g，生牡蛎 10 g[先煎]，浮小麦 10 g，以益气固表；视网膜水肿、渗出多者，宜加猪苓 10 g，车前子 10 g[包煎]，益母草 10 g，以利水化瘀；视网膜出血者，可加三七 3 g，墨旱莲 10 g，以活血化瘀。

（2）脾肾两虚证　证候：视力下降，或眼前黑影飘动，眼底可见视网膜水肿、棉绒斑、出血；形体消瘦或虚胖，头晕耳鸣，形寒肢冷，面色萎黄或浮肿，阳痿，夜尿频、量多清长或混如脂膏，严重者尿少，面色㿠白；舌淡胖，脉沉弱。治法：温阳益气，利水消肿。方剂：加味肾气丸（《济生方》）加减。药物：熟地黄 15 g，山药 10 g，山茱萸 5 g，泽泻 10 g，茯苓 10 g，牡丹皮 10 g，肉桂 3 g[研细末冲服]，炮附子 10 g[先煎]，川牛膝 10 g，车前子 10 g[包煎]。加减：视网膜水肿明显者，加猪苓 10 g，泽兰 10 g，以利水渗湿；视网膜棉绒斑多者，加法半夏 10 g，浙贝母 10 g，苍术 10 g，以化痰散结；夜尿频、量多清长者，酌加巴戟天 10 g，淫羊藿 10 g，肉苁蓉 10 g，以温补肾阳。

（3）阴虚夹瘀证　证候：视力下降，眼前有黑影飘动，眼底可见微血管瘤、出血、渗出等，偶见视网膜新生血管，反复发生大片出血、视网膜增殖膜；兼见口渴多饮，心烦失眠，头昏目眩，肢体麻木；舌质暗红有瘀斑，脉细弦或细涩。治法：滋阴补肾，化瘀通络。方剂：知柏地黄丸（《医宗金鉴》）合四物汤（《太平惠民和剂局方》）加减。药物：知母 10 g，黄柏 10 g，熟地黄 20 g，山茱萸 6 g，山药 12 g，泽泻 10 g，牡丹皮 10 g，茯苓 10 g，当归 10 g，川芎 5 g，白芍 10 g。加减：视网膜新鲜出血者，可加大蓟 10 g，小蓟 10 g，生蒲黄 10 g[包煎]，生三七粉 3 g[冲服]，以止血通络；陈旧出血者，加牛膝 10 g，葛根 10 g，鸡血藤 10 g，以活血通络；有纤维增殖者，宜加生牡蛎 10 g[先煎]，僵蚕 5 g，浙贝母 10 g，昆布 10 g，以除痰软坚散结；口渴甚者，加麦冬 10 g，石斛 10 g，以润燥生津。

（4）痰瘀阻滞证　证候：视力下降，眼前有黑影飘动，眼底视网膜水肿、渗出，视网膜有新生血管、出血，玻璃体可有灰白增殖条索或与视网膜相牵、视网膜增殖膜；形盛体胖，头身沉重，身体某部位固定刺痛，口唇或肢端紫暗；舌紫有瘀斑，苔厚腻，脉弦滑。治法：健脾燥湿，化痰祛瘀。方剂：温胆汤（《三因极一病证方论》）加减。药物：陈皮 5 g，法半夏 10 g，茯苓 10 g，甘草 5 g，枳实 10 g，竹茹 10 g，丹参 10 g，郁金 10 g，山楂 10 g，僵蚕 10 g。加减：若玻璃体有灰白增殖条索、视网膜增殖性改变者，方中去甘草，加浙贝母 10 g，昆布 10 g，海藻 10 g，莪术 10 g，以化痰祛瘀，软坚散结。

2. 其他治法　针刺疗法：除有新鲜出血和视网膜脱离者外，可行针刺治疗。局部穴：太阳、攒竹、四白、承泣、睛明、球后、阳白；全身穴：百会、风池、完骨、合谷、外关、光明、足三里、肝俞、肾俞、阳陵泉、脾俞、三阴交。每次局部取穴 2～3 个，全身取穴 2～3 个，根据辨证虚实施以补泻手法。每日 1 次，留针 30 分钟，10 日为 1 个疗程。

（二）预防与调护

1. 严格而合理地控制血糖、血压、血脂是防治糖尿病视网膜病变发生发展的基础。

2. 定期眼科检查，早期采取针对性治疗。

3. 在日常生活中要慎起居、调情志，戒烟限酒，合理饮食，适当运动。

（三）病案举例

【病案1】 骆某，男，59岁，干部。门诊病例。

初诊（1980年9月10日）：双眼视力下降2个月余。患者2个月以来视物不清晰，且逐渐加重，小便多，困倦乏力。发现"糖尿病"6年，目前在医生指导下使用胰岛素控制血糖，但是饮食自我控制较差。伴腰膝酸软，头晕目眩，口燥咽干，面色萎黄，五心烦热。

检查：视力右眼0.4，左眼0.3。双眼晶状体皮质稍混浊，玻璃体混浊，视盘大小颜色正常，A：V＝1：2，视网膜可见微血管瘤（＋＋）及小片状出血。空腹血糖9.5 mmol/L。舌质淡红，苔薄白，脉虚无力。

西医诊断：糖尿病性视网膜病变（双眼）。

中医诊断：视瞻昏渺（双眼）。

辨证：气阴两虚证。

治法：益气养阴。

主方：六味地黄丸（《小儿药证直诀》）合生脉散（《医学启源》）加减。

处方：熟地黄15 g，山茱萸10 g，山药12 g，泽泻10 g，牡丹皮10 g，茯苓10 g，党参10 g，麦冬10 g，五味子5 g，黄芪15 g，生地黄15 g。7剂，每日1剂，取头煎、二煎药汁混合，分2次温服。

二诊（1980年9月17日）：双眼视物较前清楚，仍口渴多饮，小便多，困倦乏力，空腹血糖7.5 mmol/L。检查：视力右眼0.3，左眼0.4。原方加三七粉3 g[冲服]，墨旱莲10 g，以凉血化瘀。每日1剂，水煎取汁，分2次温服，连服7剂。

三诊至十诊（1980年9月24日至1980年11月12日）：原

方先后去泽泻、党参，加石斛 10 g，以养阴生津；加牛膝 10 g，葛根 15 g，鸡血藤 10 g，以活血通络。共服药 42 剂，双眼前黑影减少，视物较前清晰，口渴多饮、小便多、困倦乏力，血糖控制在 7.5 mmol/L 以下。检查：视力右眼 0.6，左眼 0.8。改服六味地黄丸，1 次 9 g，每日 2 次，连服 2 个月，以巩固疗效。

按语 《秘传证治要诀·三消》："三消久之，精血既亏，或目无视，或手足偏废如风疾……"患者气虚水湿运化乏力，气虚不能摄血，故见视网膜水肿、渗出及出血；腰膝酸软，头晕目眩，口燥咽干，面色萎黄，五心烦热等全身症状及舌脉均为气阴两虚之候。治宜益气养阴，利水化瘀。六味地黄丸合生脉散加减方中，六味地黄丸为补肾填精之基础方，亦为"三补""三泻"法之代表方；生脉散益气生津，敛阴止汗。二方合之，加黄芪、生地黄，益气又养阴，使气复阴津生。

【病案 2】 苏某，男，55 岁，干部。门诊病例。

初诊（1980 年 9 月 25 日）：双眼视物模糊多年，近 1 个月加重，眼前黑影飘动，口渴多饮，心烦失眠，头昏目眩，肢体麻木。"糖尿病" 6 年，间常服"二甲双胍""阿卡波糖"等药，未能坚持服药，亦未能控制饮食。

检查：视力右眼 0.2，左眼 0.3。双眼晶状体轻度混浊，玻璃体混浊，视盘大小颜色正常，A∶V＝2∶3，视网膜可见微血管瘤（＋＋＋）及小片状出血。空腹血糖 11.4 mmol/L。舌质暗红，舌下有瘀斑，脉细弦或细涩。

西医诊断：糖尿病性视网膜病变（双眼）。

中医诊断：视瞻昏渺（双眼）。

辨证：阴虚夹瘀证。

治法：滋阴补肾，化瘀通络。

主方：知柏地黄丸（《医宗金鉴》）合四物汤（《太平惠民和

剂局方》）加减。

处方：知母 10 g，黄柏 10 g，熟地黄 20 g，山茱萸 5 g，山药 12 g，泽泻 10 g，牡丹皮 10 g，茯苓 10 g，当归 10 g，川芎 5 g，白芍 10 g。7 剂，每日 1 剂，取头煎、二煎药汁混合，分 2 次温服。

二诊（1980 年 10 月 2 日）：双眼视物较前清晰，仍口渴多饮，小便多，困倦乏力，空腹血糖 8 mmol/L。视力右眼 0.2，左眼 0.4。原方加三七 3 g，女贞子 10 g，墨旱莲 10 g，以凉血化瘀。每日 1 剂，取头煎、二煎药汁混合，分 2 次温服。连服 7 剂。

三诊至十二诊（1980 年 10 月 9 日至 1980 年 12 月 11 日）：原方先后去川芎，加车前子 10 g^[包煎]，益母草 10 g，猪苓 10 g，以利水化瘀。共服药 63 剂，双眼前黑影减少，视物较前清晰，口渴多饮，小便多，困倦乏力，逐渐好转，血糖控制在 7.0 mmol/L 以下。检查视力右眼 0.5，左眼 0.6。改服六味地黄丸，每次 9 g，每日 2 次，连服 2 个月。以巩固疗效。

按语 久病伤阴，肾阴不足，阴虚血燥致瘀血内阻，则脉络不畅，甚至脉络破损，故见视网膜有微血管瘤、出血或新生血管生成等表现；口渴多饮，肢体麻木等全身症状及舌脉均为阴虚夹瘀之候。治宜滋阴补肾，化瘀通络。知柏地黄丸合四物汤加减方中，熟地黄补益肝肾；山药补脾养胃，生津益肺，补肾涩精；山茱萸补益肝肾，涩精固脱；泽泻利小便，清湿热；牡丹皮清热凉血，活血化瘀；茯苓利水渗湿，健脾宁心；知母清热泻火，生津润燥；黄柏清热燥湿，泻火除蒸；墨旱莲补益肝肾，滋阴止血；四物汤为补血调血之基础方；二者合用，以解消渴日久肾阴亏损，阴虚火旺，血不循经之证。

四十一、外层渗出性视网膜病变

外层渗出性视网膜病变又称 Coats 病或外层出血性视网膜病变，中医学文献无直接相对应的病名记载，临床根据患者不同的症状，病变的不同阶段，与中医学"视瞻昏渺""云雾移睛""视惑"等病症相类似。好发于青少年男性，多单眼发病。其特点为眼底呈大量白色或黄白色渗出，有成簇胆固醇结晶沉着和出血，血管呈梭形或球形扩张。

中医学认为本病多因先天禀赋不足，精血无以上承，目失所养；或肾精匮乏，水不济心，心火上扰，灼伤络脉；或饮食不节，脏腑精气不能上荣于目，或脾失健运，水湿内停，日久蕴积成痰，痰湿滞结，脉络受阻，痰瘀互结等，导致目内渗出、出血及血络异常。

（一）治疗原则

本病宜中西医结合治疗。早期病变行激光光凝或冷凝，若有玻璃体手术适应证者应及时进行玻璃体手术治疗，同时配合应用中药辅助治疗，延缓或遏制并发症发生及发展。若继发白内障、青光眼等，可根据病情行手术治疗，再配合中医辨证论治以稳定和提高患者的视力。

1. 辨证论治

（1）脾虚气弱证　证候：病变区域视网膜血管扩张、迂曲，或渗出、出血；伴神疲乏力，胃纳欠佳；舌质淡，舌苔白，脉细无力。治法：健脾益气，活血祛瘀。方剂：益气聪明汤（《原机启微》）加减。药物：黄芪 10 g，葛根 15 g，党参 10 g，黄柏 10 g，白芍 10 g，炙甘草 5 g，升麻 5 g，花椒 5 g，蔓荆子 5 g，泽兰 10 g，茺蔚子 10 g。加减：渗出明显者，加琥珀粉 1 g^[研末冲服]，瓜蒌子 10 g，桔梗 10 g，海螵蛸 10 g，以化痰散结；

瘀血多，加赤芍 10 g，三七粉 3 g[冲服]，以活血祛瘀。

（2）痰瘀滞结证　证候：病程迁延，视网膜反复出现黄白色渗出物、出血灶，视网膜血管扩张迂曲，新生血管形成，且眼胀不舒；舌有瘀点或瘀斑，脉滑或涩。治法：化痰散结，活血化瘀。方剂：温胆汤（《三因极一病证方论》）合桃红四物汤（《医宗金鉴》）加减。药物：陈皮 5 g，法半夏 10 g，竹茹 10 g，枳实 10 g，茯苓 10 g，甘草 5 g，红花 3 g，桃仁 10 g，生地黄 10 g，川芎 5 g，赤芍 10 g，当归 10 g。加减：胃纳差者，去生地黄，加白术 10 g，苍术 10 g，鸡内金 10 g；新鲜出血者，去桃仁、红花，加生蒲黄 10 g，仙鹤草 10 g，茜草 10 g，栀子炭 10 g，以凉血止血；渗出多者，加鸡内金 10 g，苍术 10 g；有机化物形成者，选取加昆布 10 g，海藻 10 g，五味子 10 g，桔梗 10 g，瓜蒌子 10 g，海螵蛸 10 g，龙骨 10 g[先煎]，生牡蛎 10 g[先煎]，软坚化痰散结。

（3）肾精亏虚证　证候：视物昏蒙，眼内干涩，视网膜反复出现渗出物，出血灶；兼见头晕耳鸣，腰膝酸软，夜卧多梦；舌红苔少，脉沉细。治法：滋补肝肾，益精明目。方剂：驻景丸（《银海精微》）加减。药物：楮实子 10 g，枸杞子 10 g，五味子 3 g，菟丝子 10 g，肉苁蓉 10 g，乳香 5 g，花椒 3 g，党参 10 g，熟地黄 10 g，泽泻 10 g，茺蔚子 10 g。加减：出血、渗出物日久不消，加黄芪 15 g，三七粉 3 g[冲服]，丹参 10 g，以益气祛瘀。

2. 其他治法　早期可配合糖皮质激素治疗，可控制或减轻血管炎症反应，但不能控制病情进展。必要时配合激光、冷冻、手术治疗。

（二）预防与调护

1. 劳逸结合，正确用眼，保护视力。

2. 饮食宜清淡而富有营养，忌食辛辣等刺激性食品。

3. 保持情绪乐观，配合医师，积极治疗。

（三）病案举例

【病案】 程某，男，12 岁，学生。门诊病例。

初诊（1980 年 9 月 10 日）：左眼视力下降 2 个月。患者 2 个月以来左眼视力逐渐下降，伴神疲乏力，胃纳欠佳。

检查：视力右眼 1.0，左眼 0.1。散瞳查眼底：右眼底正常，左眼视网膜黄斑部有散在片状灰白色圆形渗出块，病灶周围有出血。舌质淡，舌苔白，脉细无力。

西医诊断：外层渗出性视网膜病变（左眼）。

中医诊断：视瞻昏渺（左眼）

辨证：脾虚气弱证。

治法：健脾益气，活血祛瘀。

方剂：益气聪明汤（《原机启微》）加减。

处方：黄芪 10 g，葛根 15 g，党参 10 g，黄柏 10 g，白芍 10 g，炙甘草 5 g，升麻 5 g，蔓荆子 5 g，泽兰 10 g，茺蔚子 10 g。7 剂，每日 1 剂，取头煎、二煎药汁混合，分 2 次温服。

二诊至十二诊（1980 年 9 月 17 日至 1980 年 11 月 12 日）：原方先后去升麻、蔓荆子，加郁金 10 g，丹参 10 g，山楂 10 g，以理气化瘀，加车前子 10 g^[包煎]，泽泻 10 g，以清热利湿，共服药 54 剂，左眼视物较前清楚，神疲乏力，胃纳欠佳等症状渐愈。视力右眼 1.0，左眼 0.3。散瞳查眼底：右眼底正常，左眼视网膜出血吸收。

按语 饮食失节，脾虚气弱，清阳之气无以上承清窍，目内血络失统而致病变区域视网膜血管扩张、迁曲、渗出、出血；脾虚气弱，受纳与健运功能障碍，故胃纳欠佳；气血生化不足，四肢肌肉无以充养，故神疲乏力，舌质淡，舌苔白，脉细无力。治宜健脾益气，活血祛瘀。益气聪明汤加减方中，黄芪、党参温补脾阳；葛根、蔓荆子、升麻鼓舞胃气，升发清阳，上行头目；白芍养血平肝；黄柏清热祛火；加茺蔚子、泽兰，以活血利水；炙甘草调和诸药，中气得补，清阳得升，荣养目窍，耳聪目明。

四十二、中心性浆液性脉络膜视网膜病变

中心性浆液性脉络膜视网膜病变是指眼外观无异常，自觉视野中心出现灰色或淡黄色固定阴影为特征的眼病。中医学称视瞻有色或视直如曲、视小为大。本病多见于 20～50 岁的青壮年男性，多为单眼发病，有自限性和复发性。

中医学认为本病多因忧思过度，内伤于脾，脾不健运，水湿上泛；或情志不畅，肝气不舒，郁久化热，湿热上犯清窍；或愤怒伤肝，肝肾不足，精血两亏，目失所养。

（一）治疗原则

本病通常为自限性，西药无特殊药物治疗，糖皮质激素可引起大泡性视网膜脱离，故禁用。中医辨证论治，以健脾除湿，疏肝解郁，补益肝肾为基本原则，绝大多数患者预后良好。

1. 辨证论治

（1）湿浊上泛证　证候：视物昏蒙或黑影飞舞，或视瞻有色，视物变形，眼底黄斑水肿、渗出，中心凹光反射不清；伴口苦，食少，尿频；舌苔黄腻，脉滑数。治法：清热利湿，化浊消肿。方剂：千里光汤（袁彩云经验方）。药物：千里光 20 g，生地黄 15 g，牡丹皮 10 g，泽泻 15 g，石决明 15 g[先煎]，车前子 10 g，决明子 20 g，重楼 30 g。加减：口干苔黄，加栀子 10 g，黄柏 10 g，以清热；心烦失眠者，加石菖蒲 10 g，远志 5 g，黄连 5 g，以清心安神；精神忧郁者，加柴胡 10 g，白芍 10 g，合欢花 10 g，以疏肝解郁。

（2）肝经郁热证　证候：视物模糊，眼前棕黄色阴影，视物

变小或变形，眼底可见黄斑水肿及黄白色渗出；胁肋胀痛，嗳气叹息，小便短赤；舌红苔黄，脉弦数。治法：疏肝解郁，清热化湿。方剂：丹栀逍遥散（《薛氏医案》）加减。药物：柴胡 10 g，白芍 10 g，当归 10 g，茯苓 10 g，白术 10 g，甘草 5 g，牡丹皮 5 g，栀子 5 g，煨生姜 3 g，薄荷 3 g[后下]。加减：黄斑区黄白色点状渗出较多者，可加丹参 10 g，郁金 10 g，山楂 10 g，以理气化瘀；脘腹痞满者，宜加鸡内金 5 g，莱菔子 10 g，以消食散结；小便短赤者，加车前子 10 g[包煎]，泽泻 10 g，黄柏 10 g，以助清热利湿。

（3）气血不足证　证候：眼见干涩，视物昏蒙，眼底黄斑部病灶区渗出物及色素沉着较多，病变比较陈旧或夹新的渗出液，或黄斑区轻度水肿，中心凹光反射减弱或消失；舌质淡红，苔薄，脉细。治法：养血明目。方剂：补血明目汤（袁彩云经验方）加减。药物：当归 10 g，川芎 6 g，白芍 10 g，生地黄 15 g，五味子 15 g，枸杞子 10 g，山茱萸 6 g，红花 3 g，白及 20 g。加减：若水肿较重者，去山茱萸，加茯苓 20 g，泽泻 15 g；情志不遂，心神不安，失眠者，加酸枣仁 15 g，合欢皮 15 g，首乌藤 15 g，疏肝解郁，悦心安神。

（4）肝肾不足证　证候：视物模糊，眼前可见暗灰色阴影，视物变小或变形，眼底可见黄斑区色素紊乱，少许黄白色渗出，中心凹光反射减弱；或兼见头晕耳鸣，梦多滑遗，腰膝酸软；舌红少苔，脉细。治法：滋补肝肾，活血明目。方剂：四物五子丸（《济生方》）加减。药物：当归 10 g，川芎 5 g，熟地黄 15 g，白芍 10 g，枸杞子 10 g，覆盆子 10 g，地肤子 10 g，菟丝子 10 g，车前子 10 g[包煎]。加减：黄斑区渗出较多、色素紊乱者，加山楂 10 g，昆布 10 g，海藻 10 g，以软坚散结。

2. 其他治法　针刺疗法：主穴可选瞳子髎、攒竹、球后、睛明；配穴可选合谷、足三里、肝俞、肾俞、脾俞、三阴交、光明。每次选主穴 2 个，配穴 2～3 个。根据辨证选择补泻法，每日 1 次，留针 30 分钟，10 日为 1 个疗程。

（二）预防与调护

1. 保持环境安静，室内光线宜暗，注意休息，避免过度疲劳，切忌熬夜。

2. 饮食以容易消化、低脂肪、低蛋白、营养均衡为原则。多食新鲜水果、蔬菜、豆制品，忌烟戒酒，不喝咖啡、浓茶等兴奋类饮料。

3. 要养成良好的生活习惯。去除失眠、熬夜、饮食不节或情志不调等诱发本病的原因。

（三）病案举例

【病案 1】 蒋某，男，38 岁，工人。门诊病例。

初诊（1980 年 8 月 10 日）：左眼视力下降 5 日。视物昏蒙，视瞻有色，视物变形，伴口苦，食少，尿频尿黄。

检查：视力右眼 1.2，左眼 0.5。散瞳查眼底：右眼眼底正常，左眼眼底黄斑水肿明显，脉络膜视网膜边界模糊及黄白色渗出斑，中心凹光反射不清。舌苔黄腻，脉滑数。

西医诊断：中心性浆液性脉络膜视网膜病变（左眼）。

中医诊断：视瞻有色（左眼）。

辨证：湿浊上泛证。

治法：清热利湿，化浊消肿。

主方：千里光汤（袁彩云经验方）。

处方：千里光 20 g，生地黄 15 g，牡丹皮 10 g，泽泻 15 g，石决明 15 g[先煎]，车前子 10 g[包煎]，决明子 20 g，重楼 15 g。7 剂，每日 1 剂，头煎、二煎取药汁混合，分 2 次温服。

二诊至九诊（1980 年 8 月 17 日至 1980 年 10 月 5 日）：原方

先后加栀子 10 g，黄柏 10 g，以清热；心烦失眠，加石菖蒲 10 g，远志 5 g，黄连 3 g，以清心安神；加女贞子 10 g，墨旱莲 10 g，桑椹 10 g，枸杞子 10 g，菊花 10 g，以滋阴补肾，养肝明目，共服药 49 剂，左眼视瞻有色，视物变形，伴口苦，食少，尿频尿黄等症状渐愈。视力右眼 1.2，左眼 1.0。右眼底正常，左眼视网膜黄斑部水肿消失，中心凹光反射可见。舌质淡红，苔薄黄，脉弦细。嘱服逍遥丸，每日 2 次，每次 9 g，连服 2 个月，以巩固疗效。

按语 饮食不节，内伤脾胃，湿浊上泛清窍，而致视物昏蒙，视瞻有色，视物变形；伴口苦，食少，尿频尿黄，舌苔黄腻，脉滑数均为湿浊上泛之征。治宜清热利湿，化浊消肿。千里光汤（袁彩云经验方）加减方中，千里光清热解毒，清肝明目为君药；生地黄清热凉血，养阴生津，牡丹皮清热凉血，活血化瘀，辅助千里光清肝明目为臣药；重楼入肝经，清热解毒消肿胀，配泽泻利水渗湿，泄热化浊，石决明、决明子平肝潜阳，清肝明目，四味共为佐药；车前子清热渗湿，利小便，尤能明目为使药。诸药合之，共奏清热利湿，化浊消肿明目之功。

【病案 2】 钟某，男，40 岁，会计。门诊病例。

初诊（1980 年 10 月 5 日）：左眼视力下降，眼前有暗影 10 日。伴胁肋胀痛，嗳气叹息，小便短赤。

检查：视力右眼 1.2，左眼 0.6。散瞳查眼底：右眼眼底正常，左眼视网膜黄斑部水肿呈圆形反光轮，并有黄白色点状渗出，中心凹光反射不见。舌质淡红，苔薄黄，脉弦数。

西医诊断：中心性浆液性脉络膜视网膜病变（左眼）。

中医诊断：视瞻有色（左眼）。

辨证：肝经郁热证。

治法：疏肝清热。

主方：丹栀逍遥散（《薛氏医案》）加减。

处方：柴胡 10 g，白芍 10 g，当归 10 g，茯苓 10 g，白术 10 g，甘草 5 g，牡丹皮 5 g，栀子 5 g，煨生姜 3 g，薄荷 3 g[后下]。7 剂，每日 1 剂，头煎、二煎取药汁混合，分 2 次温服。

二诊至八诊（1980 年 10 月 12 日至 1980 年 11 月 23 日）：原方先后去煨生姜、薄荷、栀子，加女贞子 10 g，墨旱莲 10 g，桑椹 10 g，枸杞子 10 g，菊花 10 g，以滋阴补肾，养肝明目，共服药 42 剂。左眼视物清楚，眼前暗影消失，胁肋胀痛，嗳气叹息等症状渐愈。视力右眼 1.2，左眼 1.0。右眼眼底正常，左眼视网膜黄斑部水肿消失，中心凹光反射可见。舌质淡红，苔薄黄，脉弦细。嘱服逍遥丸，每日 2 次，每次 9 g，连服 2 个月，以巩固疗效。

按语　《证治准绳·杂病·七窍门》："……当因其色而别其证以治之。若见青绿蓝碧之色，乃肝肾不足之病，由阴虚血少，精液衰耗，胆汁不足，气弱而散，……若见黄赤者，乃火土络有伤也……"肝主疏泄，性喜条达，情志不畅，肝气不舒，郁久化热，湿热上犯，故见眼前暗影，黄斑水肿，黄白色点状渗出；情志不舒，肝木不能条达，则肝体失于柔和，以致肝郁血虚，则两胁作痛；情志不舒，则嗳气叹息；舌质淡红，苔薄黄，脉弦数均为肝经郁热之候。治宜疏肝清热。丹栀逍遥散加减方中，以柴胡疏肝解郁，使肝郁得以条达，为君药。当归甘辛苦温，养血和血，且味辛散，乃血中气药，白芍酸苦微寒，养血敛阴，柔肝缓急，当归、白芍与柴胡同用，补肝体而助肝用，使血和则肝和，血充则肝柔，共为臣药。木郁则土衰，肝病传脾，故以白术、茯苓、甘草健脾益气，非但实土以御木乘，且使营血生化有源，共为佐药。加薄荷少许，疏散郁遏之气，透达肝经郁热；煨生姜降逆和中，且能辛散达郁，亦为佐药。柴胡引药入肝，甘草调和药性，二者兼使药之用。加牡丹皮以清血中伏火；栀子清肝热，泻火除烦，并导热下行。合之肝郁得疏，血虚得养，脾弱得复，气血兼顾，肝脾同调，临证执此一方，圆机活法，方效无穷。

【病案3】 皮某，男，42 岁，律师。门诊病例。

初诊（1980 年 9 月 2 日）：右眼前有淡黄色暗影，视力下降 3 个月。伴视物变形、变小、变远，头晕耳鸣，多梦早泄，腰膝酸软。

检查：视力右眼 0.3，左眼 1.2。双眼外观正常。散瞳查眼底：右眼屈光间质清晰，视盘大小颜色正常，A：V＝2：3，黄斑部水肿、色素紊乱、有黄白色渗出物。舌红少苔，脉细。

西医诊断：中心性浆液性脉络膜视网膜病变（右眼）。

中医诊断：视瞻有色（右眼）。

辨证：肝肾不足证。

治法：滋补肝肾，活血明目。

主方：四物五子丸（《济生方》）加减。

处方：当归 10 g，川芎 5 g，熟地黄 15 g，白芍 10 g，枸杞子 10 g，覆盆子 10 g，地肤子 10 g，菟丝子 10 g，车前子 10 g[包煎]。7 剂，每日 1 剂，取头煎、二煎药汁混合，分 2 次温服。

针刺治疗：主穴选瞳子髎、攒竹、球后、睛明；配穴选合谷、足三里、肝俞、肾俞、脾俞、三阴交、光明。每次选主穴 2 个，配穴 2～3 个。根据辨证选择补泻法，每日 1 次，留针 30 分钟，10 日为 1 个疗程。

二诊至十诊（1980 年 9 月 9 日至 1980 年 11 月 4 日）：原方先后加女贞子 10 g，墨旱莲 10 g，桑椹 10 g，菊花 10 g，以滋阴补肾，养肝明目；加山楂 10 g，昆布 10 g，海藻 10 g，以软坚散结。共服药 56 剂，针刺 40 次。右眼视物清楚，眼前暗影消失，头晕耳鸣，腰膝酸软等症状渐愈。检查：视力右眼 0.8，左眼 1.2。双眼外观正常。散瞳查眼底：右眼屈光间质清晰，视盘大小颜色正常，A：V＝2：3，黄斑部色素紊乱，中心凹光反射可见。舌质红，苔薄黄，脉弦细。嘱服杞菊地黄丸，每次 9 g，每日 2 次，连服 2 个月，以巩固疗效。

按语 肝肾亏虚，精血不足，目失濡养，故见眼底黄斑区色素紊乱，中心凹光反射减弱；全身症状及舌脉均为肝肾不足之候。治宜滋补肝肾，活血明目。四物五子丸加减方中，熟地黄、白芍、当归、川芎能滋养肝血，补养肝阴；枸杞子、覆盆子、地肤子、车前子、菟丝子五子质柔多润，能补肾养精，精血足，瞳神得养，则目昏等症可除。

四十三、中心性渗出性脉络膜视网膜炎

中心性渗出性脉络膜视网膜炎又称青壮年出血性黄斑病变或特发性脉络膜新生血管病变。本病为发生于黄斑部及其周围孤立的渗出性脉络膜视网膜病灶，伴有脉络膜下新生血管及出血，最终导致瘢痕形成为特征的疾病。一般单眼发病，年龄多在 50 岁以下。以视力减退、视物变形及伴中心暗点为主要症状。按其病程，可分活动期、恢复期与瘢痕期 3 期。本病因黄斑区瘢痕形成，严重损害患眼视力，故预后不佳。其病因至今未明，大多数学者认为与弓形体病、组织胞浆菌病、阿米巴病、梨形鞭毛病、弓蛔虫病、梅毒和结核等因素有关。本病属中医学"视直如曲""视瞻昏渺"范畴。

中医学认为本病多因肝气郁结，肝郁化火，血热妄行；或痰湿风蕴，蕴久化热，熏蒸于目；或肝肾阴虚，虚火上炎；或久治不愈，气虚血瘀。与肾、肝、脾三脏的功能失调有关。

（一）治疗原则

本病黄斑损害，视力预后较差，药物治疗关键在于疾病早期及时诊治，并注意寻找致病因素，针对病因进行治疗，在治疗眼病同时治疗全身疾病。

1. 辨证论治

（1）肝经郁热证　证候：视力下降或视物变形，黄斑区出现圆形病灶并有出血、渗出，头眼胀痛；伴胸胁胀满，情志不舒，心烦易怒，妇女月经不调，经期乳房胀痛；舌红，苔薄黄，脉弦数。治法：疏肝清热，行气活血。方剂：丹栀逍遥散（《薛氏医案》）加减。药物：柴胡 10 g，白芍 10 g，当归 10 g，茯苓 10 g，白术 10 g，甘草 5 g，牡丹皮 5 g，栀子 5 g，薄荷 3 g[后下]，茵陈 10 g，珍珠母 15 g[先煎]。加减：若肝火旺者，加龙胆 10 g，连翘 10 g，配合栀子、柴胡，以增清热疏肝作用；渗出多者，加法半夏 10 g，薏苡仁 15 g，以除痰利湿；久病肾虚者，加女贞子 10 g，墨旱莲 10 g，桑椹 10 g，枸杞子 10 g，菊花 10 g，以滋阴补肾，养肝明目；渗出多者，去甘草，加昆布 10 g，海藻 10 g，以软坚散结。

（2）湿热内蕴证　证候：视力下降或视物变形，黄斑区出现圆形病灶并有水肿、渗出；伴头重胸闷，肢体困重，食少腹胀，口干口苦；舌红，苔黄腻，脉弦细而濡。治法：利湿清热，升清降浊。方剂：三仁汤（《温病条辨》）加减。药物：苦杏仁 10 g，豆蔻 5 g[后下]，薏苡仁 15 g，法半夏 10 g，厚朴 10 g，通草 5 g，竹叶 10 g，滑石 15 g[包煎]，茯苓 15 g，车前子 10 g[包煎]，甘草 5 g。加减：失眠多梦者，加石菖蒲 5 g，远志 5 g，合欢花 15 g，首乌藤 15 g，酸枣仁 15 g，以化痰宁神。

（3）阴虚火旺证　证候：眼内干涩，视力下降或视物变形，黄斑区出现圆形病灶并有出血；伴头晕耳鸣，口燥咽干，五心烦热，失眠多梦；舌红少苔，脉细数。治法：滋阴降火，凉血散血。方剂：知柏地黄丸（《医宗金鉴》）加减。药物：熟地黄20 g，山茱萸 6 g，山药 12 g，知母 10 g，黄柏 10 g，泽泻 10 g，牡丹皮 10 g，茯苓 10 g。加减：出血早期，加墨旱莲 15 g，女贞子 15 g，以滋阴清热；出血后期，加丹参 10 g，赤芍 10 g，以活血散瘀。

（4）气虚血瘀证　证候：视物模糊或视物变形，病情日久，黄斑区瘢痕形成；伴头晕目眩，面色淡白，身倦乏力，气少懒言；舌淡暗或有紫斑，脉沉涩。治法：益气活血，养肝明目。方剂：四物汤（《太平惠民和剂局方》）或人参养荣汤（《太平惠民和剂局方》）加减。药物：熟地黄 15 g，白芍 10 g，当归 10 g，川芎 5 g，党参 10 g，白术 10 g，炙甘草 6 g，五味子 5 g，炙黄芪 10 g，丹参 10 g，茯苓 10 g，柴胡 10 g，枸杞子 10 g，栀子 10 g，桑椹 10 g。加减：无热去栀子；眼干涩，加生地黄 10 g，麦冬 10 g，以养阴润燥。

2. 其他治法　针刺疗法：选攒竹、球后、睛明、足三里、肝俞、肾俞、脾俞。每次局部选穴 2 个，远端穴 2～3 个。根据辨证选择补泻手法，每日 1 次，留针 30 分钟，10 日为 1 个疗程。

（二）预防与调护

1. 心态平和，节用目力，保持充足睡眠。

2. 忌烟戒酒，少食辛辣炙煿之品。

（三）病案举例

【病案 1】　陈某，女，35 岁，高级知识分子。门诊病例。

初诊（1980 年 8 月 16 日）：左眼视力下降、视直如曲 1 个月余。伴头眼胀痛，胸胁胀满，情志不舒，心烦易怒，月经不调，经期乳房胀痛。曾在上海某大医院眼科诊断为"中心性渗出性脉络膜视网膜病变（左眼）"，经全身全面检查未查到病因。

检查：矫正视力右眼 1.0，左眼 0.2。双眼外观正常。散瞳查眼底：右眼屈光间质清晰，视盘大小颜色正常，A：V＝2：3，黄斑部可见圆形病灶并有出血、渗出，中心凹光反射消失。舌红，苔薄黄，脉弦数。

西医诊断：中心性渗出性脉络膜视网膜炎（左眼）。

中医诊断：视直如曲（左眼）。

辨证：肝经郁热证。

治法：疏肝清热，行气活血。

主方：丹栀逍遥散（《薛氏医案》）加减。

处方：柴胡 10 g，白芍 10 g，当归 10 g，茯苓 10 g，白术 10 g，甘草 5 g，牡丹皮 5 g，栀子 5 g，薄荷 3 g[后下]，茵陈 10 g，珍珠母 15 g[先煎]。7 剂，每日 1 剂，取头煎、二煎药汁混合，分 2 次温服。

配合针刺治疗：选攒竹、球后、睛明、足三里、肝俞、肾俞、脾俞。每次局部选穴 2 个，远端穴 2～3 个。根据辨证选择补泻法，每日 1 次，留针 30 分钟，10 日为 1 个疗程。

二诊至十五诊（1980 年 8 月 23 日至 1980 年 11 月 23 日）：原方先后去薄荷、栀子、牡丹皮、甘草，加法半夏 10 g，薏苡仁 15 g，以除痰利湿；加女贞子 10 g，墨旱莲 10 g，桑椹 10 g，枸杞子 10 g，菊花 10 g，以滋阴补肾，养肝明目；加昆布 10 g，海藻 10 g，以软坚散结。煎后共服药 91 剂，针刺 60 次。右眼视物清楚，视物变形减轻，头眼胀痛，胸胁胀满，情志不舒，心烦易怒，妇女月经不调，经期乳房胀痛等症状渐愈。检查：矫正视力右眼 1.2，左眼 0.8。双眼外观正常。散瞳查眼底：右眼屈光间质清晰，视盘大小颜色正常，A：V＝2：3，黄斑部色素紊乱，中心凹光反射可见。舌质红，苔薄黄，脉弦细。嘱服逍遥丸、杞菊地黄丸，每次各 6 g，每日 2 次，连服 2 个月，以巩固疗效。

按语 患者情志不舒，肝失条达，肝气郁滞，日久化热，郁热上犯清窍，入于目中血络，气血津液失其常道，故见渗出、出血，头眼胀痛，胸胁胀满，情志不舒，心烦易怒，妇女月经不调，经期乳房胀痛，舌红，苔薄黄，脉弦数等肝经郁热之象。治宜疏肝清热，行气活血。丹栀逍遥散加减方中，柴胡疏肝解郁，使肝郁行以条达为君药。当归甘辛苦温，养血和血，且其味辛散，乃血中气药，白芍酸苦微寒，养血敛阴，柔肝缓急，当归、白芍与柴胡同用，补肝体而助肝用，使血和则肝和，血充则肝柔，共为臣药。木郁则土衰，肝病易传脾，故以白术、茯苓、甘草健脾益气，非但实土以防御木乘，且使营血生化有源；加牡丹皮以清血中之伏火，栀子善清肝热，泻火除烦，导热下行，加薄荷疏散郁遏之气，透达肝经郁热；加茵陈、珍珠母清热利湿，平肝明目，共为佐药。柴胡为肝经引经药，和甘草共为使药。诸药合用，融疏肝、健脾、益肾为一炉，以疏肝解郁、舒畅气机为先，健脾渗湿、补益脾土为本，滋养肝脾、益精明目为根，共奏疏肝解郁、健脾益肾之功。配合针刺而获良效。

【病案2】 刘某，男，35岁，干部。门诊病例。

初诊（1980年8月27日）：右眼视力下降，视直如曲20日。患者2年前曾患右眼中心性渗出性脉络膜视网膜病变，治疗一年视力从0.3恢复到0.6，20日前因工作劳累引起复发。伴眼内干涩，头晕耳鸣，口燥咽干，五心烦热，失眠多梦。

检查：视力右眼0.2，左眼1.0。双眼外观正常。散瞳查眼底：右眼黄斑区可见圆形病灶并有出血、渗出；舌红少苔，脉细数。

西医诊断：中心性渗出性脉络膜视网膜炎（右眼）。

中医诊断：视直如曲（右眼）。

辨证：阴虚火旺证。

治法：滋阴降火，凉血散血。

主方：知柏地黄丸（《医宗金鉴》）加减。

处方：熟地黄 20 g，山茱萸 6 g，山药 12 g，知母 10 g，黄柏 10 g，泽泻 10 g，牡丹皮 10 g，茯苓 10 g，墨旱莲 15 g，女贞子 15 g。7 剂，每日 1 剂，取头煎、二煎药汁混合，分 2 次温服。

配合针刺治疗：选攒竹、球后、睛明、足三里、肝俞、肾俞、脾俞。每次局部选穴 2 个，远端穴 2～3 个。根据辨证选择补泻法，每日 1 次，留针 30 分钟，10 日为 1 个疗程。

二诊至十五诊（1980 年 9 月 3 日至 1980 年 12 月 2 日）：原方先后去知母、黄柏，加丹参 10 g，赤芍 10 g，以活血散血；加桑椹 10 g，枸杞子 10 g，菊花 10 g，以滋阴补肾，养肝明目；加昆布 10 g，海藻 10 g，以软坚散结。共服药 91 剂，针刺 58 次。右眼视力提高到 0.6，黄斑水肿、渗出、出血吸收，头晕耳鸣、口燥咽干、五心烦热、失眠多梦亦除。嘱服杞菊地黄丸，每次 9 g，每日 2 次，连服 2 个月，以巩固疗效。

按语　患者阴虚火炎，反复发作，上扰清窍，煎灼营阴，营血津液外溢，渗于黄斑，故见出血、渗出、视物模糊；目失濡润，则觉眼内干涩；头晕耳鸣，口燥咽干，五心烦热，失眠多梦，舌红少苔，脉细数，均为阴虚火旺之征。治宜滋阴降火，凉血散血。知柏地黄丸加减方中，以六味地黄丸滋阴补肾；加知母、黄柏清虚热、泻相火；加墨旱莲、女贞子，以滋阴清热，凉血散血。随证加减，配合针刺而获效。

【病案 3】　刘某，男，28 岁，干部。门诊病例。

初诊（1980 年 9 月 2 日）：双眼视力下降，视直如曲 20 日。患者近几个月工作紧张劳累，一人顶两人用，饮食常不能按时，体胖嗜食肥甘，现伴头重胸闷，肢体困重，食少腹胀，口干口苦。曾在郑州某医院诊断为"中心性渗出性脉络膜视网膜炎（双眼）"，经全面检查未查到病因。

检查：矫正视力右眼 0.3，左眼 0.2。双眼外观正常。散瞳查眼底：双眼黄斑区可见圆形病灶并有水肿、渗出、出血；舌质淡红，苔薄白，脉弦细而濡。

西医诊断：中心性渗出性脉络膜视网膜炎（双眼）。

中医诊断：视直如曲（双眼）。

辨证：湿热内蕴证。

治法：利湿清热，升清降浊。

主方：三仁汤（《温病条辨》）加减。

处方：苦杏仁 10 g，豆蔻 5 g[后下]，薏苡仁 15 g，法半夏 10 g，厚朴 10 g，通草 5 g，竹叶 10 g，滑石 15 g[包煎]，茯苓 15 g，车前子 10 g[包煎]，甘草 5 g。7 剂，每日 1 剂，取头煎、二煎药汁混合，分 2 次温服。

配合针刺治疗：选攒竹、球后、睛明、足三里、肝俞、肾俞、脾俞。每次局部选穴 2 个，远端穴 2～3 个。根据辨证选择补泻法，每日 1 次，留针 30 分钟，10 日为 1 个疗程。

二诊至十五诊（1980 年 9 月 9 日至 1980 年 12 月 8 日）：原方先后去通草、竹叶、滑石、法半夏，加石菖蒲 5 g，远志 5 g，合欢花 15 g，首乌藤 15 g，酸枣仁 15 g，以化痰宁神；加女贞子 10 g，墨旱莲 10 g，桑椹 10 g，枸杞子 10 g，菊花 10 g，以滋阴补肾，养肝明目；加昆布 10 g，海藻 10 g，以软坚散结。共服药 91 剂，针刺 60 次。双眼视物清楚，视物变形现象明显减轻，头重胸闷，肢体困重，食少腹胀，口干口苦等症状渐愈。检查：矫正视力右眼 1.0，左眼 0.8；双眼外观正常；散瞳查眼底见右眼屈光间质清晰，视盘大小颜色正常，A：V＝2：3，黄斑部色素紊乱，中心凹光反射可见，但弱。舌质红，苔薄黄，脉弦细。嘱服杞菊地黄丸，每次 9 g，每日 2 次，连服 2 个月，以巩固疗效。

按语 患者饮食不节，嗜食肥甘，痰湿内生，蕴而不化，湿热痰浊上蒙清窍，熏蒸脉道，致津液营血外渗，故见眼底渗出、出血，视力下降，视直如曲；头重胸闷，肢体困重，食少腹胀，口干口苦，均为痰热湿浊之征。治宜利湿清热，升清降浊。三仁汤加减方中，苦杏仁宣利肺气以化湿，豆蔻芳香行气化湿，薏苡仁甘淡渗湿健脾，法半夏、厚朴辛开苦降，行气化湿，佐以滑石、通草、竹叶甘寒渗湿，清利下焦；加茯苓、车前子，以健脾利水渗湿。诸药合用，宣上、畅中、渗下，使气机调畅，湿热从三焦分消。配合针刺治疗，症除目明。

【病案 4】 罗某，男，45 岁，干部。门诊病例。

初诊（1980 年 7 月 15 日）：双眼视物模糊，视物变形 5 个月。患者 7 年前开始双眼先后患"中心性渗出性脉络膜视网膜病变"反复发作，伴头晕目眩，面色淡白，身倦乏力，气少懒言。

检查：矫正视力右眼 0.2，左眼 0.2。双眼外观正常。散瞳查眼底：双眼黄斑区陈旧渗出、出血病灶，中心凹光反射消失。舌淡暗，舌尖有紫斑，脉沉涩。

西医诊断：中心性渗出性脉络膜视网膜炎（双眼）。

中医诊断：视直如曲（双眼）。

辨证：气虚血瘀证。

治法：益气活血，养肝明目。

主方：人参养荣汤（《太平惠民和剂局方》）加减。

处方：熟地黄 15 g，白芍 10 g，当归 10 g，川芎 5 g，党参 10 g，白术 10 g，炙甘草 6 g，五味子 5 g，炙黄芪 10 g，丹参 10 g，茯苓 10 g，柴胡 10 g，枸杞子 10 g，陈皮 5 g，远志 5 g，栀子 10 g，桑椹 10 g。7 剂，每日 1 剂，取头煎、二煎药汁混合，分 2 次温服。

配合针刺治疗：选攒竹、球后、睛明、足三里、肝俞、肾俞、脾俞。每次局部选穴 2 个，远端穴 2～3 个。根据辨证选择补泻法，每日 1 次，留针 30 分钟，10 日为 1 个疗程。

二诊至十八诊（1980 年 7 月 22 日至 1980 年 11 月 10 日）：原方先后去川芎，加生地黄 10 g，麦冬 10 g，以养阴润燥；加白及，以消肿生肌。先后共服药 112 剂，针刺 65 次。双眼视物清楚，视物变形现象明显减轻，头重胸闷，肢体困重，食少腹胀，口干口苦等症状渐愈。检查：矫正视力右眼 0.5，左眼 0.6；双眼外观正常。散瞳查眼底：双眼屈光间质清晰，视盘大小颜色正常，A：V＝2：3，黄斑部色素紊乱，中心凹光反射隐约可见；舌质红，苔薄黄，脉弦细。嘱服杞菊地黄丸，每次 9 g，每日 2 次，连服 2 个月，以巩固疗效。

按语 气血不足，精血亏虚，目中脉道失其充泽，致眼内脉道滞涩，目失濡养，则神光衰微，终致视物模糊，视物变形；头晕目眩，面色淡白，身倦乏力，气少懒言，舌质暗，舌尖有紫斑，脉沉涩，均为气虚血瘀的表现。治宜益气活血，养肝明目。人参养荣汤加减方中，党参补脾益气，熟地黄大补阴血，补精填髓，两药合用，气血双补为君药。白术、炙黄芪和五味子相合，健脾益气，以资气血生化之源；当归、白芍、川芎更添养血活血之力，以上 6 味药，补气活血，合为臣药。茯苓健脾渗湿、柴胡、栀子疏肝解郁、清除余热，五味子、远志宁心安神，陈皮理气醒脾，均为佐药。炙甘草益气调和诸药为使，加枸杞子、桑椹以补肾养肝明目。共奏益气活血，养肝明目之功，配合针刺而获显效。

四十四、黄斑出血

黄斑出血是指视网膜出血局限于黄斑部者，是依其部位和症状而命名的，很多眼底疾病可发生黄斑出血。由于黄斑部组织结构功能的特殊，一旦出血，对中心视力的损害很大。虽然黄斑出血是多种眼底病可能发生的症状之一，但临床上当黄斑出血是唯一或主要症状时，习惯上将黄斑出血作为病名诊断。除外伤因素外，一般以中老年人多见。中医学依其对视力损害的程度不同，可分别归属于"视瞻昏渺"或"暴盲"范畴。

中医学认为本病多因竭视劳瞻，耗其精血，肝肾阴虚，虚火上炎，灼伤目中络脉；或情志不遂，肝气郁滞，郁久化火，上扰目窍；或饥饱劳役，忧思过度，脾胃损伤，脾气虚弱，血失统摄所致。

（一）治疗原则

中医辨证论治，早期以止血为主，中期止血活血，晚期活血化瘀。

1. 辨证论治

（1）阴虚火旺证　证候：高度近视，竭视劳瞻，黄斑出血，年老体衰，兼腰膝酸软，口干咽燥，五心烦热；舌红少苔，脉细数。治法：滋阴降火，凉血散血。方剂：知柏地黄丸（《医宗金鉴》）加减。药物：知母 10 g，黄柏 10 g，生地黄 15 g，山药 10 g，山茱萸 5 g，牡丹皮 10 g，茯苓 10 g，泽泻 10 g，玄参 10 g，白及 10 g，茜草根 10 g，炒栀子 10 g，三七粉 3 g[冲服]。或天王补心丹（《校注妇人良方》）加减。药物：生地黄 15 g，当归 10 g，麦冬 10 g，天冬 10 g，丹参 10 g，玄参 10 g，五味子 5 g，酸枣仁 10 g，柏子仁 10 g，远志 5 g，桔梗 10 g，茯苓 15 g。加减：失眠多梦，加合欢皮 10 g，首乌藤 10 g，以养心安神。

（2）肝郁化火证　证候：视物模糊，黄斑出血；精神抑郁，烦躁易怒，胸胁胀痛，口苦咽干；舌质红，苔薄黄，脉弦数。治法：清肝解郁，凉血散瘀。方剂：丹栀逍遥散（《薛氏医案》）加减。药物：牡丹皮 10 g，炒栀子 10 g，银柴胡 10 g，当归 10 g，白芍 10 g，茯苓 10 g，白术 10 g，知母 10 g，黄柏 10 g，生地黄 10 g，三七粉 3 g[冲服]，生蒲黄 10 g[包煎]，白茅根 10 g。加减：若食少便溏，加神曲 10 g，山楂 10 g，以健脾消食；失眠多梦，加首乌藤 10 g，珍珠母 10 g[先煎]，以养心安神，清肝明目。

（3）心脾两虚证　证候：视物模糊，黄斑出血，量少色淡，或反复出血；全身伴神疲乏力，面色萎黄，心悸气短；舌淡苔少，脉弱。治法：健脾益气，止血活血。方剂：归脾汤（《正体类要》）加减。药物：黄芪 15 g，党参 10 g，当归 10 g，白术 10 g，茯苓 15 g，山药 10 g，白茅根 10 g，首乌藤 10 g，炒栀子 10 g，三七粉 3 g[冲服]，桔梗 10 g，生蒲黄 10 g[包煎]。

（4）外伤损络证　证候：眼部外伤，黄斑出血可呈点状或斑片状，常发生于深层或视网膜下；舌质紫暗，脉细涩。治法：凉血止血，祛风活血。方剂：生蒲黄汤（《中医眼科六经法要》）加减。药物：生蒲黄 10 g[包煎]，炒荆芥 10 g，川芎 5 g，赤芍 10 g，牡丹皮 10 g，当归 10 g，防风 10 g，三七粉 3 g[冲服]，泽泻 10 g，车前子 10 g[包煎]，生地黄 10 g，白及 10 g。

（二）预防与调护

1. 出血初期，尽量少活动，尤其是要避免重体力劳动及头部撞击伤。

2. 注意用眼卫生，节用目力。

（三）病案举例

【病案】　周某，男，36 岁，教师。门诊病例。

初诊（1980 年 8 月 15 日）：右眼中心视力下降，眼前有淡黄色暗影 7 日。伴腰膝酸软，口干咽燥，五心烦热。

检查：视力右眼 0.2，左眼 0.4；矫正视力右眼 0.5，左眼 1.0；近视力右眼 0.8，左眼 1.5。双眼外观正常。散瞳查眼底：双眼均用−3D 可见视盘脉络膜近视弧，右眼黄斑片状出血斑，中心凹光反射不见。舌红少苔，脉细数。

西医诊断：黄斑出血（右眼）。

中医诊断：视瞻有色（右眼）。

辨证：阴虚火旺证。

治法：滋阴降火，凉血散血。

主方：知柏地黄丸（《医宗金鉴》）加减。

处方：知母 10 g，黄柏 10 g，生地黄 15 g，山药 10 g，山茱萸 5 g，牡丹皮 10 g，茯苓 10 g，泽泻 10 g，玄参 10 g，白及 10 g，茜草根 10 g，炒栀子 10 g，三七粉 3 g[冲服]。7 剂，每日 1 剂，取头煎、二煎药汁混合，分 2 次温服。

二诊至十诊（1980 年 8 月 22 日至 1980 年 10 月 17 日）：原方先后去茜草根、炒栀子、知母、黄柏，加女贞子 10 g，墨旱莲 10 g，桑椹 10 g，枸杞子 10 g，菊花 10 g，以滋阴补肾，养肝明目，共服药 56 剂。右眼视物清楚，眼前暗影消失，腰膝酸软，口干咽燥，五心烦热等症状渐愈。检查：矫正视力右眼 0.8，左眼 1.0；右眼底出血吸收，黄斑中心凹光反射可见；舌质红，苔薄黄，脉弦细。嘱服杞菊地黄丸，每次 9 g，每日 2 次，连服 2 个月，以巩固疗效。

按语 患者肝肾阴虚，虚火上扰，灼伤目中血络，而致黄斑出血，视力下降；腰膝酸软为肝肾不足；口干咽燥，五心烦热，舌红少苔，脉细数皆为阴虚火旺之象。治宜滋阴降火，凉血散血。知柏地黄丸加减方中以六味地黄丸滋阴补肾；加知母、黄柏清虚热、泻相火；玄参、白及、茜草根、炒栀子、三七粉凉血散血。随证加减而获效。

四十五、老年性黄斑变性

老年性黄斑变性又称年龄相关性黄斑变性，是指眼外观无异常，中老年人出现的视物昏蒙，日渐加重，终致失明的眼病。中医学称视瞻昏渺。本病多发生于 50 岁以上的中老年人，常双眼患病。

中医学认为本病多因饮食不节，脾失健运，不能运化水湿，浊气上泛；或素体阴虚，或劳思竭虑，肝肾阴虚，虚火上炎，灼伤目络，视物昏蒙；或情志内伤，肝失疏泄，肝气犯脾，脾失健运，气机阻滞，血行不畅为瘀，津液凝聚成痰，痰瘀互结，遮蔽神光则视物不清；或老年人年老体弱，肝肾两虚，精血不足，目失濡养，以致神光暗淡。

（一）治疗原则

西医学认为本病病因不明，目前无确切疗法，治疗重点均集中于脉络膜新生血管的抑制或消退。中医学以辨证论治为主，促进出血及渗出吸收，减少并发症等方面优势显著。

1. 辨证论治

（1）脾虚湿困证　证候：视物昏蒙，视物变形，黄斑区色素紊乱，玻璃膜疣形成，中心凹光反射消失，或黄斑出血、渗出及水肿；全身可伴胸膈胀满，眩晕心悸，肢体乏力；舌质淡白，边有齿印，苔薄白，脉沉细或细。治法：健脾利湿。方剂：参苓白术散（《太平惠民和剂局方》）加减。药物：莲子 10 g，砂仁 3 g[后下]，薏苡仁 10 g，桔梗 10 g，白扁豆 10 g，茯苓 15 g，党参 10 g，炙甘草 5 g，白术 10 g，山药 15 g。加减：水肿明显者，加泽兰 10 g，益母草 10 g，利水消肿。

（2）阴虚火旺证　证候：视物变形，视力突然下降，黄斑部可见大片新鲜出血、渗出和水肿；口干欲饮，潮热面赤，五心烦热，盗汗多梦，腰酸膝软；舌质红，苔少，脉细数。治法：滋阴降火。方剂：生蒲黄汤（《中医眼科六经法要》）合滋阴降火汤（《审视瑶函》）加减。药物：生蒲黄 24 g[包煎]，墨旱莲 24 g，丹参 15 g，荆芥炭 12 g，郁金 15 g，生地黄 12 g，川芎 6 g，牡丹皮 12 g，当归 10 g，熟地黄 10 g，黄柏 10 g，知母 10 g，麦冬 10 g，白芍 10 g，黄芩 10 g，柴胡 10 g，甘草 5 g。加减：黄斑瘀血者，加三七粉 3 g[冲服]，以助活血化瘀；若出血日久不吸收者，加赤芍 10 g，泽兰 10 g，浙贝母 10 g，以活血消滞；大便干结者，加火麻仁 15 g，润肠通便。

（3）痰瘀互结证　证候：视物变形，视力下降，病程日久，眼底可见瘢痕形成及大片色素沉着；全身症见倦怠乏力，纳食呆顿；舌淡，苔薄白腻，脉弦滑。治法：化痰软坚，活血明目。方剂：化坚二陈丸（《医宗金鉴》）加减。药物：陈皮 5 g，制半夏 10 g，茯苓 15 g，炒僵蚕 5 g，黄连 5 g，生甘草 5 g，荷叶 10 g。加减：黄斑瘀血者，加丹参 10 g，川芎 10 g，牛膝 10 g，以活血通络；瘢痕明显者，加浙贝母 10 g，鸡内金 10 g，以软坚散结。

（4）肝肾两虚证　证候：视物模糊，视物变形，眼底可见黄斑区陈旧渗出，中心凹光反射减弱或消失；常伴有头晕失眠或面白肢冷，精神倦怠，腰膝无力；舌淡红苔薄白，脉细沉无力。治法：补益肝肾。方剂：四物五子丸（《济生方》）加减。药物：当归 10 g，川芎 5 g，熟地黄 15 g，白芍 10 g，枸杞子 10 g，覆盆子 10 g，地肤子 10 g，菟丝子 10 g，车前子 10 g[包煎]；或驻景丸（《银海精微》）加减。药物：楮实子 10 g，菟丝子 10 g，枸杞子 10 g，车前子 10 g[包煎]，五味子 5 g，当归 10 g，熟地黄 10 g，花椒 3 g。

2. 其他治法　针刺疗法：主穴选睛明、球后、承泣、瞳子髎、攒竹、风池；配穴选完骨、百会、合谷、肝俞、肾俞、脾俞、足三里、三阴交、光明。每次选主穴 2 个，配穴 2～4 个，根据辨证采用补泻手法，每日 1 次，留针 30 分钟，10 日为 1 个疗程。

（二）预防与调护

1. 饮食有节，食宜清淡，多吃新鲜水果蔬菜，忌肥腻厚味、辛辣刺激、煎炸炙煿以及生冷之品。戒烟酒。

2. 因太阳辐射、可见光均可致黄斑损伤，日光下应戴遮阳帽，雪地、水面应戴滤光镜以保护眼睛免受光的损害。

3. 一眼已患老年性黄斑变性的患者，应严格监测其健眼，一旦发现双眼病变，宜进行系统治疗。

（三）病案举例

【病案】 袁某，男，65 岁，退休干部。门诊病例。

初诊（1980 年 9 月 2 日）：右眼视物变形，视力骤降，眼前暗影遮盖 10 日。伴口干欲饮，潮热面赤，五心烦热，盗汗多梦，腰酸膝软。

检查：视力右眼 0.3，左眼 0.8。双眼外观正常。散瞳查眼底：右眼黄斑部可见大片新鲜出血、渗出和水肿；舌质红，苔少，脉细数。

西医诊断：老年性黄斑变性（右眼）。

中医诊断：视瞻昏渺（右眼）。

辨证：阴虚火旺证。

治法：滋阴降火，凉血散血。

主方：生蒲黄汤（《中医眼科六经法要》）合滋阴降火汤（《审视瑶函》）加减。

处方：生蒲黄 15 g[包煎]，墨旱莲 15 g，丹参 15 g，荆芥炭 10 g，郁金 10 g，生地黄 15 g，川芎 5 g，牡丹皮 10 g，当归 10 g，熟地黄 10 g，黄柏 10 g，知母 10 g，麦冬 10 g，白芍 10 g，黄芩 10 g，柴胡 10 g，甘草 5 g。7 剂，每日 1 剂，取头煎、二煎药汁混合，分 2 次温服。

二诊至十二诊（1980 年 9 月 9 日至 1980 年 11 月 18 日）：原

方先后去生蒲黄、知母、黄柏、黄芩，加三七粉 3 g[冲服]，以活血化瘀，共服药 70 剂。右眼视物清楚，眼前暗影消失，口干欲饮，潮热面赤，五心烦热，盗汗多梦，腰酸膝软等症状渐愈。检查：视力右眼 0.5，左眼 0.8；右眼底出血吸收，黄斑中心凹光反射隐约可见。舌质红，苔薄黄，脉弦细。嘱服杞菊地黄丸，每次 9 g，每日 2 次，连服 2 个月，以巩固疗效。

按语 《证治准绳·杂病·七窍门》："若人年五十以外而昏者，虽治不复光明，其时犹月之过望，天真日衰，自然目光渐谢。"书中明确指出发病年龄及视力随年龄增加而降低，直至失明，素体阴虚，或劳思竭虑，肝肾阴虚，虚火上炎，灼伤目络，故见黄斑区大片新鲜出血、渗出和水肿；全身症状及舌脉均为阴虚火旺之候。治宜滋阴降火，凉血散血。生蒲黄汤合滋阴降火汤加减方中的生蒲黄汤，是巴蜀名医陈达夫的临床经验方，方中八味药：其中生蒲黄、郁金、丹参、川芎活血化瘀，消散离经之血；墨旱莲养阴止血；生地黄、荆芥炭凉血止血；牡丹皮凉血止血，散瘀明目；全方共奏滋阴凉血，化瘀止血之功。滋阴降火汤，方中十一味药，其中熟地黄、当归、白芍、川芎为四物汤，能补养肝血，滋养肝阴；方中生地黄与熟地黄相配，麦冬与甘草配伍，能清润滋阴，生津增液；知母、黄柏、黄芩降火滋阴；柴胡调理肝气。全方以滋阴为主降火为辅，阴足水自升，水升火自降。两方合用治疗老年性黄斑变性眼内出血，既可止血又可化瘀，止血而不留瘀，病情因而得以改善。

四十六、原发性视网膜色素变性

原发性视网膜色素变性是以夜盲和视野逐渐缩窄为特征的内障眼病。中医学称高风内障，又名高风雀目、高风障症、阴风障等。本病多从青少年时期开始发病，均为双眼罹患。

中医学认为本病多因禀赋不足，命门火衰，阳虚无以抗阴，阳气陷于阴中，不能自振，目失温煦所致；或素体真阴不足，阴虚不能济阳，阴精亏损，阳气不能为用而病；或脾胃虚弱，气血不足，养目之源匮乏，目不能视物。

（一）治疗原则

本病为难治之证，需耐心用药，缓以图功。病机总以虚为主，虚中夹瘀兼郁，应抓住虚、瘀、郁的病机特点，治疗主要是补虚通脉，调整阴阳。从调理肝脾着手，在补虚的同时，兼以活血化瘀及解郁，采取综合治疗方法。可望改善视功能或延缓病程。

1. 辨证论治

（1）肝肾阴虚证　证候：夜盲，视野进行性缩窄，眼底表现同眼部检查；伴头晕耳鸣；舌质红少苔，脉细数。治法：滋补肝肾。方剂：明目地黄丸（《审视瑶函》）加减。药物：熟地黄15 g，生地黄10 g，山药10 g，泽泻10 g，山茱萸5 g，牡丹皮10 g，柴胡10 g，茯神10 g，当归10 g，五味子5 g。加减：视网膜血管变细者，加川芎5 g，丹参10 g，牛膝10 g，以增活血化瘀通络之功；多梦盗汗者，加知母10 g，牡丹皮10 g，黄柏10 g，以滋阴清热；眼干涩不适者，可加天花粉10 g，玄参10 g，以养阴清热活血。

（2）脾气虚弱证　证候：眼症同前；兼见面色无华，神疲乏力，食少纳呆；舌质淡，苔白，脉弱。治法：健脾益气。方剂：补中益气汤（《脾胃论》）加减。药物：党参15 g，炙黄芪30 g，炒白术12 g，陈皮5 g，当归10 g，升麻5 g，柴胡5 g，炙甘草5 g，生姜3片，大枣3枚。加减：视网膜血管细者，加川芎5 g，丹参10 g，三七粉3 g[冲服]，鸡血藤10 g，以助通络活血之功。

（3）肾阳不足证　证候：眼症同前；伴腰膝酸软，形寒肢冷，夜尿频频，小便清长；舌质淡，苔薄白，脉沉弱。治法：温补肾阳。方剂：右归丸（《景岳全书》）加减。药物：熟地黄15 g，山药10 g，山茱萸10 g，枸杞子10 g，鹿角胶10 g[烊化兑服]，菟丝子10 g，杜仲10 g，当归10 g，肉桂3 g[研细末冲服]，制附子6 g[先煎]。加减：视网膜血管细者，加川芎5 g，鸡血藤10 g，牛膝10 g，以增活血通络之功。

2. 其他治法　针刺疗法：主穴选睛明、上睛明、球后、承泣、攒竹、太阳；配穴选风池、完骨、百会、合谷、肝俞、肾俞、脾俞、足三里、三阴交、关元。每次选主穴2个，配穴2～4个，根据辨证情况采用补泻手法，每日1次。本病为退行性变，可每3～6个月针刺20～30日。

（二）预防与调护

1. 注意眼部遮光。

2. 避免近亲结婚。

（三）病案举例

【病案1】　朱某，女，45岁，干部。门诊病例。

初诊（1980年9月10日）：12岁时起发现双眼夜盲，后视力逐渐下降，视物范围渐渐缩小。伴面色无华，神疲乏力，食少纳呆。

检查：视力右眼0.3，左眼0.4。加镜无助。双眼视盘蜡黄色，视网膜血管变细，动脉尤其明显，A：V＝1：3，黄斑部较暗，视网膜呈青灰色，赤道部视网膜血管旁色素沉着。视野：右眼上方10°，鼻侧15°，下方20°，颞侧30°，左眼上方15°，鼻侧18°，下方20°，颞侧35°。舌质淡红，苔少，脉细弱。

西医诊断：视网膜色素变性（双眼）。

中医诊断：高风内障（双眼）。

辨证：脾虚气弱证。

治法：补脾益气。

方剂：补中益气汤（《脾胃论》）加减。

处方：黄芪 15 g，党参 10 g，柴胡 6 g，白芍 10 g，茯苓 10 g，当归 10 g，白术 10 g，牛膝 10 g，丹参 10 g，升麻 3 g，陈皮 5 g，夜明砂 10 g[包煎]，炙甘草 5 g。7 剂，每日 1 剂，取头煎、二煎药汁混合，分 2 次温服。

针刺疗法：主穴选睛明、肝俞、肾俞、球后、承泣、攒竹、太阳；配穴选风池、完骨、百会、合谷、脾俞、足三里、三阴交、关元。每次选主穴 2 个，配穴 4 个，每日 1 次。

二诊至十五诊（1980 年 9 月 17 日至 1980 年 12 月 17 日）：原方先后加山药 10 g，枸杞子 10 g，菊花 5 g，以健脾补肾明目。共服药 91 剂，针刺 65 次。患者自诉视物较用药前清楚，视物范围亦有扩大，面色无华，神疲乏力，食少纳呆等症状改善。检查：视力右眼 0.5，左眼 0.6。视野：右眼上方 15°，鼻侧 20°，下方 25°，颞侧 50°，左眼上方 20°，鼻侧 25°，下方 30°，颞侧 50°；舌质淡红，苔薄白而润，脉细。改服补中益气丸，1 次 6 g，每日 2 次。

按语 《目经大成·阴风障》中对本病夜盲和视野缩窄的记载非常形象："大道行不去，可知世界窄，未晚草堂昏，几疑天地黑。"患者脾胃虚弱，气血生化乏源，目失濡养，故见夜盲，视野进行性缩窄等；全身症状及舌脉均为脾气虚之候。治宜补脾益气。补中益气汤加减方中，黄芪益气为君药。党参、白术、茯苓、炙甘草健脾益气为臣药。陈皮理气，当归、白芍养血补血，牛膝、丹参、夜明砂活血明目为佐药。升麻、柴胡升清阳之气，为方中的使药。诸药相配共助益气健脾，活血明目之功。配合针刺治疗，收到了较好的疗效。

【病案2】 雷某，男，32 岁，编辑。门诊病例。

初诊（1980 年 9 月 12 日）：双眼夜盲，视力逐渐下降，视物范围逐渐缩小 10 余年。腰膝酸软，头晕耳鸣。

检查：视力右眼 0.3，左眼 0.4。双眼视盘颜色蜡黄色，视网膜血管变细，视网膜呈青灰色，周边部可见大量骨细胞样色素沉着，黄斑部较暗，中心凹光反射不清。视野：右眼上方 20°，鼻侧 25°，下方 30°，颞侧 35°；左眼上方 20°，鼻侧 25°，下方 30°，颞侧 40°。舌质红少苔，脉细数。

西医诊断：视网膜色素变性（双眼）。

中医诊断：高风内障（双眼）。

辨证：肝肾阴虚证。

治法：滋补肝肾。

主方：明目地黄丸（《审视瑶函》）加减。

处方：熟地黄 15 g，生地黄 10 g，山药 10 g，泽泻 10 g，山茱萸 5 g，牡丹皮 10 g，柴胡 10 g，茯神 10 g，当归 10 g，五味子 5 g，夜明砂 10 g[包煎]，川芎 5 g，丹参 10 g，牛膝 10 g。7 剂，每日 1 剂，取头煎、二煎药汁混合，分 2 次温服。

针刺疗法：主穴选睛明、肝俞、肾俞、球后、承泣、攒竹、太阳；配穴选风池、完骨、百会、合谷、脾俞、足三里、三阴交、关元。每次选主穴 2 个，配穴 4 个，每日 1 次，采用补法。

二诊至十五诊（1980 年 9 月 19 日至 1980 年 12 月 10 日）：共服中药 84 剂，针刺 65 次。患者自诉视物较治疗前清楚，视物范围亦有扩大，腰膝酸软、头晕耳鸣等症状消失。检查：视力右眼 0.5，左眼 0.6；视野：右眼上方 25°，鼻侧 30°，下方 35°，颞侧 50°；左眼上方 25°，鼻侧 30°，下方 30°，颞侧 55°；舌质淡红，苔薄白而润，脉细。嘱坚持服杞菊地黄丸，1 次 9 g，每日 2 次，以资巩固。

按语 肝肾阴虚，精血亏少，目失濡养，故见夜盲、视野进行性缩窄等眼病。《审视瑶函》："精生气，气生神，故肾精一虚，则阳光独治，阳光独治，则壮火食气，无以生神，令人目暗不明。"全身及舌脉均为肝肾阴虚之候。明目地黄丸加减方中，用生地黄、熟地黄、山茱萸、五味子、当归、牡丹皮、泽泻味厚之属，以滋阴养肾，滋阴则火自降，养肾则精自生；山药益脾而培万物之母；茯神以养神而生明照之精；柴胡者，所以升阳而致神明之气于睛；川芎、丹参、牛膝，以活血通络；夜明砂有养肝明目之妙用。配合针刺治疗而获效。

四十七、原发性视网膜脱离

原发性视网膜脱离又称孔源性视网膜脱离，是指视网膜神经上皮与色素上皮之间的分离，类似于中医学"神光自现""暴盲"，彭清华主编的《中医眼科学》称之为"视衣脱离"。

中医学认为本病多因禀赋不足，肾精亏虚或劳瞻竭视，精血暗耗，肝肾两虚，神膏失养，则神膏稀薄，视衣失养，则生裂孔，而致视衣脱离；或饮食不节，损伤脾胃，脾虚失运，水湿内停，上泛神膏，而致神膏混浊，积于视衣致视衣脱离；或过用目力，气阴两伤，而视衣不固。

（一）治疗原则

原发性视网膜脱离可见裂孔者，应尽早手术治疗，封闭裂孔，使视网膜复位。未找到裂孔或不愿意接受手术治疗者，可中医辨证论治；对于术后患者，可配合中医辨证论治调理，以减轻术后症状，提高视功能。

1. 辨证论治

（1）肝肾阴虚证　证候：久病眼见黑花闪光，或手术后视力不升；伴头晕耳鸣，失眠健忘，腰膝酸软；舌红少苔，脉细。治法：滋补肝肾。方剂：驻景丸（《中医眼科六经法要》）加减。药物：楮实子 20 g，菟丝子 15 g，枸杞子 12 g，茺蔚子 15 g，车前子 12 g[包煎]，木瓜 10 g，寒水石 10 g[打碎先煎]，紫河车粉 5 g[冲服]，五味子 6 g，三七 2 g[研末冲服]。加减：眼前黑花及闪光者，加麦冬 10 g，太子参 10 g，当归 10 g，川芎 5 g，赤芍 10 g，以滋阴益气补血。

（2）脾虚湿泛证　证候：视物昏蒙，玻璃体混浊，视网膜脱离，或术后视网膜下仍有积液；伴倦怠乏力，面色少华，或食少便溏；舌淡胖有齿痕，苔白滑，脉细或濡。治法：健脾益气，利水化浊。方剂：补中益气汤（《脾胃论》）合四苓散（《明医指掌》）加减。药物：黄芪 15 g，甘草 5 g[炙]，人参 10 g，当归 10 g，陈皮 5 g，升麻 5 g，柴胡 10 g，白术 10 g，茯苓 10 g，猪苓 10 g，泽泻 10 g。加减：积液多者，加苍术 10 g，薏苡仁 10 g，车前子 10 g[包煎]，以除湿利水。

（3）脉络瘀滞证　证候：头眼部外伤后视网膜脱离，或视网膜脱离术后视网膜下残留积液，伴视物模糊，眼痛；舌质暗红或有瘀斑，脉弦涩。治法：养血活血，祛风止痛。方剂：桃红四物汤（《医宗金鉴》）加减。药物：当归 10 g，川芎 5 g，白芍 10 g，熟地黄 10 g，桃仁 10 g，红花 5 g。加减：眼内瘀血者，加泽兰 10 g，三七 3 g[冲服]，以祛瘀活血；残留积液者，加茯苓 10 g，赤小豆 10 g，白茅根 10 g，以祛湿利水；头目胀痛甚者，加蔓荆子 5 g，菊花 10 g，石决明 10 g[先煎]，以祛风镇痛。术后表现为气虚血瘀水停者，用补阳还五汤（《医林改错》）加减。药物：黄芪 30 g，当归尾 10 g，赤芍 10 g，地龙 5 g，川芎 5 g，红花 5 g，桃仁 5 g。加减：视网膜水肿者，加益母草 10 g，泽兰 10 g，以利水消肿；液多者，加苍术 10 g，薏苡仁 10 g，车前子 10 g[包煎]，以除湿利水。

2. 其他治法　针刺疗法：主穴选承泣、太阳、风池、攒竹；配穴选睛明、足三里、肾俞。手法：承泣、睛明均紧靠眶缘慢慢直刺 1 寸；风池针尖微下向鼻尖方向斜刺 1.2 寸，足三里直刺 1.5 寸，攒竹平刺 1 寸，太阳、肾俞斜刺 1.5 寸。中度刺激手法，每日或隔日针刺 1 次，12 次为 1 个疗程。

（二）预防与调护

1. 避免头部撞击伤及剧烈运动。

2. 戒烟慎酒，少吃辛辣刺激性食物，保持排便通畅。

（三）病案举例

【病案】　邱某，女，45 岁，干部。门诊病例。

初诊（1980 年 9 月 18 日）：左眼视力下降，视物变形 20 日。患者左眼因"视网膜脱离"于 1980 年 6 月 4 日在外院已行巩膜环扎术，术后仍视物模糊、变形；伴倦怠乏力，面色少华，食少便溏。

检查：视力右眼 0.3，左眼 0.1；近视力右眼 1.5，左眼 0.8；矫正视力右眼 1.0，左眼 0.3。左眼瞳孔已药物性散大，眼底视网膜颞下方网膜裂孔已封闭，视网下有少许积液。舌质淡胖，苔白滑，脉濡。

西医诊断：①原发性视网膜脱离术后（左眼）；②屈光不正（双眼）。

中医诊断：①暴盲（左眼）；②能近怯远症（双眼）。

辨证：脾虚湿泛证。

治法：健脾益气，利水化浊。

方剂：补中益气汤（《脾胃论》）合四苓散（《明医指掌》）加减。

处方：黄芪 15 g，甘草 5 g[炙]，党参 10 g，当归 10 g，陈皮 5 g，升麻 5 g，柴胡 10 g，白术 10 g，茯苓 10 g，猪苓 10 g，泽

泻 10 g，苍术 10 g，薏苡仁 10 g，车前子 10 g[包煎]。7 剂，每日 1 剂，取头煎、二煎药汁混合，分 2 次温服。

二诊至十诊（1980 年 9 月 25 日至 1980 年 11 月 20 日）：先后加枸杞子 10 g，以益气明目，共服药 56 剂。左眼视物较前清楚，无视物变形；倦怠乏力，面色少华，食少便溏渐愈。检查：视力右眼 0.3，左眼 0.2；近视力右眼 1.5，左眼 1.0；矫正视力右眼 1.0，左眼 0.5。散瞳查眼底：左眼裂洞已封闭，视网膜下积液已吸收；舌质淡红，苔薄白，脉细。嘱服参苓白术散，每日 2 次，每次 6 g，连服 2 个月，以巩固疗效。

按语　患者脾失健运，湿浊停聚，上泛于目，而视衣脱离，视物昏蒙，视物变形；脾气亏虚，运化失职，故食少便溏；气虚运血无力，则面色少华，倦怠乏力；舌质淡胖，苔白滑，脉濡均为脾虚湿泛之候。治宜健脾益气，利水化浊。补中益气汤合四苓散加减，方中以党参、甘草补脾益气，和中泻火为臣；白术燥湿健脾，当归和血养阴为佐；升麻以升阳明清气，柴胡以升少阳清气，阳升则万物生，清升则浊阴降，加陈皮者，以利其气，合四苓散，加苍术、薏苡仁、车前子，健脾利水渗湿，帮助视衣下水液吸收，以收事半功倍的效果。

四十八、视盘炎

视盘炎又称视神经乳头炎，是指病变位于视神经球内段或紧靠眼球后视神经前段的视神经炎症。发病较急，视力下降严重，以视野改变，眼底视盘充血水肿、边界模糊为主要改变。本病属于中医学"暴盲"范畴。多见于儿童，常易累及双眼。病因较为复杂，与炎性脱髓鞘、局部感染及全身感染、自身免疫等因素有关。

中医学认为本病多因六淫外感侵扰，上攻目系；或肝胆实热，肝火循经直灼目系；肝郁气滞，目系郁闭所致。

（一）治疗原则

首先发现病因并针对病因治疗。西医以激素治疗为主，中医早期以清热解毒为主，采用辨证论治以减轻大剂量激素引起的不良反应。

1. 辨证论治

（1）风邪袭目证　证候：视力骤降，可伴感冒，或目珠转动疼痛及胀痛；视盘充血水肿；舌红，苔薄黄或薄白，脉浮数或浮紧。治法：祛风清热，开窍明目。方剂：银翘散（《温病条辨》）加减。药物：金银花15 g，连翘10 g，桔梗10 g，牛蒡子10 g，荆芥穗10 g，薄荷5 g[后下]，淡豆豉10 g，芦根10 g，淡竹叶10 g，甘草5 g。加减：头痛者，加菊花10 g，细辛3 g，以开窍明目；兼表寒者，减去淡竹叶，加防风10 g，藁本10 g，以祛风散寒；眼球转动时疼痛明显者，加牡丹皮10 g，红花5 g，鸡血藤10 g，以通络止痛。

（2）肝经实热证　证候：视力急降甚至失明，头目胀痛或目珠转动疼痛，眼底视盘充血水肿，易怒少寐；舌红苔黄，脉弦数。治法：清肝泄热，凉血散瘀。方剂：龙胆泻肝汤（《医方集解》）加减。药物：龙胆10 g，栀子10 g，黄芩10 g，生地黄10 g，车前子10 g[包煎]，泽泻10 g，柴胡10 g，甘草5 g，当归10 g，金银花10 g，连翘10 g。加减：若头胀目痛明显者，加夏枯草10 g，菊花10 g，以清利头目；口干舌燥，大便秘结者，加天花粉10 g，玄参10 g，决明子10 g，以滋阴生津，润肠通便；烦躁失眠者，加黄连5 g，首乌藤10 g，以清心宁神；眼底视盘充血肿胀，视网膜渗出者，加牡丹皮10 g，赤芍10 g，茯苓10 g，橘络10 g，以助凉血散瘀，利湿化痰。

（3）肝郁气滞证　证候：视力明显下降，目珠隐痛或压痛，眼底视盘充血水肿；情志不舒，胸胁满闷胀痛或妇女月经不调，喜太息；舌质偏红，苔薄白，脉弦或弦细。治法：疏肝解郁，凉血通络。方剂：丹栀逍遥散（《薛氏医案》）加减。药物：牡丹皮10 g，栀子10 g，柴胡10 g，当归10 g，白芍10 g，白术10 g，茯苓10 g，薄荷5 g[包煎]，甘草5 g，蔓荆子5 g，石菖蒲10 g。加减：郁热阻络，头目隐痛者，加决明子10 g，丹参10 g，以清热化痰止痛；郁闷不解、少言太息者，加郁金10 g，青皮10 g，以理气解郁；胁痛胸闷者，加川楝子10 g，瓜蒌10 g，以宽胸行气止痛。

2. 其他治法 针刺疗法：主穴选球后、睛明、攒竹、承泣、瞳子髎等；配穴选肝俞、肾俞、足三里、合谷、风池、翳明、太冲、光明、关元等。每次选主穴2～3个，配穴3～4个，轮流使用，局部穴位不用手法，远端穴位辨证施手法，留针30分钟，每日1次。急性期可选用承泣、阳白、四白、攒竹、丝竹空、足三里、太冲、行间及肝俞、胆俞等穴，每次局部取2～3个穴，远端取2个穴，用泻法或平补平泻法，交替选取穴，10次为1个疗程。

（二）预防与调护

起居有规律，饮食避免辛辣刺激性食物，多食新鲜蔬菜水果。

（三）病案举例

【病案】 金某，女，23岁，农民。门诊病例。

初诊（1980年9月15日）：双眼视力突然下降3日。伴头痛口渴，咳嗽咽痛。

检查：视力右眼0.4，左眼0.5；近视力右眼0.5，左眼0.6；加镜无助；双眼外观正常。双眼视盘充血，水肿，边界模糊；舌尖红，苔薄黄，脉浮数。

西医诊断：视盘炎（双眼）。

中医诊断：暴盲（双眼）。

辨证：风邪袭目。

治法：祛风清热，开窍明目。

方剂：银翘散（《温病条辨》）加减。

处方：金银花15 g，连翘10 g，桔梗10 g，牛蒡子10 g，荆芥穗10 g，薄荷5 g^[后下]，淡豆豉10 g，芦根10 g，淡竹叶10 g，甘草5 g，菊花10 g，细辛3 g。7剂，每日1剂，取头煎、二煎药汁混合，分2次服。

西药：醋酸泼尼松片，口服，每次30 mg，早餐后顿服，随病情好转，逐渐减量。

二诊至三诊（1980年9月22日至1980年9月29日）：眼胀、头痛口渴，咳嗽咽痛症状消失，但情志不舒，胸胁满闷胀痛。检查：视力右眼0.5，左眼0.6；双眼视盘充血，水肿，边界模糊。舌质偏红，苔薄白，脉弦。改用疏肝解郁，凉血通络法。方剂：丹栀逍遥散（《薛氏医案》）加减。药物：牡丹皮10 g，栀子10 g，柴胡10 g，当归10 g，白芍10 g，白术10 g，茯苓10 g，薄荷5 g^[后下]，甘草5 g，蔓荆子5 g，石菖蒲10 g，郁金10 g，青皮10 g，川楝子10 g，瓜蒌10 g。7剂，每日1剂，取头煎、二煎药汁混合，分2次服。

四诊至八诊（1980年10月5日至1980年11月2日）：原方去薄荷、细辛，先后加枸杞子10 g，以养肝明目，共服药28剂。情志不舒，胸胁满闷胀痛渐愈，检查：视力右眼1.2，左眼1.0；双眼视盘充血、水肿渐愈；舌质红，苔薄黄，脉弦细。醋酸泼尼松片已逐渐减量为每次5 mg，早餐后顿服，再服1周后停服；改服逍遥丸，每次9 g，每日2次，连服2个月，以巩固疗效。

按语　温热病邪，上攻目系，则眼胀，目系暴盲；邪犯于肺，肺气失宣，则咳嗽；风热蕴结成毒，侵肺系门户，则咽痛；温邪伤津，则口渴；舌尖红，苔薄黄，脉浮数，均为风热之邪袭于目之候。治宜祛风清热，开窍明目。主用银翘散加减，以祛风散邪，清热解毒，活血明目。后证转肝郁气滞，改服逍遥散加减，配合糖皮质激素治疗，则疗效显著。

四十九、球后视神经炎

球后视神经炎是指为视神经穿出巩膜后在眶内段、管内段及视交叉前的颅内段所发生的炎症，以视力下降及视野损害为主要特点，早期绝大多数患者眼底正常，少数眼底视盘轻度充血，晚期出现下行性视神经萎缩，视盘苍白或仅颞侧变白。本病属于中医学"暴盲"范畴。多见于青壮年，依据发病的缓急，分为急性和慢性球后视神经炎两类，以前者多见。

中医学认为本病多因肝郁气滞，郁而化火或阴虚火旺，虚火上炎上攻目系；或因久病及气血两虚，目失濡养所致。

（一）治疗原则

以中医辨证论治为主，配合针刺治疗，病情初起，可用大剂量糖皮质激素冲击治疗，以挽救视功能。

1. 辨证论治

（1）肝郁气滞证　证候：视力明显下降，头目胀痛或目珠转动痛，眼底视盘正常；情志不舒，胸胁满闷胀痛或妇女月经不调，喜太息；舌质偏红，苔薄白，脉弦或弦细。治法：疏肝解郁，凉血通络。方剂：丹栀逍遥散（《薛氏医案》）加减。药物：牡丹皮 10 g，栀子 10 g，柴胡 10 g，当归 10 g，白芍 10 g，白术 10 g，茯苓 10 g，薄荷 5 g[后下]，甘草 5 g，蔓荆子 5 g，石菖蒲 10 g。加减：郁热阻络，头目隐痛者，加决明子 10 g，丹参 10 g，以清热化痰止痛；郁闷不解，少言太息者，加郁金 10 g，青皮 10 g，以理气解郁；胁痛胸闷者，加川楝子 10 g，瓜蒌 10 g，以宽胸行气止痛。

（2）阴虚火旺证　　证候：视力下降明显，或时轻时重，或治疗好转，不时复发，眼球酸胀或隐痛；视盘色浅或正常；舌质红少苔，脉细或细数。治法：滋阴降火。方剂：知柏地黄丸（《医宗金鉴》）加减。药物：知母 10 g，黄柏 10 g，熟地黄 15 g，山茱萸 5 g，山药 10 g，泽泻 10 g，牡丹皮 10 g，茯苓 10 g。加减：气滞者，加香附 10 g，木香 3 g，以行气开窍；心烦失眠者，加麦冬 10 g，五味子 5 g，酸枣仁 10 g，以养心安神；久病者，加细辛 3 g，地龙 10 g，以通络明目。

（3）气血两虚证　　证候：病程日久或产后哺乳期发病。视物昏蒙，少气懒言，面白唇淡，神疲倦怠；舌淡嫩，脉细无力。治法：补益气血，开窍明目。方剂：人参养荣汤（《太平惠民和剂局方》）加减。药物：白芍 10 g，当归 10 g，陈皮 5 g，炙黄芪 10 g，肉桂 3 g[研细末冲服]，人参 10 g，白术 10 g，炙甘草 6 g，熟地黄 15 g，五味子 5 g，茯苓 10 g，远志 5 g，生姜 10 g，大枣 10 g。加减：气血瘀滞者，加丹参 10 g，鸡血藤 10 g，以养血活血；若心悸失眠，加酸枣仁 10 g，首乌藤 10 g，以养心安神。

2. 其他治法　　针刺疗法：同视盘炎。

（二）预防与调护

1. 注意避免情绪刺激。

2. 戒烟慎酒，少吃辛辣刺激性食物，保持排便通畅。

【病案】　陈某，女，36 岁，教师。门诊病例。

初诊（1980 年 10 月 5 日）：双眼视力突然下降 3 日。伴眼珠转动时球后疼痛，目前患者为产后哺乳期（婴儿 6 个月），面色萎黄无华，气短懒言，心悸怔忡。

检查：矫正视力右眼 0.3，左眼 0.2；双眼瞳神稍大，展缩迟缓；眼底未见异常。视野检查：双眼有中心暗点。舌质淡红，苔薄白，脉虚弱。

西医诊断：球后视神经炎（双眼）。

中医诊断：暴盲（双眼）。

辨证：气血亏虚证。

治法：补益气血，开窍明目。

主方：人参养荣汤（《太平惠民和剂局方》）合免怀散（《济阴纲目》）加减。

处方：白芍 10 g，当归 10 g，陈皮 5 g，炙黄芪 10 g，肉桂 3 g[研细末冲服]，人参 10 g，白术 10 g，炙甘草 6 g，熟地黄 15 g，五味子 5 g，茯苓 10 g，远志 5 g，生姜 10 g，大枣 10 g，丹参 10 g，鸡血藤 10 g，红花 5 g，赤芍 5 g，牛膝 10 g。7 剂，每日 1 剂，取头煎、二煎药汁混合，分 2 次服。

西药：醋酸泼尼松片 30 mg，每日上午 8 时，顿服，每日 1 次，逐渐减量。

验方：生麦芽 50 g，炒麦芽 50 g。同放入沙锅中，加清水适量，煎熬后，泡焖 10 分钟，倾取清汁，代茶饮。

医嘱：①断乳。②平时应注意保持心情愉快，避免紧张及烦躁暴怒。③饮食宜清淡，忌肥甘油腻之品。④坚持系统性治疗，忌随意中断治疗。

二诊（1980 年 10 月 12 日）：双眼视物较明，已断乳。矫正视力右眼 0.4，左眼 0.3；舌质淡红，苔薄白，脉虚弱。原方去红花、赤芍、牛膝。5 剂。醋酸泼尼松片改为 25 mg，每日上午 8 时，顿服。

三诊至十诊（1980 年 10 月 17 日至 1980 年 11 月 23 日）：原方先后去肉桂、生姜，加枸杞子 10 g，菊花 10 g，以补肾明目，共服药 35 剂，醋酸泼尼松片逐渐减量至停服。面色萎黄无华，气短懒言，心悸怔忡渐愈。矫正视力右眼 1.0，左眼 1.0；双眼外观正常；双眼底正常；舌质红，苔薄黄，脉细。改人参养荣丸，口服，每次 6 g，每日 2 次，连服 2 个月，以巩固疗效。

按语 《审视瑶函》："产则百脉皆动，气血俱伤，大虚而不足，故邪得以易乘，肝部发生之气甚弱，血少而胆失滋养精汁少，则目中精膏气液，皆失化源，所以目病者多。"目得血而能视，今产后哺乳，气血虚则目系失养，故视力急降，眼球后隐隐作痛；气血两亏，不能上荣目，故面色萎黄无华；肺气虚，则气短懒言；血不养心，则心悸怔忡；舌质淡红，苔薄白，脉虚弱，均为气血亏虚之候。方选人参养荣汤合免怀散，方中用人参补脾益气，熟地黄大补阴血，补精填髓，两药合用，气血双补而为君药。白术、茯苓、炙黄芪和五味子相合，健脾益气，以资气血生化之源；当归、白芍更添补血养血之力，以上 6 味药，补气活血，合为臣药。肉桂补火助阳，温暖脾肾，鼓舞气血生长；远志宁心安神；陈皮理气醒脾，均为佐药。炙甘草益气调和诸药为使药。合免怀散和麦芽煎回乳而养血。加用糖皮质激素，以快速抗炎消水肿而获痊愈。

五十、缺血性视神经病变

缺血性视神经病变是供给视神经的血管发生阻塞、缺血，导致筛板前后的视神经供血不足产生的病变。本病属于中医学"暴盲"范畴。以中老年人居多，可双眼先后发病，相隔时间不等。

中医学认为本病多因素体肝旺，或暴怒伤肝，情志过激化火，气火上攻；或嗜食肥甘辛辣，饮酒无度，痰热内生，上壅目窍；或年老久病，肝肾阴亏，虚火上扰，血脉不畅所致。

（一）治疗原则

审因论治，中药以活血化瘀、开窍通络为治疗大法，配合针刺治疗，尽快缓解或消除眼底血循环障碍，减轻视盘水肿，改善视功能。必要时配合糖皮质激素、血管扩张剂，以及时降低眼压。

1. 辨证论治

（1）风痰阻络证　证候：视力突降，眼底见视盘水肿，视网膜有水肿及小出血、渗出；全身症见有眩晕耳鸣，胸闷恶心，或有头痛；舌胖，苔腻，脉弦或滑。治法：息风豁痰，活血通脉。方剂：导痰汤（《校注妇人良方》）加减。药物：法半夏10 g，天南星5 g，橘红10 g，枳实10 g，赤茯苓10 g，炙甘草5 g，红花5 g，当归10 g，丹参10 g。加减：热象明显者，加竹茹10 g，黄芩10 g，菊花10 g，改天南星为龙胆10 g，以清肺肝之热；大便不畅者，加瓜蒌10 g，以泄热通便。

（2）肝阳上亢证　证候：视力急降或突然出现眼前阴影，头晕耳鸣，面色潮红，头目胀痛，烦躁易怒，失眠多梦；舌质红，苔薄黄，脉弦数。治法：滋阴潜阳，活血通络。方剂：天麻钩藤饮（《中医内科杂病证治新义》）加减。药物：天麻10 g，钩藤10 g，石决明15 g[先煎]，牛膝12 g，栀子10 g，黄芩10 g，杜仲10 g，益母草10 g，桑寄生10 g，首乌藤10 g，茯神10 g。加减：情志郁怒者，加柴胡10 g，郁金10 g，以疏肝理气；大便秘结者，加决明子10 g，火麻仁10 g，以润肠通便；失眠多梦者，加酸枣仁10 g，远志5 g，以宁心安神。

（3）气血瘀滞证　证候：视力骤降，心烦抑郁，头目隐痛，胸胁胀满，脘闷食少；舌紫暗或有瘀斑，脉弦数。治法：疏肝理气，化瘀活络。方剂：逍遥散（《太平惠民和剂局方》）加减。药物：柴胡10 g，当归10 g，白芍10 g，白术10 g，茯苓10 g，甘草5 g，桃仁10 g，红花5 g，路路通10 g，丝瓜络10 g。加减：气滞重者，加枳壳10 g，郁金10 g，以行气解郁；血瘀明显者，加丹参 10 g，川芎 5 g，以活血化瘀；血压高、肝阳上亢者，加珍珠母 20 g[先煎]，牛膝 10 g，以平肝降压；络脉不通所致头目隐痛持久者，加姜黄 10 g，鸡血藤 10 g，以活络止痛。

2. 其他治法　针刺疗法：主穴选取风池、完骨、天柱、上睛明、承泣、球后。配穴选取太阳、头维、合谷、四白、百会、攒竹、上星。每次选取主穴 2～3 个，配穴 3～4 个，交替应用，每日 1 次，平补平泻，留针 30 分钟。

（二）预防与调护

1. 饮食合理，多食富含维生素、纤维素的蔬菜、水果，少食油腻、高脂饮食，忌烟慎酒。

2. 劳逸结合，工作宜张弛有度，避免情绪波动或忧虑紧张。

3. 积极诊治原发病，如高血压、高脂血症、动脉炎等。

（三）病案举例

【病案】　彭某，男，60 岁，干部。门诊病例。

初诊（1980 年 10 月 5 日）：右眼视力突然下降 4 日。1980 年 10 月 1 日情绪波动后，次日起床突然感觉右眼视力下降明显。患高血压 3 年余，体肥胖，眩晕耳鸣，胸闷恶心。

检查：视力右眼 0.3，左眼 0.8，加镜无助。双眼外观正常，双眼晶状体周边部轻度混浊，右眼底可见视盘颞侧水肿，边界不清，盘缘及周围视网膜有少量出血。双眼视网膜动脉变细，A：V＝1：2，动静脉交叉有压迹。血压 160/95 mmHg。舌质红、微胖，苔黄腻，脉滑。

西医诊断：缺血性视神经病变（右眼）。

中医诊断：暴盲（右眼）。

辨证：风痰阻络证。

治法：息风豁痰。

方剂：导痰汤（《校注妇人良方》）加减。

处方：法半夏 10 g，天南星 5 g，橘红 10 g，枳实 10 g，茯苓 10 g，炙甘草 5 g，红花 5 g，当归 10 g，丹参 10 g，路路通 10 g，丝瓜络 10 g，珍珠母 20 g[先煎]，牛膝 10 g。7 剂，每日 1 剂，取头煎、二煎药汁混合，分 2 次温服。

针刺：主穴取风池、完骨、天柱、上睛明、承泣、球后。配穴取太阳、头维、合谷、四白、百会、攒竹、上星。每次选取主穴 3 个，配穴 4 个，交替使用，每日 1 次，平补平泻，留针 30 分钟。

二诊至十诊（1980 年 10 月 12 日至 1980 年 12 月 8 日）：原方先后加天麻 10 g，钩藤 10 g，以平肝息风；加石决明 10 g[先煎]，以镇肝明目，共服药 56 剂，针刺 40 次，右眼视物渐明，眩晕耳鸣，胸闷恶心等症状消失。查视力右眼 0.5，左眼 0.8；眼底视盘边界清楚，水肿、出血已吸收。血压 138/85 mmHg。

按语 患者暴怒伤肝，情志过激化火，气火上攻，平时又嗜食肥甘辛辣，饮酒无度，痰热内生，上壅目窍，则目系受伤，视力下降；全身症状及舌脉表现均为风痰阻络之候。治宜息风豁痰，活血通脉。方选导痰汤加减，导痰汤即二陈汤加天南星、枳实，治顽痰胶固不化，以天南星化痰最速，枳实破气力峻，合二陈汤通导结痰，加红花、当归、丹参，以活血化瘀；路路通、丝瓜络以疏通经络；加珍珠母、牛膝，以平肝潜阳。

五十一、视盘水肿

视盘水肿又称视乳头水肿，不是一个独立的疾病，常因颅内压增高或其他因素，视神经受到机械性压迫而产生的瘀血性水肿。如全身性疾病与颅内压增高所致者，常双眼发生；由局部原因引起的多为单眼发生。本病归属于中医学"视瞻昏渺""青盲"范畴，本病早期视力不受影响，或稍感视物模糊，至晚期，可发生继发性视神经萎缩而失明。

中医学认为本病多因外感湿热或过食肥甘酒酪，湿热内蕴，肝失疏泄，脾失健运，可致目系水肿；或脾胃虚弱，或过食生冷，积湿困阻，脾阳运化水湿失职，水液停滞，湿浊上泛空窍，目系水肿；或年老体弱，久病失调，肾阳亏损，不能蒸腾湿化水液，水邪积聚体内，泛滥巅顶之内而致目系水肿。

（一）治疗原则

视盘水肿是多种疾病的共同表现，首先应进行病因治疗，若是颅内占位性病变引起颅内压增高所致，应手术治疗去除颅内占位病变。中医治疗有助于消除水肿，保护视功能。病程过久致视神经萎缩者，主要采用中药及针刺治疗。

1. 辨证论治

（1）热毒内结证　证候：视力骤降，眼底视盘充血水肿明显；胸闷烦热，头目疼痛，烦热口干，大便秘结，小便短黄；舌质红，苔黄腻，脉数。治法：清热解毒，散结消肿。方剂：五味消毒饮（《医宗金鉴》）加减。药物：金银花 15 g，野菊花 15 g，蒲公英 15 g，紫花地丁 15 g，紫背天葵 15 g，夏枯草 10 g，当归 10 g，丹参 10 g，乳香 10 g，没药 10 g。加减：视盘充血明显者，加牡丹皮 10 g，白茅根 10 g，凉血消肿；水肿重者，加猪苓 10 g，茯苓 15 g，泽泻 10 g，以利水消肿；胸闷烦热者，加栀子 10 g，淡豆豉 10 g，以清热宣郁除烦；大便干结难解者，加玄明粉 10 g^[后入]，以泻热消积；津液已伤者，加生地黄 15 g，玄参 10 g，麦冬 10 g，以养阴生津，润肠通便。

（2）脾虚湿困证　证候：视力下降，视盘水肿；伴食少泛呕，面色萎黄，神疲乏力，尿少便溏；舌苔白滑，脉细弱。治法：益气健脾，利湿消肿。方剂：参苓白术散（《太平惠民和剂局方》）加减。药物：党参 30 g，茯苓 30 g，白术 30 g，炙甘草

10 g，山药 30 g，桔梗 10 g，薏苡仁 15 g，砂仁 5 g^[后下]，陈皮 5 g，莲子肉 10 g，白扁豆 15 g。加减：胸脘痞闷者，加柴胡 10 g，以行气宽中；面黄神疲者，加黄芪 15 g，以助党参补气壮体；纳呆泛呕，加竹茹 10 g，莱菔子 10 g，以降逆止呕，消食化积；视力下降明显者，加枸杞子 10 g，女贞子 10 g，楮实子 10 g，以补肾明目。

（3）阳水上泛证　证候：视力下降，视盘水肿；畏寒肢冷神倦，肢体羸瘦，腰痛足软，小便不利；舌淡胖有齿痕，苔白，脉沉细。治法：补肾温阳，祛湿明目。方剂：肾气丸（《金匮要略》）加减。药物：熟地黄 20 g，山药 10 g，山茱萸 10 g，泽泻 10 g，茯苓 10 g，牡丹皮 10 g，桂枝 5 g，制附片 6 g。加减：腰痛足软者，加狗脊 10 g，续断 10 g，牛膝 10 g，以补肝肾，强筋骨；小便不利者，加车前子 10 g^[包煎]，以利湿消肿。

2. 其他治法　针刺疗法：常用穴选取睛明、攒竹、球后、瞳子髎、太阳、风池、三阴交、合谷、外关。每次局部取 2 穴，远端取 2 穴，中度刺激，不留针。每日针 1 次，10 日为 1 个疗程。休息 3 日，再进行第 2 个疗程。

（二）预防与调护

1. 相关科室会诊，寻找病因。

2. 饮食宜清淡，注意休息，勿过劳体力及目力。

（三）病案举例

【病案】　孔某，男，28 岁，工人。门诊病例。

初诊（1980 年 9 月 12 日）：左眼视力骤降 5 日。伴胸闷烦热，头目疼痛，烦热口干，大便秘结，小便短黄。

检查：视力右眼 1.2，左眼 0.4；双眼外观正常；右眼底正常；左眼底视盘充血水肿，边界模糊，隆起约 5D。头部 X 线检查未见异常。舌质红，苔黄腻，脉数。

西医诊断：视盘水肿（左眼）。

中医诊断：暴盲（左眼）。

辨证：热毒内结证。

治法：清热解毒，散结消肿。

主方：五味消毒饮（《医宗金鉴》）加减。

处方：金银花 15 g，野菊花 15 g，蒲公英 15 g，紫花地丁 15 g，紫背天葵 15 g，夏枯草 10 g，当归 10 g，丹参 10 g，乳香 10 g，没药 10 g，牡丹皮 10 g，白茅根 10 g，猪苓 10 g，茯苓 15 g，泽泻 10 g，玄明粉 10 g[后入]。7 剂，每日 1 剂，取头煎、二煎药汁混合，分 2 次温服。

针刺疗法：常用穴取睛明、攒竹、球后、瞳子髎、太阳、风池、三阴交、合谷、外关。每次局部取 2 穴，远端取 2 穴，中度刺激，不留针。每日针 1 次，10 日为 1 个疗程。休息 3 日，再进行第 2 个疗程。

二诊（1980 年 9 月 19 日）：便通症减。原方去玄明粉。续服 7 剂。

三诊至八诊（1980 年 9 月 26 日至 1980 年 11 月 2 日）：原方先后去乳香、没药、夏枯草，加枸杞子 10 g，以补肾明目；加山药 10 g，党参 10 g，以益气健脾，共服药 35 剂，针刺 30 次。胸闷烦热，头目疼痛，烦热口干，大便秘结，小便短黄渐愈。视力右眼 1.2，左眼 0.8；双眼外观正常；左眼底视盘水肿已消，颞侧色较淡；舌质红，苔薄黄，脉细。改服明目地黄丸，口服，每日 2 次，每次 9 g，连服 2 个月，以巩固疗效。

按语 外感六淫，侵袭机体，邪毒化火，热毒内结，气血瘀阻，脉络不通，上壅头目，视力骤降，头目疼痛；日久水液积聚，清窍失畅，视盘水肿；烦热口干、大便秘结、小便短黄、舌红苔黄、脉数，均为热毒炽盛之象。治宜清热解毒，散结消肿。

五味消毒饮加减方中，金银花、野菊花皆甘寒，有清热解毒，消肿散结之功，能疗目赤肿痛；蒲公英、紫花地丁、紫背天葵皆能清热解毒，三药加强金银花与野菊花清热解毒之力；加夏枯草，以清热散结；加当归、丹参、乳香、没药，以活血通络；加牡丹皮、白茅根，以凉血消肿；加猪苓、茯苓、泽泻，以利水消肿；加玄明粉，以泻热消积。配合针刺治疗，疏通经络而取效。

五十二、视神经萎缩

视神经萎缩是因视神经退行性病变而致视盘颜色变淡或苍白的病变。临床上习惯将所有视盘颜色变淡均称为视神经萎缩，实际上有时视盘颜色变淡可由其表面血管减少所致，而视力、视野等均无异常。真正意义上的视神经萎缩是多种眼病及全身病变对视神经损伤的最终结果，亦可由遗传、外伤等导致，发病率高，对患者生活质量影响大，治疗困难，为常见的致盲或低视力的主要病种之一。中医学称青盲，主要表现为视力减退和视盘呈灰白色或苍白。视盘周围神经纤维层病损时可出现裂隙状或楔形缺损，前者变成焦黑色，为视网膜色素层暴露；后者呈焦红色，为脉络膜暴露。如果损害发生于视盘上下缘区，则更易识别，因该区神经纤维层明显增厚，如果病损远离视盘区，因这些区域神经纤维变薄，则不易发现。视盘周围伴有局灶性萎缩常提示神经纤维层有病变，乃神经纤维层在该区变薄所致。

中医学认为本病多因情志抑郁，肝气不舒，经络郁滞，目窍郁闭，神光不得发越；或禀赋不足，肝肾两亏，精虚血少，不得荣目，目窍萎闭，神光遂没；或久病过劳或失血过多，气血不足，失于荣润，目窍萎缩，神光熄灭；或头眼外伤，目系受损，或脑部肿瘤压迫目系，致脉络瘀阻，目窍闭塞而神光泯灭。

（一）治疗原则

中医辨证属久病入络，致气血肝肾亏损，故以补肝肾、益气血、通络活血为要。辅助针刺及神经营养剂。

1. 辨证论治

（1）肝经郁热证　证候：视物模糊，视盘色淡，视野中央区或某象限可有大片暗影遮挡；心烦郁闷，口苦胁痛，头晕目胀；舌红苔薄白，脉弦偏数。治法：清肝解郁，开窍明目。方剂：丹栀逍遥散（《薛氏医案》）加减。药物：牡丹皮 10 g，栀子 10 g，柴胡 10 g，当归 10 g，白芍 10 g，茯苓 10 g，白术 10 g，薄荷 5 g[后下]，郁金 10 g，甘草 5 g。加减：郁热不重者，减牡丹皮、栀子；郁闷日久者，加枳壳 10 g，香附 10 g，以助疏肝理气；气滞血瘀者，加丹参 10 g，川芎 5 g，红花 5 g，以行气活血；肝郁血虚者，气虚血瘀者，加党参 10 g，制何首乌 10 g，以益气养血；视物模糊者，加石菖蒲 10 g，远志 5 g，以开窍明目。

（2）脾虚湿泛证　证候：视物昏蒙，视盘色淡，头重眼胀，胸闷泛恶，纳呆便稀；舌淡苔薄白或白腻，脉滑。治法：益气健脾，利湿明目。方剂：参苓白术散（《太平惠民和剂局方》）加减。药物：党参 10 g，茯苓 12 g，白术 10 g，山药 15 g，白扁豆 10 g，莲子 15 g，薏苡仁 12 g，砂仁 5 g[后下]，陈皮 5 g，桔梗 10 g，甘草 5 g。加减：若湿热较重，加黄芩 10 g，栀子 10 g，以清热利湿；水湿停滞有寒者，加桂枝 10 g，干姜 10 g，牛膝 10 g，以温通消滞，散寒利水。

（3）肝肾阴虚证　证候：双眼视蒙日久，渐至失明，视盘色淡或白，口眼干涩，头晕耳鸣，腰膝酸软，烦热盗汗，男子遗精，大便干；舌红苔薄白，脉细。治法：补益肝肾。方剂：左归丸（《景岳全书》）加减。药物：熟地黄 15 g，山药 15 g，枸杞子 12 g，山茱萸 10 g，菟丝子 15 g，龟甲胶 15 g[烊化]，牛膝 10 g，甘草 5 g。加减：痰蒙清窍者，加石菖蒲 10 g，丹参 10 g，以增强通络开窍明目之功；病程长，肾虚明显者，加楮实子 10 g，狗脊 10 g，杜仲 10 g，以补益肝肾；五心烦热重者，加知母 10 g，黄柏 10 g，竹叶心 10 g，以清泻虚火。

（4）气血两虚证　证候：视力渐降，日久失明，视盘色淡白，面色无华，唇甲色淡，神疲乏力，懒言少语，心悸气短；舌淡苔薄白，脉细无力。治法：益气养血，宁神开窍。方剂：人参养荣汤（《太平惠民和剂局方》）加减。药物：党参 15 g，白术 15 g，茯苓 12 g，熟地黄 10 g，白芍 15 g，当归 15 g，牛膝 10 g，炙甘草 5 g。加减：耳鸣者，加石菖蒲 10 g，以通络开窍；气虚较轻者；血虚偏重，加制首乌 10 g，龙眼肉 10 g，以养血安神；气滞者，加枳壳 10 g，柴胡 10 g，以理气助补。

2. 其他治法　针刺疗法：常用的针刺穴位有睛明、球后、风池、养老、肾俞、肝俞、臂臑、足三里、光明、三阴交等，远近配合，每次选用 3～4 个穴位，中等刺激，每日 1 次，留针 30 分钟，15 次为 1 个疗程。

（二）预防与调护

1. 加强体质锻炼，避免时邪外毒，减少六淫侵袭。

2. 戒除烟酒，调和七情，注意饮食起居，节制房劳。

（三）病案举例

【病案】　欧阳某，男，52 岁，干部。门诊病例。

初诊（1980 年 9 月 18 日）：双眼视力渐降 2 个月。伴口眼干涩，头晕耳鸣，腰膝酸软，烦热盗汗，早泄，大便干。

检查：视力右眼 0.3，左眼 0.2。双眼外观正常。双眼底视盘苍白，C/D＝0.3，边界清楚，血管正常，视杯可见筛孔。双眼视野向心性缩小。颅脑 X 线检查未发现异常。舌质淡红，苔薄白，脉沉细。

西医诊断：视神经萎缩（双眼）。

中医诊断：青盲（双眼）。

辨证：肝肾阴虚证。

治法：补益肝肾。

主方：左归丸（《景岳全书》）加减。

处方：熟地黄15 g，山药15 g，枸杞子12 g，山茱萸10 g，菟丝子15 g，龟甲胶10 g[烊化兑服]，川牛膝10 g，鹿角胶10 g[烊化兑服]，石菖蒲10 g，丹参10 g，楮实子10 g，狗脊10 g，杜仲10 g。7剂，每日1剂，取头煎、二煎药汁混合，分2次服。

针刺治疗：常用的针刺穴位有睛明、球后、风池、养老、肾俞、肝俞、臂臑、足三里、光明、三阴交等，远近配合，每次选用3～4个穴位，中等刺激，每日1次，留针30分钟，15次为1个疗程。

二诊至十五诊（1980年9月25日至1980年12月25日）：原方先后加石斛10 g，菊花10 g，以明目，共服药91剂，针刺70次，检查：视力右眼0.8，左眼0.8；双眼视野扩大，但视盘颜色仍苍白。

按语 《证治准绳·杂病·七窍门》："玄府幽邃之源郁遏，不得发此灵明耳。其因有二：一曰神失，二曰胆涩。须询其为病之始。若伤于七情则伤于神，若伤于精血则损于胆。"患者肝肾不足，津血衰少，目失濡养，目系失荣，故双眼视物昏蒙，视盘色淡白，口眼干涩；烦热盗汗，早泄，大便干为病情迁延日久，肝肾阴虚，精血亏损；腰膝酸软、头晕耳鸣、舌质淡红、苔薄白、脉沉细，均为肝肾阴虚之候。左归丸加减方中，熟地黄、山药、枸杞子、山茱萸、菟丝子补益肾水，滋阴填精；龟甲胶养肝益肾，阴阳俱补；川牛膝补肾强筋，引药入肾。全方以补肾水真阴为主，故曰左归丸。加石菖蒲、丹参，以加强通络开窍明目；

病程长，肾虚明显者，加楮实子、狗脊、杜仲，以补益肝肾。配合针刺治疗而获效。

五十三、近 视

近视是指眼在不使用调节时，平行光线通过眼的屈光系统折射后，焦点落在视网膜之前的一种屈光状态，在视网膜上形成不清楚的像。远视力明显降低，但近视力尚正常，是临床常见眼病，在屈光不正中所占比例最高。中医学亦称近视，又名目不能远视或能近怯远症。其中，由先天生成，近视程度较高者，又有"近觑"之称，俗名"觑觑眼"。

中医学认为本病多因心阳衰弱，阳虚阴盛；或过用目力，耗气伤血，以致目中神光不能发越于远处；或肝肾两虚，禀赋不足，神光衰弱，光华不能远及而仅能视近。

（一）治疗原则

真性近视应验光配镜，矫正视力；假性近视或轻度近视，中医辨证论治，配合针刺、耳穴压豆，可以改善视功能；高度近视中药调理，防止和治疗并发症，保护视功能。

1. 辨证论治

（1）心气不足证　证候：目暗，伴有心悸，神疲气短，尿频；舌质淡红，苔少，脉象沉细，或有健忘多梦，或有盗汗等。治法：补心宁神，益气明目。方剂：袁氏近视方（经验方）。药物：党参 15 g，茯苓 15 g，楮实子 10 g，五味子 5 g，茺蔚子 10 g，石菖蒲 6 g，炙远志 5 g，僵蚕 3 g，菟丝子 15 g，枸杞子 10 g。

（2）气血两虚证　证候：目黑伴有头昏，少气懒言，饮食不佳，大便溏；舌质淡，苔白，脉象沉细无力。治法：健脾明目。方剂：健脾明目汤（袁彩云经验方）。药物：党参 10 g，白扁豆

10 g，陈皮 10 g，五味子 10 g，白术 12 g，茯苓 12 g，枸杞子 12 g，菟丝子 12 g，炙远志 5 g，神曲 12 g，石菖蒲 6 g，当归 15 g。

（3）久视滞络证　证候：目昏眩，眼干涩，头晕，耳鸣，口苦咽干，胸胁不舒，大便不畅，小便短；舌质红，苔薄，脉象弦或涩。治法：开郁活血。方用四物汤（《太平惠民和剂局方》）加减。药物：当归 15 g，枸杞子 15 g，熟地黄 15 g，川芎 10 g，五味子 10 g，白芍 12 g，菟丝子 12 g，决明子 12 g，僵蚕 6 g，鹅不食草 12 g。

加减：以上各型如有眼球突起者，加石决明 15 g[先煎]；眼前黑影重者，加黑芝麻 10 g，桑椹 10 g，白及 10 g；并发白内障者，加麦冬 10 g，谷精珠 10 g。

2. 其他治法

（1）针刺疗法　主穴取睛明、承泣、风池、攒竹；配穴取肾俞、神门。采用补法，毫针针刺，每日 1 次，留针 30 分钟。

（2）耳穴贴压　取穴眼、目 1、目 2、脑干、肝、脾、肾。双耳交替使用，耳部常规消毒，以王不留行籽贴于选穴处，自行按压 1 分钟，以温热为度，3 日换 1 次。

（二）预防与调护

1. 坚持做眼保健操。

2. 注意用眼卫生，多远眺，少看近物，注意读书写字姿势。

3. 注意饮食，营养搭配合理。

（三）病案举例

【病案 1】　欧阳某，男，10 岁，学生。门诊病例。

初诊（1980 年 9 月 15 日）：双眼视力下降 1 个月。神疲气短，尿频。

检查：视力右眼 0.6，左眼 0.5；近视力右眼 1.5，左眼

1.5。双眼外观及眼底均未见异常。右眼加镜−0.25DS 矫正远视力 1.0，左眼加镜−0.50DS 矫正远视力 1.0。舌质淡红，苔薄白，脉弱。

西医诊断：屈光不正（双眼）。

中医诊断：近视（双眼）。

辨证：心气不足证。

治法：补心宁神，益气明目。

主方：袁氏近视方（经验方）。

处方：党参 15 g，茯苓 15 g，楮实子 10 g，五味子 5 g，茺蔚子 10 g，石菖蒲 6 g，炙远志 5 g，僵蚕 3 g，菟丝子 15 g，枸杞子 10 g。7 剂，采用补法，每日 1 剂，取头煎、二煎药汁混合，分 2 次服。

针刺疗法：主穴取睛明、承泣、风池、攒竹，配穴取肾俞、神门。毫针针刺，每日 1 次，留针 30 分钟。

耳穴贴压：取穴眼、目 1、目 2、脑干、肝、脾、肾。双耳交替使用，耳部常规消毒，以王不留行籽贴于选穴处，自行按压 1 分钟，以温热为度，3 日换 1 次。

嘱其坚持做眼保健操。

二诊（1980 年 9 月 22 日）：自觉视物较明，眼部检查基本同前，舌质淡红，苔薄白，脉弱。原方续服 7 剂。针刺及耳穴贴压如前。

三诊至十诊（1980 年 9 月 29 日至 1980 年 11 月 17 日）：原方先后加山药 15 g，白术 10 g，以健脾益气；加覆盆子 10 g，金樱子 10 g，菊花 10 g，补肾明目。共服药 49 剂，针刺 35 次，坚持耳穴贴压，做眼保健操。视力提高到右眼 1.2，左眼 1.0。嘱加强体育锻炼，注意用眼卫生，定期复查。

按语 《灵枢·大惑论》："目者，心之使也。心者，神之舍也。"《审视瑶函》:"过虑多思,因乱真而伤神志。"神志伤则目不能远视。患儿能近怯远,神疲气短,尿频;舌淡苔白,脉细弱均为心阳不足之候。治宜培补心肾。袁氏近视方中,以党参补心气为君药;石菖蒲开心窍,灸远志能通肾气于心,辅党参补心强志,开窍明目为臣药;茯苓能交心气于肾,五味子安神宁心,楮实子、枸杞子、菟丝子滋补肝肾,五味药共为佐药;茺蔚子、僵蚕活血解痉为其使,经络润泽则神气和畅,而阳光盛,阳光盛则光能及远。配合针刺,耳穴贴压,眼保健操等治疗而显效。

【病案 2】 曹某,男,12 岁,学生。门诊病例。

初诊(1980 年 9 月 12 日):双眼视力下降 1 个月。伴有头昏,少气懒言,饮食不佳,大便溏。

检查:视力右眼 0.6,左眼 0.8;近视力右眼 1.5,左眼 1.5。双眼外观及眼底均未见异常。右眼加镜-0.50DS,矫正远视力 1.0,左眼加镜-0.25DS,矫正远视力 1.0。舌质淡,苔白,脉沉细无力。

西医诊断:屈光不正(双眼)。

中医诊断:近视(双眼)。

辨证:气血两虚证。

治法:健脾明目。

主方:健脾明目汤(袁彩云经验方)。

处方:党参 10 g,白扁豆 10 g,陈皮 5 g,五味子 5 g,白术 12 g,茯苓 12 g,枸杞子 12 g,菟丝子 12 g,灸远志 5 g,神曲 12 g,石菖蒲 6 g,当归 10 g。续服 7 剂,每日 1 剂,取头煎、二煎药汁混合,分 2 次服。

针刺疗法:主穴取睛明、承泣、风池、攒竹,配穴取肾俞、神门。毫针针刺,每日 1 次,留针 30 分钟。

耳穴贴压:取穴眼、目 1、目 2、脑干、肝、脾、肾。双耳交替使用，耳部常规消毒，以王不留行籽贴于选穴处，自行按压1分钟，以温热为度，3日换1次。

嘱其坚持做眼保健操。

二诊（1980年9月19日）：自觉视物较明，眼部检查基本同前，舌质淡红，苔薄白，脉弱。原方续服7剂。针刺及耳穴贴压如前。

三诊至十诊（1980年9月26日至1980年11月14日）：原方先后加山药15g，黄芪10g，以健脾益气；加菊花10g，以补肾明目。共服药49剂，针刺35次，坚持耳穴贴压，做眼保健操。视力提高到右眼1.2，左眼1.5。嘱其加强体育锻炼，注意用眼卫生，定期复查。

按语 久视耗血，血为气之母，血虚气亦虚，导致神光不能发越于远，故出现近视；全身症状及舌脉均为气血不足之候。健脾明目汤为袁彩云经验方，方中党参、白术健脾祛湿；当归补血活血；白扁豆、神曲、陈皮健脾开胃；五味子、枸杞子、菟丝子强心补肾明目；石菖蒲、灸远志以安神益智，开窍明目。配合针刺，耳穴贴压，眼保健操而获效。

五十四、远　视

远视是指眼在不使用调节时，平行光线通过眼的屈光系统折射后，焦点落在视网膜之后的一种屈光状态，在视网膜上则形成不清楚的像。轻度远视，远近视力均可正常；如为高度远视者，视远视近均不清楚，而且近视力比远视力更差。中医学亦称远视，又名能远视不能近视或能远怯近症。

中医学认为本病多因禀赋不足，阳不生阴，阴精不能收敛，目失濡养，则目中光华不能收敛视近而致。

（一）治疗原则

矫治屈光不正，消除疲劳，有斜视者，纠正眼位。

1. 辨证论治

（1）肝肾亏虚证　证候：视近不清晰，甚者视远近均模糊，伴头痛，眼胀等；舌质淡，脉细。治法：滋补肝肾。方剂：地芝丸（《东垣试效方》）加减。药物：天冬5g，生地黄10g，枳壳5g，菊花10g，枸杞子10g。加减：眼胀明显者，加石决明15g[先煎]，磁石15g[先煎]，以平肝潜阳；眼睑重坠不能久视者，加党参10g，黄芪15g，以补脾益气；眉骨疼痛者，为血瘀，加川芎5g，白芷10g，以活血止痛。

（2）脾虚气弱证　证候：视近不清晰，甚者视远近均模糊，视物易疲劳，形体消瘦，气短乏力，面色萎黄，纳少便溏。治法：益气健脾。方剂：参苓白术散（《太平惠民和剂局方》）加减。药物：莲子10g，砂仁3g[后下]，薏苡仁10g，桔梗5g，白扁豆10g，茯苓10g，党参5g，炙甘草3g，白术10g，山药10g。加减：若兼食滞者，加山楂10g，麦芽10g，神曲10g，谷芽10g，鸡内金5g，以消食化滞；脘腹胀满者，加厚朴10g，陈皮5g，以理气健脾。

2. 其他治法

（1）针刺疗法　主穴取百会、风池，配穴肝俞、肾俞、心俞、睛明、阳白、承泣、合谷、光明等，取主穴及配穴3～4个，毫针针刺，每日1次，留针30分钟。

（2）耳穴贴压　取穴眼、目1、目2、神门、肝、脾、肾。双耳交替使用，耳部常规消毒，以王不留行籽贴于选穴处，自行按压1分钟，以温热为度，3日换1次。

（二）预防与调护

1. 注意用眼卫生，尽量少接触电子产品。

2. 注意饮食，营养搭配合理。

（三）病案举例

【病案】 熊某，男，8岁，学生。门诊病例。

初诊（1980年9月18日）：从小远视，戴镜已3年。患儿5岁体检时发现双眼远视，以后每年寒暑假验光配镜，1975年8月第一副双眼均＋2.00DS，最后一副为1980年8月验光双眼均＋1.50DS，矫正视力均为0.8，视物易疲劳。

检查：远视力右眼0.5，左眼0.6；近视力右眼1.0，左眼1.0。双眼加镜＋1.00DS，矫正视力均为0.8。双眼前房较浅，瞳孔大小对称，对光反应灵敏；眼底检查可见视盘较小，黄斑中心凹光反射可见。舌质淡，脉细。

西医诊断：屈光不正（双眼）。

中医诊断：远视眼（双眼）。

辨证：肝肾亏虚证。

治法：滋补肝肾。

方剂：地芝丸（《东垣试效方》）加减。

处方：天冬5g，生地黄10g，枳壳5g，菊花10g，枸杞子10g，山药10g。7剂，每日1剂，取头煎、二煎药汁混合，分2次服。

针刺疗法：主穴取百会、风池，配穴肝俞、肾俞、心俞、脾俞、睛明、阳白、承泣、合谷、光明等。每日取主穴及配穴4个。毫针针刺，每日1次，留针30分钟。

耳穴贴压：取穴眼、目1、目2、神门、肝、脾、肾。双耳交替使用，耳部常规消毒，以王不留行籽贴于选穴处，自行按压1分钟，以温热为度，3日换1次。

二诊至十诊（1980年9月25日至1980年11月20日）：视物较明，原方先后加党参5g，黄芪10g，以益气健脾；加山楂

10 g，以健脾化食，共服药 56 剂，针刺 40 次。视物较明，视物疲劳感渐愈。检查视力右眼 0.8，左眼 1.0；改服远视复明丸，水蜜丸，每次 5 g，每日 2 次。1980 年 12 月 30 日复查，远视力右眼 1.2，左眼 1.0，而主动脱镜。

按语 《审视瑶函·能远怯近症》："益阴精不足，阳气有余"，"故光华发见散乱，而不能收敛近视。"而在《目经大成·远视》认为本病："阴不配阳，病于水者"，"淫泣劳极，斫耗风力，则元神飞越，命门少火。"本例患者为禀赋不足，肝肾俱亏，致使目中光华散漫不收，故出现远视；舌脉表现均为肝肾不足之候。地芝丸方中以生地黄、菊花补肾填精，益水之下源；天冬润肺滋阴，益水之上源；枸杞子滋补肝肾，益精明目；脾胃为生化之源，转输之枢，以山药益肾健脾；枳壳理脾胃，调气机，以助体内津液的生成和输布，枳壳味苦微寒，有别于其他健脾药之甘温和行气药之辛温，可防辛温耗伤阴津。诸药共奏健脾补肾，益精明目之功。配合针刺、耳穴贴压，远视乃愈。

五十五、老　视

老视是指随着年龄的增长，眼的调节力逐渐衰弱，近视力减退，造成阅读与近距离工作困难的生理现象。中医学称老人眼昏。

中医学认为本病多因年老体衰，肝肾两亏，精血不足，血虚肝郁或脾虚气弱，目失所养，经络涩滞，调节失司所致。

（一）治疗原则

老视主要是佩戴老花镜，只是看近需要戴，看远处不需要戴。中医辨证论治，消除视疲劳。

1. 辨证论治

（1）肝肾两亏证　证候：视远清楚，视近模糊，眼易疲劳，不耐久视；头晕，双目干涩，腰膝酸软；舌淡苔少，脉细。治法：滋养肝肾。方剂：一贯煎（《柳州医话》）合四物补肝散（《审视瑶函》）加减。药物：沙参 10 g，麦冬 10 g，当归 10 g，生地黄 10 g，枸杞子 10 g，川楝子 10 g，熟地黄 10 g，白芍 10 g，川芎 5 g，香附 10 g，甘草 10 g，夏枯草 10 g。

（2）血虚肝郁证　证候：视远清楚，视近模糊，眼易疲劳，不耐久视；视久眼胀头晕，心烦多梦，乳房胀痛，月经不调或经期产后加重；舌尖红，苔薄黄，脉弦。治法：养肝血，疏肝郁。方剂：逍遥散（《太平惠民和剂局方》）加减。药物：柴胡 10 g，白芍 10 g，当归 10 g，茯苓 10 g，白术 10 g，炙甘草 5 g，煨生姜 3 g，薄荷 3 g[后下]。加减：加枸杞子 10 g，生地黄 10 g，香附 10 g，以增强养血和疏肝解郁之效。

（3）脾虚气弱证　证候：视远清楚，视近模糊，眼易疲劳，不耐久视；久则视物昏花或有重影或窜行，眼欲垂闭，神疲懒言，纳差便溏；舌淡，苔薄白，脉弱。治法：健脾益气，升阳活血。方剂：助阳活血汤（《原机启微》）加减。药物：黄芪 15 g，当归 10 g，防风 10 g，炙甘草 10 g，蔓荆子 10 g，白芷 10 g，升麻 5 g，柴胡 10 g。加减：加党参 10 g，葛根 10 g，以增益气升阳之功。

2. 其他治法　针刺疗法：穴取睛明、攒竹、太阳、承泣、合谷、足三里等。每次局部取 2 穴、远端取 2 穴进行针刺。

（二）预防与调护

晶状体操可加强眼外肌与睫状肌的肌力，增加晶状体的弹性，有助于缓解视力疲劳和延缓老花眼的发展。晶状体操具体做法是：先向 5 m 以外的目标物远眺半分钟，使眼肌松弛，晶状体变平；再向 30 cm 处的目标物近看半分钟，使眼肌紧张，晶状体增厚。看远、看近交替进行，每次 10～15 分钟，每日 3～4 次。

这样就能使晶状体得到充分伸展，眼睛疲劳得到缓解，从而达到活跃和恢复眼睛的生理调节功能，改善视力的目的。需要注意的是，远望时应避免阳光直射，以看绿树、绿草为最佳。

（三）病案举例

【病案】 刘某，女，44 岁，会计。门诊病例。

初诊（1980 年 9 月 18 日）：发现双眼近视力减退 1 年。自觉视远清楚，视近模糊，尤其是读书写字时不能久视，视久则眼胀头晕，心烦多梦，乳房胀痛，经期症状更明显。

检查：视力右眼 1.2，左眼 1.2；近视力右眼 0.3，左眼 0.3。右眼加镜 ＋1.50DS，矫正近视力 0.8；左眼加镜 ＋1.50DS，矫正近视力 0.8。双眼外观正常。哥德曼压平式眼压计测眼压：右眼 16 mmH g；左眼 15 mmH g。眼底可见双眼视盘大小、色泽正常，杯/盘≤0.3。舌质淡红，苔薄黄，脉弦。

西医诊断：老视（双眼）。

中医诊断：老人眼昏（双眼）。

辨证：血虚肝郁证。

治法：养肝解郁。

主方：逍遥散（《太平惠民和剂局方》）加减。

处方：柴胡 10 g，白芍 10 g，当归 10 g，茯苓 10 g，白术 10 g，炙甘草 5 g，煨生姜 3 g，薄荷 3 g[后下]。7 剂，每日 1 剂，取头煎、二煎药汁混合，分 2 次服。

针刺疗法：穴取睛明、攒竹、太阳、承泣、合谷、足三里等。每次选用局部 2 穴、远端 2 穴进行针刺。

坚持做晶状体操。

二诊至十诊（1980 年 9 月 25 日至 1980 年 11 月 20 日）：上方先后去煨生姜、薄荷，加党参 10 g，葛根 10 g，以增益气升阳之功；加枸杞子 10 g，菊花 10 g，以补肾养肝明目，服药 56 剂，针刺 40 次。眼胀头晕，心烦多梦，乳房胀痛等症状渐愈，检查：视力右眼 1.2，左眼 1.2；近视力右眼 0.7，左眼 0.8。嘱服逍遥丸，每次 6 g，每日 2 次，连服 2 个月，以资巩固。

按语　目得血而能视，血虚肝郁，精气不能上荣于目，故目中光华虽可发越于外，但不能收敛视近；全身及舌脉表现均为血虚肝郁之候。治宜养肝解郁。逍遥散方中，以柴胡疏肝解郁，使肝气得以条达为君药。白芍酸苦微寒，养血敛阴，柔肝缓急；当归甘辛苦温，养血和血，且气香可理气，为血中之气药；归、芍与柴胡同用，补肝体而助肝用，使血和则肝和，血充则肝柔，共为臣药。木郁则土衰，肝病易于传脾，故以白术、茯苓、炙甘草健脾益气，非但实土以抑木，且使营血生化有源，共为佐药。加薄荷少许，疏散郁遏之气，透达肝经郁热；煨生姜降逆和中，且能辛散达郁，共为佐药。柴胡为肝经引经药，又兼使药之用。配合针刺，做晶状体操，调肝养血，肝气舒，精血充，则目得血而能视。

五十六、共同性斜视

共同性斜视又称共转性斜视，为眼睛的两拮抗肌力量不平衡所引起的眼球位置反常状态，其肌肉本身及其支配神经则无器质性病变。中医学称双目通睛、小儿通睛。本病多始于幼年时期，常伴有屈光不正，其眼球向各方向转动或注视时，其偏斜度相等。

中医学认为本病多因年幼时患眼病，或热性疾病，风热攻脑，使脑筋急缩；或因惊风天吊，使眼带吊转；或头面外伤，经络受伤，失于治疗使气血凝滞；或婴幼儿期，小儿头部偏向一侧，视之过久，均为造成眼球偏斜的原因。

（一）治疗原则

有屈光不正者，应及时佩戴适度眼镜；经保守治疗眼位不能完全矫正者，须手术治疗；弱视者，应配合弱视治疗。

1. 辨证论治

（1）脾虚气弱证　证候：目珠偏斜向内侧，与生俱来或幼年逐渐形成；舌淡红，苔薄白，脉缓。治法：健脾益气。方剂：补中益气汤（《脾胃论》）加减。药物：炙黄芪9g，太子参3g，炒白术5g，陈皮3g，当归3g，升麻3g，柴胡3g，炙甘草3g，防风3g，钩藤3g。加减：脾虚食少，伴有远视者，加枸杞子5g，砂仁3g[后下]，山药5g，大枣3g，楮实子5g，以增强健脾益气明目之功。

（2）经脉拘滞证　证候：小儿目珠逐渐向内偏斜；舌淡红，苔薄白，脉涩。治法：舒筋通络。方剂：正容汤（《审视瑶函》）加减。药物：羌活5g，防风5g，荆芥5g，法半夏3g，制白附子3g，胆南星3g，秦艽3g，僵蚕3g，木瓜2g，茯神3g，钩藤5g，蝉蜕3g，甘草3g。加减：内斜日久者，加地龙5g，路路通5g，葛根5g，伸筋草5g，柴胡5g，增强舒筋通络之功。

2. 其他治法　针刺疗法：主穴取睛明、瞳子髎、承泣、太阳、攒竹。每次选2～4个穴，10次为1个疗程。

（二）预防与调护

1. 婴幼儿时期不可让其逼近视物，仰卧时避免让头常侧视光亮处，以免日久形成斜视。

2. 患儿宜早期散瞳验光。

（三）病案举例

【病案】　罗某，女，3岁，幼儿。门诊病例。

初诊（1980年9月25日）：家长发现幼儿左眼内斜3个月。伴食少纳呆，泛吐痰涎。

检查：左眼球内斜约 15°，映光法检查：光亮点落于左眼颞侧角膜缘，眼球各方向活动自如。舌质红，苔白腻，脉涩。

中医诊断：小儿通睛（左眼）。

诊断：共同性斜视（左眼）。

辨证：经脉挛滞证。

治法：舒筋通络。

方剂：正容汤（《审视瑶函》）加减。

处方：羌活 3 g，防风 3 g，荆芥 5 g，法半夏 1 g，制白附子 1 g，胆南星 1 g，秦艽 2 g，僵蚕 2 g，木瓜 2 g，茯神 2 g，钩藤 3 g[后下]，蝉蜕 3 g，甘草 3 g。7 剂，每日 1 剂，取头煎、二煎药汁混合，分 2 次服。

针刺疗法：主穴取睛明、瞳子髎、承泣、太阳、攒竹。每次选 2～4 个穴，10 次为 1 个疗程。

二诊至十诊（1980 年 10 月 2 日至 1980 年 11 月 27 日）：原方先后去制白附子、胆南星，加黄芪 5 g，太子参 2 g，以健脾益气，共服药 56 剂，针刺 40 次。斜视渐愈，食少纳呆，泛吐涎痰症状亦愈。嘱服补中益气口服液 2 个月，每次 5 mL，每日 2 次，以资巩固疗效。

按语 患儿脾虚痰聚，复感风邪，风痰结聚，阻滞脉络，气血不行，致筋肉失养而迟缓不用，故出现眼球内斜；痰阻于胸，故食少纳呆，泛吐涎痰；舌质红，苔白腻，脉涩，均为经脉挛滞之候。治宜舒筋通络。正容汤加减方中，羌活、防风散足太阳之风，搜经络之邪；胞睑内应于脾胃，故以白附子入胃，胆南星入脾，以祛脾胃之风痰；更以半夏入脾胃化痰散结；僵蚕化痰，能祛经络之风；秦艽既祛风湿，又可与胆南星、甘草配伍，制诸药之燥热；目珠逐渐向内偏斜与经脉挛滞，筋缓不收有关，且肝主筋，故以木瓜、茯神调理经筋；加钩藤、蝉蜕，以增强祛风通络之功。药证相合，针药联用，故能取效。

五十七、麻痹性斜视

麻痹性斜视系由一条或数条眼外肌完全或不完全麻痹引起之眼位偏斜。为临床常见眼病，多为一眼发病，起病突然，伴有复视、头晕、恶心呕吐及步态不稳等症状。中医学称风牵偏视、视歧、视一为二、目偏视、神珠将反、瞳神反背等。

中医学认为本病多因正气不足，卫外失固，风邪乘虚侵入经络，使其眼筋缓缩不利；或脾失健运，聚湿生痰，复感风邪，风痰阻络，使眼筋转动不灵；或中气不足，眼筋失养，目不得养，故上睑不能抬举，眼球转动不灵；或肝肾两亏，不能制阳，阳亢动风，挟痰上扰，阻滞经络；或头面外伤，肿瘤压迫，经络受损，气滞血瘀，均可致目珠偏斜，视一为二。

（一）治疗原则

本病在明确诊断确定具体麻痹肌后，辨证论治配合针刺治疗有较好的疗效。部分较重患者，经治疗半年仍不恢复时可考虑手术治疗。对颅内、眶内占位病变引起者，应及时针对病因治疗。

1. 辨证论治

（1）风邪中络证　证候：发病急骤，目珠偏斜，转动失灵，倾头瞻视，视物昏花，视一为二；兼见头晕，步态不稳；舌淡，脉浮数。治法：祛风散邪，活血通络。方剂：羌活胜风汤（《原机启微》）合牵正散（《杨氏家藏方》）加减。药物：柴胡10 g，黄芩10 g，白术10 g，荆芥10 g，枳壳10 g，川芎5 g，防风10 g，羌活10 g，独活5 g，前胡10 g，薄荷5 g[后下]，桔梗10 g，白芷10 g，甘草5 g，白附子3 g，僵蚕5 g，全蝎5 g。加减：兼肝虚血少者，加当归10 g，白芍10 g，熟地黄10 g，以补血养血；头晕目眩者，加当归10 g，白芍10 g，天麻10 g，菊花

10 g，以养血祛风通络。

（2）风痰阻络证　证候：发病急骤，目珠偏斜，转动失灵，倾头瞻视，视物昏花，视一为二；兼见胸闷恶呕，食欲不振，泛吐痰涎；舌苔白腻，脉弦滑。治法：祛风除湿，化痰通络。方剂：正容汤（《审视瑶函》）合桃红四物汤（《医宗金鉴》）加减。药物：羌活10 g，白附子3 g，防风10 g，秦艽10 g，胆南星3 g，法半夏10 g，僵蚕5 g，木瓜10 g，甘草5 g，黄松节10 g，生姜10 g，桃仁10 g，红花5 g，当归10 g，川芎5 g，熟地黄10 g，白芍10 g。加减：恶心呕吐明显者，加竹茹10 g，以涤痰止呕；胸闷纳少，舌苔厚腻痰湿偏重者，加薏苡仁10 g，石菖蒲10 g，佩兰10 g，以芳香化浊，除湿祛痰。

（3）脉络瘀阻证　证候：多系头部或眼部外伤后、头部手术后、中风后，目珠偏视，转动失灵，视一为二，舌质暗红或有瘀斑，脉涩。治法：活血行气，化瘀通络。方剂：桃红四物汤（《医宗金鉴》）加减。药物：桃仁10 g，红花5 g，当归10 g，川芎5 g，熟地黄10 g，白芍10 g。加减：病变早期，加防风10 g，荆芥10 g，白附子3 g，僵蚕5 g，全蝎3 g，以增强祛风散邪之功；病变后期，加党参10 g，黄芪10 g，以益气扶正。

2. 其他治法　针刺疗法：穴选风池、完骨、天柱、太阳、百会、肝俞、肾俞、足三里、阳陵泉、瞳子髎。每次选4穴，轮流选穴，平补平泻，每日1次，留针30分钟。

（二）预防与调护

1. 遮盖患眼，消除复视。

2. 饮食宜清淡，忌肥甘油腻之品，以免聚湿生痰加重病情。

3. 慎起居，避风寒，以避免或减少本病的发生。

（三）病案举例

【病案】　段某，男，53岁，干部。门诊病例。

初诊（1980年8月5日）：突然感觉视物成双7日。伴视物昏花，胸闷呕恶，食欲不振。

检查：视力右眼0.6，左眼0.8；右眼球内斜约25°，外展明显受限，眼球向外转动时，角膜缘距外眦约4 mm。舌质淡红，苔薄白腻，脉滑数。

西医诊断：麻痹性斜视（右眼）。

中医诊断：风牵偏视（右眼）。

辨证：风痰阻络证。

治法：祛风除湿，化痰通络。

主方：正容汤（《审视瑶函》）合桃红四物汤（《医宗金鉴》）加减。

处方：羌活10 g，白附子3 g，防风10 g，秦艽10 g，胆南星3 g，法半夏10 g，僵蚕5 g，木瓜10 g，甘草5 g，茯神10 g，生姜10 g，桃仁10 g，红花5 g，当归10 g，川芎5 g，熟地黄10 g，白芍10 g。7剂，每日1剂，取头煎、二煎药汁混合，分2次温服。

针刺治疗：穴选风池、完骨、天柱、太阳、百会、肝俞、肾俞、足三里、阳陵泉、瞳子髎。每次选4穴，轮流选穴，平补平泻，每日1次，留针30分钟。

二诊至八诊（1980年8月12日至1980年9月23日）：原方先后去生姜、红花、川芎，加竹茹10 g，以涤痰止呕；加薏苡仁10 g，石菖蒲10 g，佩兰10 g，以芳香化浊，除湿祛痰，共服药42剂，针刺30次。右眼斜视渐愈，视物成双逐渐消失。视力右眼0.8，左眼0.8；双眼球活动自如。

按语 《证治准绳·杂病·七窍门》认为本病："目珠不正……乃风热攻脑，筋络被其牵缩紧急，吊偏珠子，是以不能运转。"患者脾湿痰聚，复感风邪，风痰结聚，阻滞脉络，气血不行，致筋肉失养而迟缓不用，故出现目珠偏斜，转动失灵；痰阻于胸，故胸闷呕恶，食欲不振；舌质淡红，苔薄白腻，脉滑数均为风痰阻络之候。正容汤加减，方中以羌活、防风、秦艽祛风解痉；法半夏、白附子、胆南星、僵蚕祛内阻之风痰；茯神利湿化痰，宁心安神；木瓜舒筋活络；甘草调和诸药，共成祛风涤痰、舒筋活络之剂。合桃红四物汤，活血又化瘀。结合针刺，使风痰去，经络舒，则眼球运动自如。

五十八、弱　视

弱视是眼球无器质性病变，而单眼或双眼矫正视力低于同龄儿童的眼病。主要是由于先天性或在视觉发育关键时期进入眼内的光刺激不够充分，剥夺了黄斑形成清晰物像的机会和/或两眼视觉输入不等，引起清晰与模糊像之竞争，所造成的单眼或双眼视力障碍。本病类似于中医学"目茫茫"。

中医学认为本病多因先天禀赋不足，目中真精亏少，神光发越无力；或小儿喂养不当，日久则脾胃虚弱，气血生化乏源，而致目失濡养，视物不明。

（一）治疗原则

一旦弱视诊断确立，治疗的首要目的就是要消除或减轻弱视的致病原因。辨证论治结合针刺治疗可获治疗效果。

1. 辨证论治

（1）禀赋不足证　证候：胎患内障术后或先天远视、近视等致视物不清；或兼见小儿夜惊，遗尿；舌质淡，脉弱。治法：滋养肝肾，滋阴养血。方剂：四物五子丸（《济生方》）加减。药物：当归 5 g，川芎 2 g，熟地黄 5 g，白芍 5 g，枸杞子 5 g，覆盆子 5 g，地肤子 5 g，菟丝子 5 g，车前子 5 g[包煎]。加减：偏肾阳虚者，加山茱萸 3 g，补骨脂 5 g，以温补肾阳；偏肝肾阴虚者，宜加楮实子 5 g，桑椹 5 g，以滋补肝肾。

（2）脾胃虚弱证　　证候：视物不清，或胞睑下垂，或兼见小儿偏食，面色萎黄无华，消瘦，神疲乏力，食欲不振，食后脘腹满；舌淡嫩，苔薄白，脉缓弱。治法：补气健脾，渗湿和胃。方剂：参苓白术散（《太平惠民和剂局方》）加减。药物：莲子肉 5 g，砂仁 2 g[后下]，薏苡仁 5 g，桔梗 5 g，白扁豆 5 g，茯苓 5 g，太子参 3 g，炙甘草 2 g，白术 5 g，大枣 5 g，山药 5 g。加减：兼食滞者，加山楂 5 g，麦芽 5 g，神曲 5 g，谷芽 5 g，鸡内金 5 g。

2. 其他治法　　针刺疗法：眼部穴取睛明、承泣、攒竹、球后穴；头部及远端穴取风池、光明、翳明穴。若肝肾不足者，配肝俞、肾俞、三阴交；脾胃虚弱配足三里、关元、脾俞、胃俞。方法：每次于每组穴中各取 1～2 穴，年龄小的患儿不留针，年龄大的患儿留针 10～20 分钟。每日或隔日 1 次。

（二）预防与调护

儿童弱视早期发现、及时治疗可有较好疗效，年龄越小治疗效果越好。

（三）病案举例

【病案】　尹某，男，5 岁，幼儿。门诊病例。

初诊（1980 年 9 月 20 日）：发现患儿视力差 3 个月。曾在外院散瞳验光为远视、散光、弱视，已配镜。伴食少纳呆，倦怠乏力，便溏。

检查：视力右眼 0.6，左眼 0.5；矫正视力右眼 0.6，左眼 0.6。双眼底视盘较小，黄斑中心凹光反射可见。舌质红，苔薄白，脉弱。

西医诊断：屈光性弱视（双眼）。

中医诊断：目茫茫（双眼）。

辨证：脾胃虚弱证。

治法：补气健脾，渗湿和胃。

主方：参苓白术散（《太平惠民和剂局方》）加减。

处方：莲子 5 g，砂仁 2 g[后下]，薏苡仁 5 g，桔梗 5 g，白扁豆 5 g，茯苓 5 g，太子参 3 g，炙甘草 2 g，白术 5 g，山药 5 g，大枣 5 g。7 剂，每日 1 剂，取头煎、二煎药汁混合，分 2 次温服。

针刺疗法：眼部取睛明、承泣、攒竹、球后穴；头部及远端取风池、光明、翳明穴。配穴取足三里、关元、脾俞、胃俞。于每组穴中各取 1～2 穴针刺，每日 1 次。

二诊至十诊（1980 年 9 月 27 日至 1980 年 11 月 22 日）：原方先后加黄芪 3 g，以益气健脾；加菊花 2 g，以清肝明目。共服药 56 剂，针刺 40 次。视力右眼 0.8，左眼 0.6；矫正视力右眼 1.0，左眼 0.8；全身症状亦愈。改服参苓白术散，每次 6 g，每日 2 次，连服 2 个月，以资巩固疗效。

按语　脾胃虚弱，气血生化乏源，无以滋养先天，致目珠发育迟缓而视物不明；可致眼带失养，眼球内斜；脾气虚弱，运化无力，水谷不化，故食少纳呆，便溏；舌质红，苔薄白，脉弱，均为脾虚气弱之候。参苓白术散加减，方中以四君子汤益气健脾为基础，加白扁豆、山药、莲子、大枣养胃健脾，砂仁和胃理气，薏苡仁渗湿健脾，桔梗祛痰止咳，兼载药上行。健脾益气，渗湿和胃，脾气充，湿邪去，结合针刺等治疗，眼疾乃愈。

五十九、眶蜂窝织炎

眶蜂窝织炎是发生于眼眶内软组织的急性感染性炎症。根据感染的部位，以眶隔为界分为隔前蜂窝织炎和隔后蜂窝织炎。眶蜂窝织炎多发生于青少年，常单眼发病，不仅严重影响视力，有时还可引起颅内并发症或败血症而危及生命，属眼科重症。本病中医学称突起睛高。

中医学认为本病多因外感风热邪毒，或火热亢盛，邪毒流注，循经上攻于目，蕴结不解，气血凝滞，肉腐血败而成。

（一）治疗原则

本病在中医辨证论治的同时，全身应用大剂量抗生素以控制炎症，并积极治疗原发性感染病灶，避免严重并发症发生。

1. 辨证论治

（1）风热邪毒证　证候：眼睑充血肿胀，眼球轻度突出；伴发热不适，或耳前淋巴结压痛；舌质红，苔薄黄，脉浮数。治法：疏风清热，解毒散邪。方剂：普济消毒饮（《东垣试效方》）加减。药物：黄芩 10 g，黄连 5 g，陈皮 5 g，甘草 5 g，玄参 10 g，柴胡 10 g，桔梗 10 g，连翘 10 g，板蓝根 10 g，马勃 3 g[包煎]，牛蒡子 10 g，薄荷 3 g[后下]，僵蚕 3 g，升麻 3 g。加减：红肿疼痛明显者，去升麻、柴胡，加赤芍 10 g，红花 5 g，夏枯草 10 g，金银花 10 g，以凉血解毒，散瘀止痛。

（2）火毒壅盛证　证候：眼球突出显著，转动受限，眼睑红肿高起，疼痛拒按，视力下降；伴高热头痛，便秘溲赤，甚至神昏烦躁；舌红或紫绛，苔黄，脉数。治法：清热泻火，凉血解毒。方剂：清瘟败毒散（《疫疹一得》）加减。药物：石膏 30 g[打碎先煎]，生地黄 15 g，水牛角 30 g[先煎]，黄连 5 g，栀子 10 g，牡丹皮 10 g，黄芩 10 g，赤芍 10 g，玄参 10 g，知母 10 g，连翘 10 g，桔梗 10 g，甘草 5 g，淡竹叶 10 g。加减：大便秘结者，加大黄 10 g[后下]，芒硝 10 g，[后下]，以通腑泄热。壮热神昏者，可用清营汤（《温病条辨》），药物：水牛角 30 g[先煎]，生地黄 10 g，玄参 10 g，竹叶心 10 g，麦冬 10 g，金银花 10 g，连翘 10 g，黄连 5 g，丹参 10 g。安宫牛黄丸，口服，每次 1 丸，每日 1 次。

2. 其他治法

（1）局部治疗　采用金银花 10 g，野菊花 10 g，蒲公英
10 g，赤芍 10 g，薄荷 10 g。水煎，取汁，做眼部湿热敷，每次
10～15 分钟，每日 2 次，以清热解毒，散结消肿止痛。

（2）抗感染治疗　尽早给足广谱抗生素，通常采用静脉给
药。然后可按细菌培养结果调整用药。在足量抗生素前提下，还
可酌情使用激素。局部可以使用抗生素滴眼液或眼膏。

（二）预防与调护

1. 饮食宜清淡而富有营养，忌辛辣滋腻，戒烟酒。

2. 切忌挤压，以免邪毒扩散。

（三）病案举例

【病案】　苏某，男，22 岁，农民工。门诊病例。

初诊（1980 年 8 月 15 日）：右眼红肿热痛 3 日。伴眼痛头
疼，畏寒发热。

检查：视力右眼 0.6，左眼 0.8。右眼睑红肿难睁，触痛明
显，眼球微突，白睛红赤水肿，黑睛透明；右耳前淋巴结肿大；
舌质红，苔薄黄，脉浮数。

西医诊断：眶蜂窝织炎（右眼）。

中医诊断：突起睛高（右眼）。

辨证：风热邪毒。

治法：疏风清热，解毒散邪。

方剂：普济消毒饮（《东垣试效方》）加减。

处方：黄芩 10 g，黄连 5 g，陈皮 5 g，玄参 10 g，柴胡
10 g，桔梗 10 g，连翘 10 g，板蓝根 10 g，金银花 15 g，蒲公英
15 g，牛蒡子 10 g，薄荷 3 g[后下]，马勃 5 g，僵蚕 3 g，升麻 3 g，
甘草 5 g。3 剂，每日 1 剂，取头煎、二煎药汁混合，分 2 次

温服。

局部治疗：金银花 10 g，野菊花 10 g，蒲公英 10 g，赤芍 10 g，薄荷 10 g。水煎，取汁，做眼部湿热敷，每日 2 次，每次 10～15 分钟，以清热解毒，散结消肿止痛。

西药：注射用青霉素 G 钠，每次 400 万 U，每日 2 次，静脉滴注。

二诊（1980 年 8 月 18 日）：右眼红肿渐消，原方已见效，再服 3 剂。继续用青霉素 G 钠静脉滴注。

三诊（1980 年 8 月 21 日）：右眼红肿基本消失，原方去黄连、薄荷，再服 3 剂乃愈。

按语 《太平圣惠方·治目珠子突出诸方》认为本病的病因病机为："夫人风热痰饮，渍于脏腑，则阴阳不和；肝气蕴结生热，热冲于目，使睛疼痛；热气冲击目珠子，故立突出也。"患者外感风热邪毒上攻于目，致眼睑红肿，眼球突出，眼痛头疼；畏寒发热，舌质红，苔薄黄，脉浮数，均为风热邪毒犯目之候。普济消毒饮在《东垣试效方》中为治疗大头瘟的方剂，眼科取其清热解毒散邪之功，广泛用于炎症性外眼病，方中黄芩、黄连、板蓝根、马勃、升麻、甘草清热解毒，退赤消肿；牛蒡子、连翘、薄荷、僵蚕、柴胡疏风散邪，止痛止痒；玄参凉血滋阴；陈皮理气行滞；桔梗载药上行，引药上达头目。再加金银花、蒲公英，以增清热解毒之力，诸药配伍，共收清热解毒、疏散风热之功。配合西药抗生素应用，以增强疗效。

六十、甲状腺相关性眼病

甲状腺相关性眼病是一种与甲状腺功能相关的特异性自身免疫性疾病，是成人眼睛突出最常见的原因。患者多为中年女性，大多伴有甲状腺功能亢进症，但也有正常或减退者。本病以眼球突出、眼睑退缩和上睑迟落为主要特征，类似于中医学"鹘眼凝睛""鹘眼凝睛外障""鱼睛不夜"。

中医学认为本病多因情志失调，气郁伤脾，运化失职，痰瘀互结；或热毒上壅，气血瘀滞；或素体阴虚，或劳心过度，耗伤心血，致阴虚阳亢，气血凝结日久而眼球突出。

（一）治疗原则

本病是难治性眼病，长期患病可致黑睛生翳，甚至溃疡。应在治疗原发病的基础上，予以辨证论治，或配合针刺治疗等，促进眼病愈合。

1. 辨证论治

（1）热郁痰凝证　证候：眼珠逐渐突出，转动受限，眼睑闭合不全；伴情志不舒，急躁易怒，心悸失眠多汗，妇女痛经或闭经；舌质暗红，舌苔薄腻或黄腻，脉弦数或弦滑。治法：清热解郁、化痰散结。方剂：丹栀逍遥散（《薛氏医案》）合二陈汤（《太平惠民和剂局方》）。药物：柴胡 10 g，白芍 10 g，当归 10 g，茯苓 10 g，白术 10 g，甘草 5 g，牡丹皮 10 g，栀子 10 g，煨生姜 3 g，薄荷 3 g[后下]，法半夏 10 g，陈皮 5 g。加减：气郁化火者，加夏枯草 10 g，青皮 10 g，决明子 10 g，以清解肝经郁火；两手震颤者，加石决明 15 g[先煎]，钩藤 10 g[后下]，僵蚕 5 g，以平肝息风；眼球突出明显者，加浙贝母 10 g，玄参 10 g，牡蛎 10 g[先煎]，以加强化痰散结之力。

（2）热毒壅滞证　证候：眼珠突出明显，凝滞不动，白睛红赤水肿，或伴黑睛溃疡；面赤身热；舌红苔黄，脉弦数。治法：清热解毒，散瘀通络。方剂：泻脑汤（《审视瑶函》）加减。药物：车前子 10 g[包煎]，木通 10 g，茯苓 10 g，熟大黄 10 g[后下]，玄明粉 10 g[后下]，黄芩 10 g，茺蔚子 10 g，防风 10 g，桔梗 10 g，玄参 10 g。加减：气血瘀滞者，加赤芍 10 g，红花 5 g，夏枯草 10 g，以增化瘀通络散结之功。

（3）阴虚阳亢证　证候：眼珠微突，白睛红赤；伴头晕耳鸣，心烦失眠；舌红少苔，脉细数。治法：滋阴潜阳，化瘀散结。方剂：一贯煎（《柳州医话》）加减。药物：北沙参 10 g，麦冬 10 g，当归 10 g，生地黄 20 g，枸杞子 10 g，川楝子 5 g。加减：热象明显者，加知母 10 g，黄柏 10 g，以清热降火；心烦失眠者，加莲子心 5 g，酸枣仁 10 g，首乌藤 10 g，清心安神；眼睑肿胀发硬者，加夏枯草 10 g，三棱 10 g，莪术 10 g，以软坚散结。

2. 其他治法　针刺疗法：取阳白、四白、外关、攒竹、内关或迎香、太阳、上星、睛明两组穴位。每次取 1 组，每日 1 次，平补平泻，留针 20 分钟。

（二）预防与调护

1. 饮食宜清淡而富有营养，忌辛辣刺激性食物，戒烟酒。
2. 调节情志，保持心情舒畅，定期复诊。

（三）病案举例

【病案】　黄某，女，25 岁，工人。门诊病例。

初诊（1980 年 10 月 4 日）：双眼球外突 2 个月。患者于 2 年前发现"甲状腺功能亢进症"服丙硫氧嘧啶片 1 年，甲状腺检查各项指标基本恢复正常，现仍服丙硫氧嘧啶，每次 25 mg（维持量），每日 1 次，但双眼突出未愈，且近月来双眼内有异物感，羞明流泪，微痛，视物成双，月经不调，胁肋胀满，胸闷不舒。

检查：视力右眼 0.6，左眼 1.0。双眼睑肿胀，上睑活动迟缓，眼睑闭合不全，眼球突出，转动受限，白睛充血水肿。眼球突出度右眼 18 mm，左眼 17 mm。舌质红，苔薄黄，脉弦滑。

西医诊断：甲状腺相关性眼病（双眼）。

中医诊断：鹘眼凝睛（双眼）。

辨证：热郁痰凝证。

治法：清热解郁，化痰散结。

主方：丹栀逍遥散（《薛氏医案》）合二陈汤（《太平惠民和剂局方》）。

处方：柴胡 10 g，白芍 10 g，当归 10 g，茯苓 10 g，白术 10 g，甘草 5 g，牡丹皮 10 g，栀子 10 g，煨生姜 3 g，薄荷 3 g[后下]，法半夏 10 g，陈皮 5 g，夏枯草 10 g。7 剂，每日 1 剂，取头煎、二煎药汁混合，分 2 次温服。

针刺疗法：取穴阳白、四白、外关、攒竹、内关。每日 1 次，平补平泻，留针 20 分钟。

二诊至十二诊（1980 年 10 月 11 日至 1980 年 12 月 21 日）：原方先后去薄荷、栀子、夏枯草，加防风 10 g，以祛风清热散结；加黄芪 15 g，以益气健脾。共服药 70 剂，针刺 50 次，双眼异物感，羞明流泪，微痛，视物成双症状逐渐消失，胁肋胀满，胸闷不舒等症状亦除。检查：视力右眼 0.8，左眼 1.0；双眼睑肿胀明显减轻，眼睑能闭合，眼球转动自如；眼球突出度右眼 15 mm，左眼 16 mm；舌质红，苔薄黄，脉弦。改服舒肝明目丸，每次 10 g，每日 2 次，连服 2 个月。

按语 《银海精微·鹘眼凝睛》认为本病是："因五脏皆受热毒，致五轮振起，坚硬不能转运，气血凝滞。"患者肝气郁结，气滞血瘀，瘀血阻滞，木郁土壅，脾失健运，水湿不化，聚湿成痰，导致痰瘀互结而阻于目窠，故见眼球突出，不能运转，白睛红赤；全身症状及舌脉均为热郁痰凝之候。治宜清热解郁，化痰散结。丹栀逍遥散合二陈丸加减，方中以逍遥散疏肝解郁，养血健脾；牡丹皮清热凉血，活血祛瘀；栀子泻火除烦，清热利湿，凉血解毒；法半夏、陈皮清热化痰，理肺宽胸，消痰散结；茯苓、法半夏、陈皮理气健脾，化痰散结。诸药合之，共奏养血健脾，疏肝清热，理气化痰之功，药证结合而取效。

六十一、眼眶炎性假瘤

眼眶炎性假瘤属于眼眶非特异性炎症范畴，是一种特发性的无明确病因的非特异性肉芽肿，因病变外观似肿瘤，故称炎性假瘤。根据其主要临床表现，可属于中医学"鹘眼凝睛""瘰疬"等范畴。本病多见于青壮年男性，单侧发病者多，但亦可双侧发病。起病较急，发展缓慢，屡有复发炎症史。本病波及眶内各种软组织，但主要发生于某一特定部位，如眼外肌、泪腺、视神经硬脑膜鞘及其周围的结缔组织等。

中医学认为本病多因风热毒邪壅滞于目，热盛伤阴，导致眼络涩滞，阴液亏耗，气血不行，气滞血瘀所致。

（一）治疗原则

眼眶炎性假瘤的治疗，关键在于早期控制炎症，从而减少症状，避免并发症，保护视功能。中医辨证应在脏腑辨证的基础上结合眼部表现整体辨证。施治中应重视活血通络，软坚导滞的治疗法则。病情严重者，应中西医结合，力求最好的疗效。

1. 辨证论治

（1）风热壅目证　证候：眼球突出，转动不灵，胞睑及白睛红赤水肿，复视，流泪；舌红，苔薄黄，脉浮数。治法：清热散风，解毒散结。方药：疏风清肝汤（《一草亭目科全书》）加减。药物：当归 10 g，赤芍 10 g，金银花 10 g，川芎 10 g，菊花 10 g，甘草 10 g，柴胡 10 g，连翘 10 g，栀子 10 g，薄荷 5 g[后下]，龙胆 10 g，荆芥 10 g，防风 10 g，牛蒡子 10 g，灯心草 10 g。加减：若热毒壅盛者，加大青叶 10 g，蒲公英 10 g，夏枯草 10 g，以增强清热解毒散结之功；头痛甚者，加僵蚕 5 g，蔓荆子 5 g，以祛风止痛；大便秘结者，加玄明粉 10 g[后下]，以通腑泄热。

（2）气滞血瘀证　证候：眼球突出，转动不灵，眼睑紫赤肿胀，白睛红赤水肿，复视；口苦而渴，便秘溲赤；舌质紫暗，苔黄，脉涩。治法：活血化瘀，行气散结。方剂：血府逐瘀汤（《医林改错》）加减。药物：牛膝10 g，桃仁10 g，红花5 g，当归10 g，川芎5 g，赤芍10 g，生地黄10 g，枳壳10 g，柴胡10 g，桔梗10 g，甘草5 g。加减：眼球突出日久者，加莪术10 g，郁金10 g，夏枯草10 g，玄参10 g，以破气软坚；五心烦热，口燥咽干者，加玄参10 g，麦冬10 g，以滋阴软坚；便秘甚者，加大黄10 g^[后下]，玄明粉10 g^[后下]，以通腑泄热。

（3）痰瘀互结证　证候：眼球突出，白睛暗红，复视，流泪；胁肋胀满，胸闷不舒；舌暗，苔黄，脉弦。治法：疏肝理气，化瘀祛痰。方剂：逍遥散（《太平惠民和剂局方》）合清气化痰丸（《医方考》）加减。药物：柴胡10 g，白芍10 g，当归10 g，茯苓10 g，白术10 g，牡丹皮10 g，栀子10 g，瓜蒌子10 g，陈皮5 g，黄芩10 g，黄连5 g，僵蚕5 g，苦杏仁10 g，枳实10 g，胆南星3 g，法半夏10 g，甘草5 g。加减：若热象不显著者，去黄芩、黄连；气瘀血滞者，加郁金10 g，川芎5 g，桃仁10 g，以行气活血化瘀；若痰邪壅盛者，加生牡蛎10 g^[先煎]，海浮石10 g，以软坚化痰散结。

2. 其他治法　三棱针点刺治疗：点刺迎香、太阳、上星及上睑等穴，令出血少许，以开涩导滞，泻其有余。

（二）预防与调护

1. 七情调和，增强体质，防止邪毒侵袭。

2. 若眼球突出，胞睑不能闭合，黑睛生翳时，涂眼膏包扎患眼，防止并发症发生。

（三）病案举例

【病案】 熊某，女，30 岁，干部。门诊病例。

初诊（1980 年 8 月 15 日）：右眼肿胀疼痛 5 个月。伴复视，眼球运动障碍，视力下降，流泪；胁肋胀满，胸闷不舒，月经不调。

检查：视力右眼 0.8，左眼 1.0。右眼睑轻度肿胀，眼睑外上方泪腺区可扪及分叶状无痛包块，伴有轻度上睑下垂，上睑遮盖角膜约 4 mm，左眼外上泪腺区未扪及泪腺边缘，右眼睑球结膜轻度充血、水肿。舌暗，苔黄，脉弦。

西医诊断：眼眶炎性假瘤（右眼）。

中医诊断：鹘眼凝睛（右眼）。

辨证：痰瘀互结证。

治法：疏肝理气，化瘀祛痰。

主方：逍遥散（《太平惠民和剂局方》）合清气化痰丸（《医方考》）加减。

处方：柴胡 10 g，白芍 10 g，当归 10 g，茯苓 10 g，白术 10 g，牡丹皮 10 g，栀子 10 g，瓜蒌子 10 g，陈皮 5 g，黄芩 10 g，夏枯草 10 g，黄连 5 g，僵蚕 5 g，苦杏仁 10 g，枳实 10 g，胆南星 3 g，法半夏 10 g，甘草 5 g。7 剂，每日 1 剂，取头煎、二煎药汁混合，分 2 次温服。

三棱针点刺治疗：点刺迎香、太阳、上星及上睑，放血少许，以开涩导滞，泻其有余。

二诊至十诊（1980 年 8 月 22 日至 1980 年 10 月 17 日）：原方先后去苦杏仁、栀子、夏枯草、黄芩、黄连，加郁金 10 g，川芎 5 g，桃仁 10 g，以行气活血化瘀；加生牡蛎 10 g[先煎]，海浮石 10 g，以软坚化痰散结。共服药 56 剂。右眼肿胀疼痛，复视，流泪，胁肋胀满，胸闷不舒等症状逐渐消失。检查：视力右眼

0.8，左眼 1.0。改服舒肝明目丸，每次 10 g，每日 2 次，连服 2 个月。

按语　七情内伤，肝气郁结，疏泄失常，气机阻滞，血行不畅是为瘀，水湿停滞是为痰，痰瘀互结，阻于眶内，结而成肿。全身症状及舌脉表现均为痰瘀之象。治宜疏肝理气，化瘀祛痰。逍遥散合清气化痰丸加减方中，以逍遥散疏肝解郁，养血健脾；牡丹皮清热凉血，活血祛瘀；栀子泻火除烦，清热利湿，凉血解毒；胆南星清热化痰；黄芩、瓜蒌子清胃火，化痰热；枳实、陈皮、夏枯草理肺宽胸，消痰散结；茯苓、法半夏、苦杏仁理气健脾，化痰散结。诸药合之，共奏养血健脾，疏肝清热，理气化痰之功。配合三棱针点刺放血，开涩导滞，泻其有余而愈。

第四章 学术论文

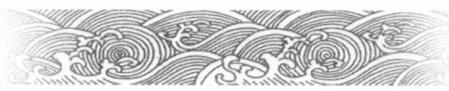

一、治疗瞳神疾患的体会

目乃肝之外候，而瞳为肾之主。瞳神系气血精津所组成，为精中之精。构造复杂，组织精密，宜养而不宜伤，其病理变化不外乎五脏之偏盛偏衰，阴阳气血之失其调和。其病特点，大多外观良好，自觉视力日减，故易疏忽而贻误病机。

其诊治要点，必详审病因，辨其脏腑虚实。结合现代医学，瞳神按其部位概括了前房、晶状体、玻璃体、葡萄膜、脉络膜、视网膜、视神经等。其病理机制为变性、渗出、增殖三大类。其治法亦须注意急则治标，缓则治本，标本兼治，其大法，要虚者补之，实者泻之，瘀者通之，萎者养之。

（一）辨证之虚实

虚证，病势缓缓而来，似病非病，似酸非酸。喜瞑欲热，如隔纱窥物，继而如光雾尘中，定睛又觉似有非有。瞳神缩小，白花瞭瞭，或起坐生花，或视赤如白，或只知自神光，日渐不见。

实证，病势急骤而心烦欲塞，畏光泪溢，瞳神开大，视而欲如暴雨将来之势，暗不辨其实，眼痛似坠，又或如石压于眼陷之中，仰视则痛，或黑影如尘，或似空中蝶舞，或如幕帘卷下，或闷涩生花，或红光绕绕，或金星满目，或视正反斜。

（二）从五脏辨证

1. 心　心主血。目以血为本，以气为用。若血不养心，则视物眈眈；心血不足，若血不养心，则宜宁补心血，用养心汤加山药；若心火内炽则血热而沸，渗露瞳神，则宜清其心，折其火，用犀角地黄汤加当归尾、白及、地榆炭凉血清心；若心火刑金，肺热内燥，蒸灼阴津，黑影飞舞，宜麦门冬汤加白及、阿胶、珍珠母、茯苓，润其肺，养其母。

【病例】　王某，男，38岁，湖北籍，工人。右眼突然不明，自觉红影飞舞，不能仰视。检查瞳神内神膏溢血。

缘患者体质强壮，面红，口渴欲饮，小便赤，心烦，眼胀痛；舌红少津，脉数。此为心热内炽，热伤营分，迫血妄行。诊断为血灌瞳神（玻璃体积血）。治宜凉血清营。用犀角地黄汤加减：水牛角 10 g[先煎]，生地黄 10 g，牡丹皮 10 g，白及 20 g，甘草 6 g，麦冬 10 g。服 7 剂，其血吸收，热象减退。继以养阴生津，用杞菊地黄汤加减：生地黄 15 g，泽泻 10 g，山茱萸 15 g，茯苓 10 g，麦冬 10 g，天冬 10 g，石决明 10 g[先煎]。服 10 剂，光复如常。

2. 肝 肝开窍于目，喜条达而恶抑郁，每以气机失调，郁而化火为多。如属胆火上逆则抱轮红赤，瞳神开大，用龙胆泻肝汤加茺蔚子、五味子、香附、夏枯草泻肝降火；如属肝经湿热，贼窜经络，绿水灌瞳，用龙胆泻肝汤加大黄、玄明粉，以助清泻之力；如属肝阳上亢，化风阻塞关格，暴而失明，用通窍活血汤加人参、黄芪、柴胡以疏肝补气，破瘀活血；如属肝气郁结，眼胀如坠，用逍遥散去生姜、薄荷，加陈皮、石决明，以解郁平肝；如属肝血不和，视瞻昏渺，用四物汤，加制何首乌、枸杞子、炒麦芽、夜明砂，以养肝和血。

【病例】 李某，女，52 岁，本地农妇。因怒而致暴盲。于 1978 年 10 月来我院门诊。检查：双眼视力 0.1，眼硬如石，气轮红赤，抱轮充血如环，风轮气混，黄仁缩窄如线，水轮淡绿如潭。

患者头晕欲呕，眼胀耳鸣，口苦咽干，大便结，小便黄；脉弦滑而数，舌质红，苔薄黄，诊为绿风内障（青光眼）。因怒气伤肝，肝风上逆致眼硬如石，瞳神开大；胆热乘上，致抱轮红赤；胆汁浸膏，致水轮淡绿；热灼肺阴，引起白睛红赤，风轮色泽暗滞，带云雾样灰白色混浊。证属肝胆火热上攻，干扰清窍。

治宜平肝泻火。方用龙胆泻肝汤加味：龙胆 15 g，柴胡 10 g，黄芩 10 g，栀子 10 g，泽泻 10 g，木通 10 g，车前子 10 g[包煎]，当归 10 g，甘草 6 g，五味子 15 g，制香附 15 g，夏枯草 20 g。服药 5 剂，前症递减，但光华未复。又以上方去木通，加枸杞子 15 g，决明子 15 g，以兼养其精，视力渐复。再投补肾丸以护其阴，灭其余火。月余，光华恢复，眼明如常。

3. 脾　脾为后天之本。眼之视物，靠脾运精于上，脾伤则元气无充，治必益气升阳以奉心化血，渗灌脉络。如属脾经湿热，湿凑筋脉，视物变形，用五苓散加山药、薏苡仁、赤小豆以利湿护脾；如属清阳不升提脾阳，用补中益气汤去姜、枣，加薏苡仁、淫羊藿；如属劳伤心脾，滞涩生花，治宜养心安神，用归脾汤加五味子、枸杞子。

【病例】　蔡某，男，58 岁，福建籍，农民。于 1973 年由其子护送来我院医治。自述双目失明已 43 年。检查：双眼光感微弱，瞳神色白带黄，诊断为：白翳黄心内障（并发性白内障）。经用针拨术后，仍然未效。缘患者素体虚弱，纳呆，面色少华；舌质淡红，苔薄白，脉细。自幼眼盲，神光埋没于内，久郁则滞，精气不得上输，光华失越，先投以补土生金。方用补中益气汤加减：党参 20 g，炙黄芪 15 g，陈皮 15 g，升麻 3 g，柴胡 10 g，当归 15 g，生地黄 15 g，山药 15 g。服上方 50 余剂，体质渐好，神色如常，但眼仍不见物。继以养血活血，通其脉络。当归 15 g，生地黄 10 g，川芎 6 g，白芍 10 g，丹参 10 g，黄芪 15 g，枸杞子 15 g，红花 6 g，山药 15 g，夜明砂 15 g[包煎]。服 60 剂，视力逐渐恢复，矫正至 0.7，参加农业生产，全家三代欣然相见。

4. 肺　肺主气，佐心而主治节，喜润恶燥，金水相生而主视。养阴润肺，则真气从之。如证属肺气受阻，神光中绝。用生脉散加红花，则气充而脉通；如属肺蒸阴津，视物变色变形，用清燥救肺汤，去枇杷叶，加地骨皮清肺滋肾；如属肺气壅结或火邪克金，眼坠胀不明，用人参泻肺汤，以解上焦之血滞痰凝。

【病例】　周某，女，40岁，工人。双眼前黑影飞舞、疼痛羞明5个月余。来院检查：视力双眼均0.3，白睛微红，黑睛略混，黄仁呈土红色，瞳孔状若梅花，干缺不齐，诊断为瞳神紧小（葡萄膜炎）。其身五心烦热，四肢怠惰，体瘦，咽干微咳，日晡潮热；舌质红，薄黄苔，脉细数。此为肺热内郁，流注经络。治宜益气养阴。用黄芪鳖甲散加减：炙黄芪15 g，鳖甲10 g^[先煎]，天冬10 g，秦艽10 g，柴胡10 g，人参5 g，桔梗10 g。服药35剂，前症消失，精神稍佳。唯视力如前，夜不欲眠。继以专养其母，引血归经。用归脾汤加减：人参5 g，白术10 g，茯苓10 g，酸枣仁10 g，枸杞子15 g，炙黄芪25 g，当归15 g，远志10 g，木香6 g，炙甘草10 g，茺蔚子10 g，地骨皮10 g。服药2个月余，视力恢复至0.8。

5. 肾　肾主水。水为真精所聚，宜滋而不宜泄。滋则津液生，津得生则肝气和，肝气和阳光才能内敛。如属肾阴不足，强阳相搏，瞳神缩小，用抑阳酒连散，抑阳敛阴；热毒攻上，瞳神干缺，用白虎汤，加金银花、连翘、茺蔚子，以解热邪；如属肾阴亏损，阴虚内热，瞳神变白，用六味地黄汤，养其真阴；如属脾肾虚寒，气血津精不济脉络，光华不得发越，用还少丹，去小茴香，加覆盆子。

【病例】　张某，男，20岁，农民，双眼视物不见五指已半年。检查：视力光感，神光不能发越，黑睛欠清晰，瞳神略大，瞳内气色混蒙。经眼底检查，诊断为视神经萎缩。患者面色微黄不泽，神疲四肢乏力，食纳尚可，滑遗不禁，舌质淡无苔，尺脉沉细乏力。治以固本涩精。用金锁固精丸加减：沙苑蒺藜15 g，

芡实 10 g，莲须 10 g，龙骨 10 g[包煎]，牡蛎 10 g[包煎]，山药
10 g，金樱子 10 g，酸枣仁 15 g。服 15 剂。遗精终止，再以上
方去莲须，加人参 5 g，石菖蒲 8 g，以益气开窍。服 20 剂，面
色转华，精神倍加，前症消失。脉弦滑，舌苔薄白。继进益肾健
脾之剂：炙黄芪 20 g，当归 12 g，白芍 12 g，党参 12 g，白术
10 g，茯苓 10 g，狗脊 10 g，川芎 10 g，补骨脂 10 g，鸡血藤
15 g，炒龟甲 10 g[先煎]，菟丝子 10 g。随症加减服 50 余剂，双眼
视力增至 0.4，能参加农业生产。

　　总之，对渗出性、变质性等各种眼底病变，均可根据气血精
津之盛衰，以五脏为中心辨证论治。从整体以改善局部，多可获
得较好效果。

二、调肝法在眼科的临床应用

　　目为肝窍，得肝血而能视。是故目必借肝之功能调畅而不
病。若肝失疏泄，气血不调，则眼科诸病生焉。因而调肝之法，
在眼科的运用甚广，现将其归纳探讨如下：

　　（一）清肝泻火法

　　肝胆实火热毒，致黑睛溃烂生翳，抱轮红赤，或白睛混赤，
胞肿如桃，羞明流泪；或瞳神紧小，花翳内陷，混睛障黑睛混浊
如雾；或者视力速降而眼睛疼痛，视盘水肿、出血等。伴头昏目
眩，胁痛心烦，口苦咽干，小便黄，大便秘；舌红苔黄，脉弦
数。治当泻其肝胆实火。方选龙胆泻肝汤、银花解毒汤等，酌加
土茯苓、野菊花、牡丹皮、丹参、红花等清热凉血解毒之品；若
肝胆湿热蕴结，熏蒸于目，舌苔黄腻，脉滑数者，治宜清热除
湿，宣通气机，用三仁汤加土茯苓、金银花、连翘等，以清热解
毒利湿。

（二）清泻肝肺法

风邪外袭，邪热相搏，结于黑睛，症见眼痛难睁，眼内沙涩，羞明流泪，灼热刺痛，视力下降，白睛混赤，黑睛生翳，中间低陷；或风热交攻，邪循肝经上壅于目，致瞳神紧小或干缺，眼珠坠痛，视物模糊，神水混浊，黄仁晦暗，纹理不清等。如慢性虹膜睫状体炎、角膜溃疡、病毒性角膜炎等多具有上述症状。凡起病较急，伴头痛发热，口干而苦，小便黄，舌质红，苔薄黄或脉数者，治宜清泻肝肺，方用新制柴连汤加减。

（三）凉肝息风法

肝胆火邪亢盛，热极生风，风火上攻于目所致绿风内障、青风内障等。症见发病急剧，头痛如劈，眼珠胀痛欲脱，连及目眶，视力急降，甚至失明，抱轮红赤；或白睛混赤浮肿，黑睛呈雾状混浊，瞳孔散大，瞳内呈淡绿色，眼珠变硬，甚至如石；或肝热上攻，致经脉不利，目中神水流行不畅，症见头眩脑痛，眼胀不适，伴恶心呕吐，或口苦咽干，心烦少眠，或寒热，尿赤便结，舌红苔黄，脉弦数。治宜清热泻火，凉肝息风，利窍明目。方选羚羊角汤、绿风羚羊饮加减，酌加龙胆、黄连、钩藤等，以清肝息风。若属痰火动风，上阻清窍，兼身热面赤，动则眩晕；舌苔黄腻，脉弦滑数者，治宜降火逐痰，平肝息风，用将军定痛丸加减，使上扰痰火得降，肝风平息，诸症缓解。

（四）平肝化瘀法

情志不遂，肝气郁结，致气滞血瘀，目络不畅，血不循经，溢于络外，如视网膜出血性病变、玻璃体混浊、束状角膜炎等具有出血见症者。症见视力下降，眼前黑花飞舞，伴胸闷胁胀，食少嗳气；舌有瘀点或瘀斑，舌下脉络紫胀，苔薄白或薄黄，脉弦或弦数；或肝热壅盛，上攻于目，热极成瘀，目络受阻，致目生赤膜，沙涩刺痛，羞明怕热，睑内颗粒丛生，白睛赤脉色紫，抱轮红赤，黑睛赤脉粗大，生翳生星；甚或赤翳满布黑睛，或堆积于内，伴口苦咽干；舌红苔黄，脉数者。治宜平肝化瘀，属热极成瘀者，方用归芍红花散、破血红花散；若气滞血瘀者，方选石决明散、血府逐瘀汤加减。

（五）疏肝解郁法

情志不遂，肝失疏泄，脏腑功能失调，气机阻滞，或肝郁脾虚，或气郁化火上逆所致之眼病，如青风内障、绿风内障、视瞻昏渺、暴盲等。症见瞳孔散大，视力下降，眼珠变硬，目赤胀痛难忍，患侧头额剧痛；或兼头晕目眩，胸胁满痛，烦躁神疲，口苦，舌红苔黄，脉弦数者，治宜疏肝理气，解郁通滞。方选柴胡疏肝散加减。系气郁化火上逆者，用丹栀逍遥散合左金丸加减，以清热疏肝，降逆和胃。

（六）柔肝息风法

肝血不足，肝木失养，或因劳倦太过，阴血亏虚，水不涵木，虚风上旋所致抱轮振跳，视力疲劳，头昏眼花，或伴口唇、面颊抽搐瘛动，头眩眼胀，视物昏暗，观灯火有虹晕，兼面色少华，失眠耳鸣，五心烦热，咽干口燥；舌红少苔，脉细数。治宜养血柔肝息风。方选阿胶鸡子黄汤加减，或明目地黄丸，或四物汤加天麻、钩藤、僵蚕、石决明等平肝清热，搜风通络。

（七）滋补肝肾法

肾藏精属水，与肝木母子相生，若先天不足，年老体衰；或肝肾素虚，过度疲劳，久病致肝肾阴虚，虚火上炎，灼伤脉络之眼病。症见双眼干涩，视物疲劳，目暗不明，眵泪不多，瞻视昏渺，隐痛时作，白睛赤脉纵横，黑睛星翳隐伏；或虚火灼伤脉络，血溢白睛，瞳孔干缺变形，伴腰膝酸软，头昏耳鸣，咽干口燥，潮热盗汗；或失眠梦遗，五心烦热、月经不调；舌红少津，脉细弱或细数，多见于中老年，且常反复发作者。治宜补养肝血与滋养肾精并用。选杞菊地黄丸或加减驻景丸或知柏地黄丸等加减。若肝肾亏虚，不能收摄泪液而泪出不止、遇风加重者，宜选用菊睛丸或左归饮加防风、刺蒺藜等。

（八）调肝健脾法

脾胃气虚，失于健运，气血生化不足，血不养肝，肝血虚少，目失濡养所致之眼病，症见小儿白睛干涩、频频眨目，在暗光下或黄昏后不辨人物，甚或黑睛生翳，或黄液上冲，伴食少眨目，面黄体瘦，腹胀便溏，潮热烦躁等肝热脾虚症状。治宜调肝健脾，消积明目，方选八珍汤去川芎，加山楂、麦芽、陈皮、夜明砂；或用肥儿丸加龙胆、栀子、蒲公英、白芍等以清肝热。

（九）温肝散寒法

肝经虚寒，不能收摄，以致泪外溢，目不红，泪窍或通或闭，或肝胃虚寒，饮邪上泛所致眼病，如绿风内障、青风内障等。症见眼珠胀痛，瞳散视昏，头痛及巅顶，干呕吐涎，食少神疲，四肢不温；舌淡苔白，脉弦。治宜温肝散寒，方选川芎丸加减，或吴茱萸汤加减。

（十）滋肝消瘀，退翳明目法

肝阴不足，津液受灼，气滞血瘀，眼生宿翳，症见黑睛疾患初愈，红退痛止，留有形状不一，厚薄不等之痕翳障，视物昏暗，眼内干涩等症。治宜养肝益肾，消瘀退翳，方选消翳汤加减。伴头昏耳鸣，腰膝酸软，舌淡脉弱者，宜加菟丝子、枸杞子、楮实子、五味子以补益肝肾。

综上所述，调肝诸法是根据肝与眼在生理病理上的密切联系和长期的临床验证所总结出来的。生理上，肝脉"连目系"（《灵枢·脉度》）而为之运行气血。且肝主疏泄，并主藏血。总关人体气机的调畅，情志的悲欢，以及血液的贮藏与血量的调节。虽有"五脏六腑之精气，皆上注于目"之说，然目尤以肝血的滋养为重要，只有肝气冲和条达，目才能视物辨色，故《灵枢·脉度》："肝气通于目，肝和则目能辨五色矣。"《审视瑶函》亦进一步指出：滋目经络之血，乃肝中升运于目的轻清之血。且肝与其他脏腑组织亦有极为密切的内在联系。如其他脏腑功能失调，亦可影响肝而累于目。《仁斋直指方》："目者，肝之外候。"由于肝与目在生理上、病理上有着上述诸方面的密切关系，所以，眼科临床各种病症，莫不可责之于肝，故若能正确精当地运用调肝诸法，则可收到攻逐病邪和调整机体病理改变，治愈眼科诸疾效果。

三、健脾益气法在眼病的应用

（一）*病例*

【例1】 蔡某，男，58岁，农民，1973年就诊。

自诉视物不清已43年，曾在当地医院多方诊治，服中西药治疗无效，故前来求治。就诊时视物昏蒙、面色萎黄，精神萎靡、形体瘦弱，倦怠乏力，时有胸闷呕恶，饮食乏味。检查：双眼视力光感弱，患眼无红肿，瞳仁色白带黄晶珠混浊，舌苔黄腻，脉虚弱。诊断：并发性白内障。乃脾气虚弱，水谷精气不能上荣于目，目失所养，神光埋没于内所致。经针拨术治疗后，视力仍然如故。遂予益气健脾法治之，用补中益气汤化裁：黄芪15 g，白术10 g，党参15 g，茯苓15 g，柴胡10 g，当归10 g，升麻5 g，陈皮10 g，桔梗10 g，山药15 g，薏苡仁15 g。每日1剂，头煎、二煎取药汁混合。分2次温服。调治月余，受纳如常，体质渐好，视力渐复。后以上方合四物汤加丹参、红花、枸杞子等，以益气养血，滋阴活血。再进20余剂，出院时双眼矫正视力为0.7。带药回家，以巩固疗效。

【例2】 周某，女，36岁，干部。诉双眼患葡萄膜炎2年余，长期服用西药仍双眼反复性渗出和出血，就诊时其人面色焦黄，气短，神疲懒言，心惊盗汗，食欲不香。检查：视力双眼0.1，双眼结膜微充血，角膜周围睫状充血，内皮层混浊，瞳孔呈现锯齿形，前房尘状渗出，虹膜部分后粘连。晶状体前囊有脱落色素沉着，眼底玻璃体有不定形混浊，眼底视盘充血，边缘模糊，中心动脉变细，静脉充盈，动静脉比例为 1∶2，近视盘黄斑处有少许片状渗出并水肿，视网膜上有闪辉状的渗出，布满大小不等色素斑。舌质淡，苔白腻，脉细缓。

诊断：双眼葡萄膜炎。证属脾气虚弱，统摄无力，血不归脾。治予健脾益气，兼清心泻火。拟归脾汤加竹叶，连服 20 剂后，自觉精神气爽，心旷神怡。继在此方基础上加减，再服 30剂后，其炎症消退，出血吸收，双眼视力恢复到 1.0 而出院。

【例 3】 陈某，女，54 岁，会计，1987 年 3 月 28 日入院。双眼视物模糊，伴体倦纳差近 5 年。曾在当地医院诊断为早期老年性白内障。服用杞菊地黄丸、维生素类，肌注维生素 C，外用白内停眼药水等，效果欠佳。故前来试治。入院时双眼视物昏花，面色萎黄，精神倦怠，肢体乏力，食少便溏。检查：视力右眼 0.6，左眼 0.5，双眼角膜有点状灰白色混浊，舌淡苔白，脉细弱。诊断：圆翳内障，此系脾虚气弱，运化失职，晶珠失养所致。治宜补脾益气。仿补中益气汤加减：党参 15 g，黄芪 15 g，白术 15 g，当归 15 g，陈皮 10 g，升麻 3 g，柴胡 10 g，枸杞子10 g，炙甘草 3 g。每日 1 剂，头煎、二煎取药汁混合，分 2 次温服。连服 30 剂后，食欲恢复正常，其余诸症消失。查双眼视力提高到 1.0，眼底检查同前。舌淡红苔薄白，脉细。继守原方加菊花 10 g，白芍 10 g，川芎 8 g，山楂 10 g，云茯苓 10 g。再服 10 剂，双眼视力提高到 1.2，视物清晰。

（二）体　会

1. 脾胃为人体后天之本，气血生化之源。脾者诸阴之首。盖目者，气血之宗。若素体虚弱，或久病损伤脾胃，运化失司，气血化源匮乏，以致脏腑之精气不足，不能上荣于目，则目睛失养、诸疾皆起。上述 3 例，虽性别、年龄不同，病程、病情有异，但病因病机相似，均系中焦气虚、气血生化无源作祟。

2. 由于目失所养，故例 1、例 3 之晶珠渐变混浊而成障。例 2 因脾气虚弱，气不摄血，故血失所统，而瘀阻眼底，所以其临证皆以视力下降、视物昏蒙为主症；又因脏腑之精气不足以生神和充养周身，故见精神倦怠，肢体乏力，面色萎黄；脾虚不运，则纳少。其舌象与脉象均为脾虚气血不足之象，故治疗均宜健脾益气法加减化裁，以补其虚，调其气，而达补中寓散、散中有补目的。

3. 由于气血久亏必损及阴，久病入络常多兼瘀，故均在益气健脾的同时，每或佐以滋阴之品，或兼活血之味，以令方药对症，收效显著。

四、眼底瘀血辨治探讨

瘀血是病理产物，又是致病因子，在眼底病中瘀血最为常见。现将袁彩云医生对眼底瘀血证的辨治经验，整理如下：

眼底瘀血证的辨治，应根据不同病因、病情，所出现的病理变化，结合体征而采用不同的治则。瘀血的形成，多由于外感火邪，或寒邪凝滞，或气虚血滞、气怒血逆、情志郁结、脾胃虚衰以及外伤等多种原因所致。其出现病变多样化，诸如出血、渗出、水肿、剥离、机化、变性、萎缩等，是由于血液循环障碍，眼底毛细血管发生阻滞的结果，所以眼底瘀血有有形与无形二类。有形之血为直观之血，无形之血为眼底各组织膜间之瘀血。

由于眼底组织比较娇嫩，血管比较丰富，故容易产生瘀血和血管内膜损坏后渗透性增强，并因膜样病变纤维增生而造成反复出血。所以要详细辨清发病时间，病变部位，深浅以及可能发生之因，而以止血、清瘀、宁血、补虚的治则进行辨治。

（一）止血

眼底出血，血色鲜红而属于早期者，为防止继续出血，必须以止血为先。唐容川提出止血独取阳明，因阳明多气多血，而眼为阳明经所绕，所以眼底出血多由胃火上燔所致，可伴口干多汗，舌赤苔黄燥，脉洪数，治以清降，方如白虎汤加减。如为肝胆火旺，则需降肝火，引气下行，方用柴胡舒肝饮（柴胡10 g，白芍8 g，香附6 g，栀子10 g，泽泻10 g，黄芩10 g，郁金6 g，牡丹皮6 g，蔓荆子6 g，甘草6 g）或龙胆泻肝汤加大黄、枳壳以涤三焦之实邪。若为脾虚、清阳不升，眼窍阻塞而出血者，当予升阳益胃，利清新之气，以助统摄。若心火燔营、气腾血逆者，当泻小肠之火热，予凉膈散加滑石，以泻实折气。如果为肾阴不足，又当滋肾益阴。总之，止血要从根本着手，辨证必须结合体征，探求五脏之虚实，发病之机制，并根据发病时间的长短、快慢、出血之颜色、多寡、厚薄等而辨治。

（二）消瘀

眼内出血急性期已过尚留瘀积，此时以消瘀为主。如不消除瘀血，则旧血不去，新血不生。化瘀有时可以止血，有时也可造成出血。故要分析出血之根由、可否有瘀滞。在脉管内为阻滞，滞而塞填，运路不通，可以行气为主，重用参、芪之类，加以通络之药，如麝香、路路通、三七等。如瘀甚则热甚，表现面部潮红，手心发热，为气机闭塞，邪热不得外透，则宜疏利宣泄，可用羚角钩藤汤（羚羊角3 g，钩藤10 g，桑叶10 g，尖贝母6 g，竹茹10 g，生地黄10 g，菊花6 g，白芍6 g，川芎6 g，茯苓

10 g，甘草 6 g）加减。如瘀在肌腠之间为血气横逆或瘀而有破腔而出，成为败血，常表现眼干涩，以滋补化血四物汤（袁彩云经验方：当归 10 g，白芍 6 g，川芎 6 g，生地黄 10 g，炙黄芪 10 g，人参 6 g，桑椹 10 g，石斛 10 g，麦冬 10 g）酌加少许桃仁、红花；有反复出血者加蒲黄炭、白及；有脉数而热者，加黄芩、黄连。如瘀在膜原为三焦之火逆，火躁真阴而微渗者，可予滋阴凉血，用六味地黄汤加麦冬、桑白皮、玄参，必要时可加火麻仁。如血不能循经，或余瘀难尽，其眼底组织遭受损，机化带之牵引，而反复出血，恐是胃经有热，或肺经燥火，气燥血伤，而血不得安者，则须宁气降冲，用清凉降下之剂以去三焦之郁火、降阳明之邪热，做到有瘀则化，无瘀则防，可用活血润燥生津汤（当归 15 g，白芍 10 g，熟地黄 10 g，天冬 15 g，麦冬 15 g，瓜蒌子 6 g，桃仁 3 g，红花 3 g）加桑叶、黑芝麻。

（三）补血

《素问·评热病论》："邪之所凑，其气必虚。"如眼底出血过多，对眼底视功能造成严重影响，加之结缔组织增生，就采用补法加强眼的新陈代谢、软化纤维组织，常以滋养为主。"滋而津液生，津生而肝气和，则阳光才能内敛。"尤以瘀血发生肌腠或膜原之中，更应保津防燥为重，以得一分津，保得一分血。可采取养阴为基础，常用六味地黄汤加减。如脉络阻滞而邪热尚留时，则兼有干涩微痛等症，治用滋阴通络，如地骨皮散（生地黄 9 g，当归 10 g，川芎 6 g，白芍 9 g，牡丹皮 9 g，地骨皮 9 g）可起到滋阴调血、补母泻子的作用；亦可酌加贝母等，以利咽下气，软坚化瘀；胃中不和者加甘草，以和脾胃。视网膜功能严重衰退，视力减退者，改用补肾益肝汤（熟地黄 10 g，枸杞子 15 g，女贞子 15 g，香附 6 g，丹参 10 g，川芎 6 g，柴胡 10 g，枳壳 10 g，栀子 10 g，黄柏 6 g）荡邪明目。如胃阴不足，津液干枯，虚火上炎，可予麦门冬汤（麦冬 13 g，法半夏 6 g，人参 5 g，甘草 6 g，大枣 10 g，粳米 10 g）滋补胃阴以生津血；如视物昏蒙，眼底呈机化增殖，治以滋阴软坚方（袁彩云经验方：生地黄 15 g，麦冬 10 g，海藻 10 g，昆布 10 g，枸杞子 15 g，桑椹 15 g，茯苓 10 g，山药 10 g，决明子 10 g），使组织修复，纤维软化，得其阴而获其阳，散其坚而敛其光。除滋先天之肾水外，同时也当补脾，脾胃虚则精气无所源，阳光无所充；清阳不升，浊阴不降而脉络堵塞；正气不立，邪气易乘虚入窍；同时脾虚则不能统血，易反复出血，故在止血化瘀后以固本助之，健脾运目，即脾肾两补，尤为重要。

五、杞菊地黄汤治疗眼病四则

（一）视物昏渺症（中心性浆液性脉络膜视网膜病变）

李某，男，职工，1978 年 3 月 21 日入院。患者双眼视力下降 1 年余，曾在当地治疗效果不显。就诊时自觉头晕目胀眼蒙，睡眠欠佳，口干咽燥。查视力右眼 0.2，左眼 0.8，双眼黄斑部周围有反光晕，黄斑部周围呈不洁状灰白色渗出，中心凹光反射隐约可见；舌红少苔，脉弦微数。诊断：陈旧性中心性浆液性脉络膜视网膜病变。证属肝肾阴虚，虚火上炎。治拟滋阴泻火，兼予活血。方仿清代董西园《医级宝鉴》之杞菊地黄汤加味：北枸杞子 15 g，杭菊花 8 g，熟地黄 15 g，山茱萸 15 g，泽泻 10 g，茯苓 10 g，牡丹皮 10 g，当归 15 g，丹参 15 g，苏木 8 g。加减调治 3 个月，至 1978 年 3 月 21 日出院时，自觉症状全部消失。查视力右眼 0.9，左眼 1.5，黄斑部渗出消失，中心反光亮点清晰可见。

（二）绿风内障（青光眼）

李某，女，52 岁，农民。因怒而暴盲数月，于 1978 年秋来院诊治。检查双眼视力为 0.1，手测眼硬如石，风轮气混呈雾状，气轮红赤，瞳仁稍大呈淡绿色。患者伴有心烦口干，头晕耳鸣，腰膝酸软；舌质红，脉细数。诊断：绿风内障，证属怒气伤肝，肝气上逆，因为失治，胆热灼伤肝肾之阴。治宜滋肾阴，泻肝胆。方拟杞菊地黄汤化裁：北枸杞子 10 g，杭菊花 10 g，生地黄 15 g，牡丹皮 10 g，龙胆 10 g，车前子 10 g[包煎]，黄芩 10 g，茯苓 10 g，泽泻 10 g，石决明 15 g[先煎]，当归 10 g。服 5 剂，前症递减，但光华未复。继守原方加减：北枸杞子 15 g，杭菊花 10 g，山茱萸 15 g，生地黄 15 g，石决明 15 g[先煎]，牡丹皮 10 g，云茯苓 10 g，泽泻 10 g。以养其精，视物渐复。但仍口干，舌质红，脉弦细。再投上方入黄柏、知母、楮实子等，以复其阴，灭其余火，调治月余，光华恢复，眼明如常。

（三）血灌瞳神（眼底出血症）

王某，男，38 岁，干部。右眼突然不明，自觉红影飞舞不敢仰视。检查血灌瞳神后部。患者素体阴虚，口渴咽干，小便短赤，心烦；舌红少津，脉弦细数。为阴虚火旺，迫血妄行。急用杞菊地黄汤加减：水牛角 8 g[先煎]，白及 15 g，白茅根 15 g，北枸杞子 15 g，杭菊花 10 g，生地黄 15 g，牡丹皮 10 g，山药 10 g，山茱萸 10 g，泽泻 10 g。服 7 剂。瘀血被吸收，继以原方去水牛角，加麦冬 15 g，天冬 15 g，石斛 15 g，地骨皮 12 g，生地黄改用熟地黄 15 g，又服 10 余剂，其视力恢复正常。

（四）圆翳内障（老年性白内障）

杨某，男，46 岁，军人。于 1975 年 10 月 2 日入院。近 1 个月来视力逐渐模糊，眼前飞影，视一为二，自觉双眼干涩疲劳，腰酸头昏，耳鸣。检查：视力右眼 0.4，左眼 0.8，散瞳裂隙灯下晶状体周边部呈点状混浊。舌红少津，脉细数。诊断：年龄相关性白内障，证属肾阴不足。治宜壮水之主，以制阳光。投杞菊地黄汤加减：北枸杞子 15 g，杭菊花 15 g，山药 15 g，山茱萸 15 g，鸡内金 8 g，云茯苓 10 g，熟地黄 15 g，牡丹皮 10 g，泽泻 10 g，麦冬 15 g，石斛 15 g。连服 20 剂，自觉症状好转，体质增强，但胃纳不佳，食后饱胀，伴口干唇燥，再守上方加麦冬 15 g，以护脾运。又投 20 余剂，前症消失，视力双眼 1.5，白内障基本吸收。于 1 月 19 日出院，带原方回单位，再治 2 个月。5 年后其视力仍保持 1.5。

体会：绿风内障，血灌瞳神，视物昏渺及圆翳内障等病因主症虽然不同，但临床上只要表现出肝肾阴亏这一相同的证时，便可根据"异病同治"和"有是证用是药"之旨，采用杞菊地黄汤随证化裁，以滋肝补肾，泻火明目。袁彩云亦常用上方治疗视网膜色素变性、葡萄膜炎等病，均获得显著疗效。运用该方时，加麦冬、天冬、石斛生津清热；入鸡内金、麦芽健运脾胃；盐知母、黄柏、栀子滋阴降火；纳白及、五味收敛余翳。对于病史长者，则据"久病及络"之理，在滋补肝肾的同时，加苏木、川芎、丹参、茺蔚子等行气活血之品；若肝胆相火上逆，瞳仁开大者，则加龙胆、黄芪或合龙胆泻肝汤化裁；阴虚火旺致眼底出血较甚者，则入地榆炭、白茅根、地骨皮、藕节等，以泻火止血。在治疗上述疾病时，宜慎用温补燥烈之品，因过用燥烈不利生津，滥用温补则阳更亢，导致津伤血更耗，阳亢精更亏，病难获愈。

六、从五脏论治老年性白内障的体会

白内障，中医学称为"如银内障"或"圆翳内障"。本病各种性别、年龄均可发生，但以老年居多，对于本病的治疗，早在隋唐时期，如巢元方之《诸病源候论》，王焘之《外台秘要》以及宋元之间的《秘传眼科龙木论》等均已有详尽记载。其后，明代傅仁宇对白内障在理法上有进一步发展。

（一）病因病机

老年性白内障属于内眼疾患，是一种退行性病变，与五脏的关系极为密切。目为五脏六腑之精所注，而精藏于肾。《素问·上古天真论》："肾者主水、受五脏六腑之精而藏之。"可知肾与视力相关。"肝开窍于目""肝气通于目""肝受血而能视"，故肝与眼的关系尤为密切。《灵枢·大惑论》："目者，心之使也。"可见心与眼的关系也非常重要。气为肺所主，气与眼的关系也不容忽视，故《灵枢·决气》："气脱者，目不明。"

基于上述，老年性白内障之形成，多与五脏功能失调有关。诸如年老体衰气弱，或肝肾亏损，或心肾不交，或脾胃虚弱、失于运化，以致精气不能上荣于目，遂至目暗成障。正如《审视瑶函》所谓："脏腑之疾不起，眼目之患不生。"

（二）辨证论治

1. 肾病型

（1）肾阴亏损　症见头晕耳鸣、腰膝酸软、遗精早泄，或见五心烦热，口干盗汗，低热颧红，发脱齿摇，失眠健忘；脉细或虚大。

治法：滋阴养肾。用六味地黄丸（汤）加减：白内障初起，阴虚阳浮，眼内昏花、细影飞舞者，加枸杞子、菊花、芡实、牡蛎；早期白内障及并发性白障（虹膜炎等并发），症见阴虚火旺、骨蒸潮热，黑影飞舞，眼干涩发痛者，加知母、黄柏、龟甲、石斛；若肺脾肾俱病者，去牡丹皮，加枸杞子、砂仁、天冬、麦冬、鸡内金；老年性白内障呈点状或冠状者，加石斛、天花粉、枸杞子、麦冬、玉竹、五味子、鸡内金。

（2）阴虚阳亢　症见头痛而胀，眩晕耳鸣，麻木，心悸多梦；脉弦有力，或细数。治法：滋阴潜阳。用大定风珠去鸡子黄、炙甘草，加石决明、山茱萸、枸杞子、决明子。加减：如胆固醇高者，加山楂、制何首乌；如口渴面潮红者，加羚羊角、栀子；如头晕复视者，加桑叶、钩藤；如血压高者，加夏枯草、龙胆。

按语　白内障患者往往是"阳常有余、阴常不足"，习以"壮水之主以制阳光"之法来调节阴阳平衡，使精藏于肾而汇于目。肝肾同病，法当滋肾，滋肾而津液生，津生则肝气和，肝气和则阳光内敛矣。

2. 脾病型

（1）脾胃虚弱　症见面色萎黄，倦怠无力，肢体瘦弱，不欲饮食，食少便溏，舌苔薄白，脉虚弱。治法：健脾祛湿。用参苓白术散加减：老年脾虚不运，其障在下方或呈片状之初起白内障者，加鸡内金、枸杞子；痰湿内阻、胸闷呕恶者，加法半夏、麦芽；苔黄腻者，加竹茹、黄连；失眠者，加石菖蒲。

（2）胃阴不足　症见口干唇燥，不思饮食，食后饱胀，舌红少津，脉细数。治法：滋养胃阴。用沙参麦冬汤加枸杞子、鸡内金、黑芝麻、山茱萸、荸荠粉。

按语　脾胃为后天之本，伤则元气无所充，诸病皆起，治当健脾补气、兼以和胃，脾健胃和，则受纳如常，运精于上，则目自明。

3. 肝病型

（1）肝气郁结　症见胸胁胀痛，胸闷不舒，纳食减少；苔薄，脉弦。治法：疏肝解郁。用逍遥散加减，去生姜、薄荷，加牡丹皮、栀子、参须、枸杞子、桑椹。

（2）肝阴不足　症见胁肋隐痛，口干心烦，头晕目眩，眼睛干涩；舌红少苔，脉虚弱或细数。治法：滋阴养肝。用一贯煎加五味子、麦芽、女贞子。

按语 肝体阴而用阳，喜条达而恶抑郁，肝病型每以气机失调、郁而化火为多。治疗时，除了疏肝解郁，当兼清心滋水，所谓"清心则火熄，寡欲则水生"。

4. 心肺两虚型 症见面色淡白，心悸气短，脉象细弱。治法：补气养心。用天王补心丹加减：心火盛者，去丹参，加黄连；兼脾胃弱者，加鸡内金、山药，去桔梗、牡丹皮；眼干涩者，去丹参，加犀角；眼如云雾者，加白及、山药、珍珠母。

按语 "眼为心之使。"目不视物则心无所用，心无所用则神不驰，神不驰则妄视。肺主气、朝百脉、又佐心而主治节，肺失所调则不能布精于上而致目无所源。故补气养心或清心利肺，乃治疗年龄相关性白内障不容忽视之法。

（三）体 会

1. 袁彩云认为，白内障属于一种退行性病变，老年人以肝肾亏虚或脾胃虚弱者居多。究其病理性质，属寒者少，属热者多，各人发病机制不同，但不离乎五脏盛衰。亦有少数身强体壮似无原因可查者，但若仔细推敲，不外七情内伤，导致心火上炎，或肝阳上亢。治疗时当细究其因，以免盲治。

2. 袁彩云习以知母、黄柏滋阴降火，用麦冬、天冬清热生津，枸杞子、山茱萸滋补肝肾，鸡内金健脾开胃，白及、五味子收敛余翳。对于热药、燥药和补阳之味应慎用，因过用燥热，不利生津；滥用温补则阳更亢，津伤阳亢则目更病。

3. 对于兼高血压、高脂血症及糖尿病患者，可以并治奏效，但应注意五官有无炎症，或有其他较重病证者，当先治他病，再治眼病。

七、早中期老年性白内障调治八法

老年性白内障之发生与五脏关系甚为密切，尤其是与肝、脾、肾三脏功能盛衰至关重要，因而总结了滋肾补肝、滋阴泻火、滋阴潜阳、健脾益胃、疏肝解郁、补肺养心，以调和气血阴阳的治疗法则。

（一）调治八法

1. 滋补肾精法　老年性白内障属于一种退行性内眼疾患，其病因病机虽复杂多端，然以年老体衰、肾精亏虚，以致阴常不足者居多。因目为五脏六腑之精气所注，而精藏于肾，《素问·上古天真论》："肾者主水，受五脏六腑之精而藏之。"若肾精亏虚，精气不能上荣于目，则致目瞳成障。症见视力下降，两眼昏花如细影飞舞，伴头昏耳鸣，腰膝酸软，或遗精早泄，发脱齿摇，舌红少津，脉细或虚大。其病机在肾精不足，治宜滋补肾精。方用加味杞菊地黄汤。药用：熟地黄、山药、山茱萸、泽泻、茯苓、牡丹皮、芡实、牡蛎、枸杞子、菊花。

2. 滋阴泻火法　早期老年性白内障或并发性白内障因阴虚火旺，虚火久炽，灼津成障。症见视力下降，眼前黑影飞舞，干涩发痛，潮热口干，或五心烦热，骨蒸盗汗，失眠健忘；舌红少苔，脉细数，皆系肝肾阴虚，虚火久炽所生。故治宜滋阴降火法，方取加味知柏地黄汤（自拟）。药用：知母、黄柏、熟地黄、山药、泽泻、牡丹皮、茯苓、龟甲、石斛、麦冬、五味子。

3. 滋阴潜阳法　老年性白内障出现复视耳鸣，兼头晕胀痛、麻木、心悸多梦、舌红少津、脉弦有力者，是为阴虚不能制阳，孤阳独亢于上所致。对此，应治以滋阴潜阳法。方用大定风珠去鸡子黄、炙甘草，加入甘寒潜阳之味，切忌苦寒伤阴或温燥之品以劫阴，使滋肾而津液生，津生而阴阳和，以"壮水之主，以制阳光"。药用：石决明、酸枣仁、枸杞子、决明子、制何首乌、钩藤、桑叶、山楂等。

4. 益气健脾法　脾为人体后天之本，气血生化之源，诸阴之首。"盖目者，气血之宗也。"若年老脾虚不运，痰湿内阻，气血不能上输于目，则其光无源而成晶疮。症见晶状体下方或呈片状之混浊，伴面色萎黄，倦怠无力，肢体瘦弱，不欲饮食，或胸闷呕恶，食入运迟；舌苔白腻，脉弱者，治宜益气健脾祛湿。方用参苓白术散，以补其虚，化其湿，调其气，此方补中寓化，化助补行，切中脾虚失运，痰湿内阻，不能运精于上，目失所养之病机，使脾气健运，气血生化有源，运精于上则目疾不生。故有振颓起废之功。药用：法半夏、鸡内金、枸杞子、麦芽、参须、白术、茯苓、甘草、山药、白扁豆、薏苡仁、陈皮、莲子、桔梗、砂仁。

5. 滋养胃阴法 老年性白内障，症见口干唇燥、不思饮食、食后饱胀、舌红少津、脉细数，属胃阴不足，受纳失常所致者，治宜滋养胃阴。胃气调和，受纳如常，则精充目自明，常用加味沙参麦冬汤。药用：沙参、麦冬、玉竹、天花粉、白扁豆、桑叶、枸杞子、鸡内金、黑芝麻、山茱萸、荸荠粉。

6. 疏肝解郁法 肝开窍于目，主疏泄，喜条达，肝经上行连目系。《灵枢·脉度》："肝气通于目，肝和则目能辨五色矣。"若七情内伤，肝失条达，致肝木不和，疏泄失畅，气血郁滞，甚则肝气横逆，使经气闭阻，血不能上荣于目而成障。症见两眼干涩，视物昏蒙，伴胸胁胀痛、痛无定处，胸闷不舒，饮食减少；舌苔薄，脉弦。此均系肝气郁结，血不上荣于目所致。治宜疏肝解郁为主，辅以清心滋水。所谓"心静则火熄，寡欲则水生"。方用加减丹栀逍遥散。药用：当归、白芍、柴胡、茯苓、白术、牡丹皮、枸杞子、桑椹、栀子、参须。使肝气条达，疏泄有常，气血畅行，则目疾自除。

7. 滋养肝阴法 肝以血为体，以气为用，若肝郁日久，阴血暗耗，或肾亏及肝，精血虚少，或生化匮乏，致肝阴不足，目失所养。症见两目干涩发暗，胁肋隐痛，头晕目眩，心烦口干；舌红少苔，脉虚弱或弦细数者，可用一贯煎加减：熟地黄、沙参、枸杞子、麦冬、五味子、麦芽、女贞子等。以滋养肝之阴血，肝血充盈，则目自明。

8. 补气养心法 "目者，心之使也。"（《灵枢·大惑论》）气为肺所主。"气脱者，目不明。"（《灵枢·决气》）可见心肺与眼的关系亦非常重要。"目不视物则心无所用，心无所用则神不驰，神不驰则妄视。"肺主气，朝百脉，肺失所调，则不能布精于上而致目无所视。故老年性白内障兼见眼干涩，如云雾者，或兼面色淡白，心悸气短，脉象细弱。治宜补气养心，方用天王补心丹加白及、珍珠母、水牛角、黄连等。

（二）讨论

老年性白内障是一种退行性内眼病变，袁彩云认为：本病的发生与五脏功能失调有关，尤以肝脾肾三脏最为重要。多因年老体衰气弱，或肝肾亏损，或心肾不交，或脾胃虚弱失于运化，以致精气不能上荣于目，遂致成障。晶珠属肾，肾为先天之本，受五脏六腑之精而藏之，而目者，五脏六腑之精也，如若脏腑功能低下，肾精不足，则目失濡养，晶珠之营养必然发生障碍。目为肝窍，肝主疏泄而藏血，肝气条达，肝血畅旺，则脏腑之精气得以上输于目，加之肝肾同源，肾精亏损可致肝血不足，肝血不足可致肾精亏损，故二者常同时为患，肝肾阴虚阳亢是本病发生的重要原因。脾为后天之本，气血生化之源，饮食精微赖以生化和输布，是机体营养的重要来源，又五脏六腑之精气皆禀受于脾而上贯于目，故对眼，包括晶状体的营养与代谢关系最大。鉴于其机制是由于年老体衰，脏腑功能低下，肝肾精血不足，阳气偏旺，或七情内伤所致，因此提出补益肾精、滋阴泻火、壮水制阳、健脾益气、滋养胃阴、疏肝解郁、补养肝阴、补肺养心，以调和气血阴阳的治疗八大治法。从而达到增强全身和局部营养，提高机体新陈代谢，改善局部血液循环，对抗人体衰老，改善患者全身症状，提高视力之目的。

综上可见，袁彩云在治疗老年性白内障时，习以知母、黄柏清热降火；用麦冬、天冬、石斛滋阴生津；选枸杞子、酸枣仁滋补肾肝；鸡内金、砂仁健脾开胃；白及、五味子收敛余翳；配龟甲、石决明滋阴潜阳；伍桑叶、钩藤清肝明目；入柴胡、白芍疏肝柔肝。对于温燥和补阳之品，则宜慎用。因过用燥热，则不利生津，滥用温补，则阳更亢，津伤阳亢，则目更疾。治疗中若兼患高血压、高脂血症及糖尿病者，可并治奏效。但应注意有其他严重病证者，则当先治他病，尔后再治其眼病。

八、老年性白内障治验 3 则

袁彩云在治疗眼底病方面，善于探索，具有独到见解，对老年性白内障的治疗尤为擅长，积累了丰富的临床经验。因此，吸引了国内外很多患者慕名来此求治。现谨举验案 3 则，以示一斑。

（一）滋补肝肾，精充目荣

张某，男，45 岁，军人，于 1973 年 2 月 26 日入院。

患者因视力骤然下降，曾诊断为老年性白内障早期。现症：自觉眼干涩发痛，黑影飞舞，咽干时痛，手心发热，盗汗遗精，大便微结，小便短少。检查：双眼视力均为 0.6；散瞳查眼底屈光间质模糊，晶状体呈白色片状混浊，余无异常；舌红少津，脉弦细数。诊断：老年性白内障。证属肝肾亏损，阴虚火旺。治宜滋补肝肾，以泻虚火。方用《医宗金鉴》知柏地黄汤加味：熟地黄 15 g，山茱萸 15 g，山药 15 g，牡丹皮 10 g，云茯苓 15 g，泽泻 10 g，麦冬 20 g，玄参 15 g，石斛 15 g，知母 10 g，黄柏

10 g，刺蒺藜 10 g。服上方 30 剂后，前症基本消失。后继投原方去知母，加牡蛎、桑椹、女贞子、枸杞子、杭菊花等药，肝肾同治，滋阴明目。调治 2 个月余，在裂隙灯下检查，晶状体混浊部分吸收，双眼视力 1.5，而带药出院。6 年后信访，双眼视力仍为 1.5。

按语 老年性白内障属于中医学"圆翳内障"范畴。其病因病机虽复杂多端，然临床以年老体衰，肾精渐亏，以致阳常有余，阴常不足所致者，十居七八。本案即属于肝肾亏虚，阴不制阳，虚火上亢之证。故袁彩云主治医师以壮水之主，以制阳光之法，平调阴阳，使阴阳平衡，阳光内敛，则精能藏于肾而汇于目，故"内障"自除，视力恢复。

（二）益气健脾，运精于上

范某，男，55 岁，干部。因视力下降 1 年余，曾在当地医院诊断为老年性白内障早期。经治疗少效，于 1974 年 3 月 25 日来我院治疗。现症：患者双眼干涩，昏花，头晕，口渴不欲饮，饮后不适，面色萎黄，倦怠乏力，肌肉消瘦；检查双眼视力均为 0.5；双眼晶状体轻度混浊；舌淡红，苔白腻，脉虚弱。诊断：老年性白内障。证属脾胃虚弱，运化失职，不得输精于目，目失所养。治宜益气健脾，以助气血生化之源。方拟参苓白术散加减：参须 15 g，白术 10 g，云茯苓 15 g，山药 15 g，白扁豆 10 g，薏苡仁 15 g，莲子 10 g，陈皮 10 g，砂仁 5 g[后下]，桔梗 10 g，鸡内金 5 g，枸杞子 15 g，甘草 5 g。服上方治疗月余，自觉诸症递减，消化功能增强，食欲增加，后继守原方，并配服杞菊地黄丸，治疗 2 个月后检查：晶状体混浊基本吸收，双眼视力均为 1.5。出院 3 年后复查双眼视力仍为 1.2。

按语 脾胃为人体后天之本，气血生化之源。目为气血之宗。如脾胃一伤，运化失职，则气血亏虚，不能上输精气于目而成晶珠混浊。治宜益气健脾，以调其中，补其虚，化其湿。脾胃健旺，气血生化有源，输精于上，则目疾不生。

（三）疏肝解郁，肝和目明

张某，男，57 岁，军人。因双眼干涩，视物昏蒙，于 1978 年 9 月 1 日入院。

患者自觉视物模糊，双眼干涩发暗，时感潮热，胸胁隐痛不舒；痛无定处，忧郁多愁，饮食减少。检查：视力右眼 0.4，左眼 0.1；散瞳检查，双眼晶状体呈放射状混浊，眼底模糊不清。舌苔薄，脉细弦。诊断为老年性白内障。证属肝郁血虚，疏泄失常，血不上荣。故投以逍遥散加减：当归 15 g，白芍 10 g，柴胡 8 g，云茯苓 15 g，白术 10 g，甘草 6 g，枸杞子 15 g，地骨皮 10 g，山茱萸 15 g。服药 30 剂，前症消失，视力提高，后改投杞菊地黄汤加鸡内金、山药、山茱萸、五味子、白芍等，调治月余，检查左眼晶状体已基本吸收，右眼混浊程度减轻。视力右眼 1.5，左眼 1.0。1 年后信访仍如故。

按语　肝开窍于目，主疏泄，以血为体，以气为用，足厥阴肝经上行连目系。若七情内伤，肝失条达，或阴血暗耗，或生化匮乏，肝失所养，均可致肝木不和，疏泄失畅，气血郁滞，甚则肝气横逆，以致足厥阴肝经之气闭阻，血不上荣，目失所养而致视力下降，故用逍遥散疏肝、养血、解郁。使肝和条达，疏泄有常，气血畅行，则目疾自除。

九、杞菊地黄汤治疗陈旧性中心性脉络膜视网膜病变 140 例

1974—1986 年，袁彩云以杞菊地黄汤加行气活血，通络消滞之品，治疗陈旧性中心性脉络膜视网膜病变 140 例，确能改善视力，效果较好，现整理如下：

（一）一般资料

男性 116 例，女性 24 例；年龄最小者 17 岁，最大者 61 岁，以 21～50 岁者占多数；病程最短者 1 年，最长者 2 年，其中 1～4 年者居多；视力在 0.2～0.4 者 39 例，0.5～0.7 者 93 例，0.8～0.9 者 8 例。

主要症状：眼内干涩，视物昏蒙，眼前黑影，或视物变形；视网膜脉络膜病灶区渗出物及色素沉着较多，病变比较陈旧，或夹新的渗出斑；或黄斑区轻度水肿、渗出物及色素沉着；中心凹光反射减弱或消失。

（二）治疗方法

基本方：熟地黄 15 g，山药 15 g，山茱萸 15 g，枸杞子 15 g，丹参 15 g，杭菊花 10 g，三七 10 g[研末冲服]，茺蔚子 10 g，茯苓 10 g，泽泻 10 g，苏木 8 g。阴虚较甚者，加制何首乌 15 g，石斛 15 g，桑椹 12 g；偏血虚者，加当归 10 g，白芍 10 g；兼肝郁者，加柴胡 10 g。每日 1 剂，头煎、二煎取药汁混合，分 2 次服，治疗 3 周为一疗程。

（三）治疗结果

痊愈：自觉症状消失，视网膜渗出质吸收，视力提高到 1.0 以上者 2 例；显效：症状基本消失，视力提高 0.3～0.5，但未达到 1.0 者 21 例；好转：主要症状消失，视力提高 0.1～0.2 者，70 例；无效：一疗程后，症状和视力无改善，或视力减退者 27 例，总有效率 80.72%。服药最短者 30 日，最长者 118 日，平均 57 日。本组病例服药无不良反应。

（四）病案举例

【例 1】 李某，男，20 岁，建筑工人，1978 年 3 月 21 日入院。双眼视力下降 1 年余。现觉两眼视蒙，伴头晕，失眠多梦，口干咽燥。视力右眼 0.2，左眼 0.8；黄斑区有灰白色渗出，中心凹光反射隐约可见；舌红少苔，脉弦微数。诊断为陈旧性中心性脉络膜视网膜病变（视物昏渺）。证属肝肾阴虚，虚火上炎。治宜滋阴明目，活血通络。方用杞菊地黄汤加减：枸杞子 15 g，熟地黄 15 g，山茱萸 15 g，丹参 15 g，杭菊花 10 g，茯苓 10 g，泽泻 10 g，牡丹皮 10 g，当归 10 g，苏木 8 g。调治 3 个月，至 6 月 21 日出院时，自觉症状全部消失。检查：视力右眼 0.9，左眼 1.5。黄斑部渗出吸收，中心凹光反射可见。

【例2】 符某，男，42 岁，干部，1977 年 5 月 22 日入院。诉双眼视物变色近 2 年。曾在当地医院治疗效果不显。就诊时双眼胀痛，干涩不适，自觉目暗不明，视瞻有色，视大为小。检查：右眼视力 0.4，左眼视力 0.3；双眼眼底屈光间质不清晰，玻璃体轻度混浊，黄斑区有渗出物及小血管痉挛出血，部分留瘢痕病变。伴有腰酸耳鸣，舌红少苔，脉细数。诊断为陈旧性中心性脉络膜视网膜病变（视瞻有色）。此乃肾阴亏损，气滞血瘀，脉络闭阻。治宜滋肝养肾，兼行气活血以通络。方用杞菊地黄汤加减：枸杞子 15 g，熟地黄 15 g，山茱萸 15 g，石斛 15 g，丹参 15 g，杭菊花 10 g，山药 10 g，茯苓 10 g，决明子 10 g，茺蔚子 10 g，田三七 6 g[研末冲服]，桑椹 12 g。调治 3 个月余，至 8 月 30 日出院时，症状基本消失，两眼视力提高到 0.8，右眼黄斑部不洁状减轻，色觉好转，但左眼黄斑部仍见陈旧渗出质，两眼中心凹光反射弱。

（五）结语

陈旧性中心性脉络膜视网膜病变属于中医学"视物昏渺""视瞻有色""视物变形"等范畴。其症状以外眼无异常，视力下降，视物模糊，或视物变形等视觉的改变为特点。袁彩云认为本病多责之于肝肾亏虚。因肝开窍于目，瞳孔属肾；又肝主藏血，肾主藏精，精血同源而互生。然"目得血而能视"，若肝肾亏虚，精血不能上荣于目，则易致昏渺内障，故方以杞菊地黄汤滋补肝肾、益阴明目。因本病常经年累月不愈，"久病及络"，故常须遣入丹参、苏木、三七、茺蔚子等，以行气活血，祛瘀通络使虚得以补，瘀得以化。药中病机，守方以恒，故病情向愈。

十、补阳还五汤在眼科的临床应用

补阳还五汤出自（《医林改错》）一书，由生黄芪、当归尾、地龙、赤芍、川芎、桃仁、红花组成，多用于治疗痿证和中风后半身不遂。袁彩云运用于眼科疾病，疗效尚好。

（一）病案举例

1. 花翳白陷（角膜溃疡） 李某，女，27岁，农民。1983年8月7日初诊。右眼黑睛生翳，隐涩刺痛，羞明流泪，经期来潮时为甚，缠绵半年未愈，曾多处求医诊治，疗效不佳。来我院就诊时，视力右眼0.06，左眼1.5，右眼睑肿胀，欲闭不开，白睛混赤，黑睛7点近瞳孔处有一四周高起的白翳，状如花瓣，中间低陷。深度抵达实质层，大小为2 mm×1.5 mm，荧光素染色阳性，伴头目俱痛，形体消瘦，表情痛苦，少气懒言，口不渴；舌紫黯，苔薄白，脉细。证属气虚翳陷，肝血瘀滞。治宜益气活血，退翳明目。方用补阳还五汤加减：生黄芪20 g，当归尾9 g，赤芍9 g，川芎8 g，桃仁9 g，红花5 g，柴胡10 g，谷精草10 g，板蓝根10 g，甘草5 g。局部用1%硫酸阿托品滴眼液滴右眼。上方服10剂后，右眼视力上升为0.2，眼部刺激症状减轻，红赤渐退，黑睛溃疡面明显缩小，变浅，荧光素染色弱阳性。继用上方去桃仁、红花，加党参15 g，木贼12 g，茯苓10 g。服15剂后，精神已振，食欲增进，右眼视力上升为0.9，翳障消退大半，嘱服补中益气丸以善后，随访2年未复发。

2. 瞳神紧小症（虹膜睫状体炎） 刘某，女，35岁，农民。

1984 年 9 月 5 日初诊。左眼坠痛，怕光流泪，视物不清 2 个月余，初起左眼发红坠痛，入夜尤甚。在当地诊治服中药，眼部症状无明显改善。近日来，急于家务无人料理，经济又不宽裕，故整日哭泣，而致症状加重。检查：视力右眼 1.5，左眼 0.8；左眼白睛黯红，黑睛欠清，神水混浊，黄仁色暗，纹理模糊，瞳神缩小，展缩失灵，边缘偏缺不圆，与晶珠粘着；伴头额疼痛，食少乏力，舌淡红，脉弦细。证属正虚邪留，肝瘀脉阻。治以益气明目，活血止痛。方用补阳还五汤加减：生黄芪 12 g，赤芍 10 g，当归尾 10 g，川芎 9 g，茯苓 15 g，金银花 12 g，菊花 10 g，郁金 9 g，甘草 6 g。外用 1‰硫酸阿托品滴眼液滴左眼，服药 5 剂，头额疼痛消除，眼部刺激症状减轻，守方继进 10 剂。9 月 22 日再诊时，诸症若失，左眼视力上升为 1.0，上方加熟地黄 15 g，女贞子 12 g，再服 5 剂，以巩固疗效。

3. 产后暴盲（急性视盘炎） 吴某，女，23 岁，营业员。1986 年 10 月 15 日初诊。患者系产后第 6 日，自觉右眼转动时牵引样疼痛，视物模糊，翌日遂来院诊治。视力右眼指数 0.02，左眼 1.2。患眼外观如常，瞳孔对光反射迟钝。眼底检查：右眼视盘充血，轻度隆起，边界模糊，生理凹陷消失，视网膜静脉扩张，黄斑部色暗，中心凹光反射隐约可见；视野向心性缩小。伴头晕体倦，面色萎黄，乳汁少，胁肋胀痛；舌淡胖有散在瘀点，脉涩。此乃产后气血亏虚，故而筋脉不利，窍道郁闭。治以补气活血，通窍明目。方用补阳还五汤加味：炙黄芪 25 g，人参 10 g，当归尾 10 g，川芎 9 g，赤芍 9 g，桃仁 9 g，红花 4 g，香附 8 g，建菖蒲 3 g，木通 10 g，甘草 5 g。配合血管扩张剂及激素治疗。1986 年 10 月 19 日复诊：右眼视力为 0.5，瞳孔对光反射良好，视盘隆起消失，边界清晰，生理凹陷可见；视网膜静脉不怒张，黄斑中心凹光反射亮点可见。上方去建菖蒲、桃仁、红花，加阿胶 10 g$^{[烊化兑服]}$，炒酸枣仁 10 g，枸杞子 15 g。服 10 剂，药尽目明，诸羔痊愈。

4. 陈旧性眼外伤 肖某，男，42 岁，木工。1985 年 12 月 20 日初诊。患者于 1985 年 4 月底，右眼被木块击伤，当时红肿疼痛，经治 10 余日，其症状基本消失，未再坚持治疗。近 2 个月来，伤处时有刺痛，尤以天气变化及入睡后痛感加重，视物模糊，下午为甚，用眼稍久，就出现视力疲劳，上睑有重坠感。查视力右眼 0.8，左眼 1.5。右眼上睑微肿，眉骨眼球触之疼痛，角膜、虹膜无异常，眼底静脉怒张。口不渴，二便如常；舌淡、有瘀点，脉涩。患眼因组织受伤，瘀血留滞，阻塞脉道。治以益气活血，化瘀止痛。用补阳还五汤加减：生黄芪 15 g，赤芍 9 g，当归尾 9 g，川芎 9 g，桃仁 10 g，红花 5 g，升麻 10 g，羌活 10 g，白芷 12 g，甘草 6 g。5 剂后，疼痛减其大半，视力右眼 1.0，左眼 1.5，眼底静脉不怒张。原方加五味子 10 g，熟地黄 15 g，服 10 剂后，痛止目明，诸症若失，追访 2 年，病无反复。

（二）体会

审证求因，治病必求其本。本文 4 例，病虽各异，而病因病机相同，均系久病气虚血瘀之症。故治法亦相同，皆以益气活血的补阳还五汤为基本方进行随证增减而应手取效。从而体现了中医学异病同治，治病求本的整体观念和辨证论治之特色。掌握补阳还五汤的主治、配伍必须灵活，如例 1 因目翳久陷，于补阳还五汤中伍以党参以助黄芪补气之功，柴胡、木贼、谷精草退翳，故而得愈。例 3 患者产后目病，加上体质素弱，原气未复，故加人参大补元气。其他 2 例均是相应增减药物收效。气能生血，又能行血，凡是供给眼部的血液，无不有赖气的推动。补阳还五汤具有补益气血，推动血液运行的效能，习惯用于中风后遗症。据笔者临床体会，经实践证明，对眼科气虚血瘀的病症，其效卓彰。

十一、运用滋肝益肾法治疗眼病验案举隅

滋肝益肾法为眼科常用治法之一，主治眼病肝肾阴虚之证。由于眼与肝肾关系密切，故此法为历代眼科医家所重视。袁彩云在长期的眼科临证实践中，常用滋肝益肾法治疗各种眼病，获效甚多，积累了一定的经验。

（一）视物昏渺症（中心性脉络膜视网膜病变）

赵某，男，42 岁，教师。1978 年 4 月 3 日入院。双眼视力逐渐下降，视物模糊 8 年余。曾服用血管扩张剂，维生素及中药等治疗，未见显效。就诊时自觉头晕眼蒙，睡眠欠佳，口干咽燥。检查：左眼视力 0.6，右眼视力 0.4，眼底检查，双眼屈光间质清晰，视乳头血管及周边网膜未见异常，仅双侧黄斑部可见陈旧性渗出及色素沉着，中心凹光反射减弱；舌淡苔白，脉沉细。诊断：视物昏渺（陈旧性中心性脉络膜视网膜病变），证属阴血亏虚，血不养目。治以益阴养血为主，辅以行气活血消瘀。方用四物汤合驻景丸加减。药用：熟地黄 15 g，山茱萸 15 g，枸杞子 15 g，楮实子 15 g，菟丝子 15 g。白芍 10 g，当归 10 g，川芎 10 g，决明子 10 g，丹参 9 g，苏木 9 g。服上方至 1978 年 6 月 28 日，检查：右眼黄斑渗出吸收，左眼尚有渗出，黄斑部中心凹光反射点较前明朗。双眼视力提高到 1.2。带药出院，以巩固疗效。

按语 本例患者之视物昏渺，乃因肝血亏虚，目失濡养，玄府不利所致。故仿四物汤合加减驻景丸化裁。方中以熟地黄、白芍、当归、川芎补养肝血。由于精血同源而互生，故又配以山茱萸、菟丝子、枸杞子等滋补肝肾，养精益血，使精充则血旺而目得所养。并配伍丹参、苏木以养血活血，祛瘀生新；并加入决明

子平肝明目。全方共奏滋养阴血，化瘀明目之功。药中病机，守方以恒，故能使眼内滞留之渗出物吸收，病随药除。

（二）绿风内障（青光眼）

杨某，女，55岁，农民。因怒而致暴盲数月，于1980年秋来院诊治。检查：双眼视力为0.1，手测眼硬如石，风轮气混带绿色，气轮红赤，瞳仁稍大。患者伴有心烦口干，头晕耳鸣，腰膝酸软，舌质红，脉细数。诊断：绿风内障，此乃怒气伤肝，肝气上逆，因为失治，胆火灼伤肝肾，精血亏耗所致。治宜滋肾阴，泻肝胆。方投杞菊地黄汤化裁：枸杞子10 g，杭菊花10 g，牡丹皮10 g，茯苓10 g，建泽泻10 g，车前子10 g[包煎]，龙胆10 g，当归10 g，黄芩10 g，生地黄15 g，石决明15 g[先煎]。服5剂，前症递减，但光华未复。继守原方加减：枸杞子15 g，山茱萸15 g，生地黄15 g，决明子15 g，杭菊花10 g，牡丹皮10 g，建泽泻10 g，云茯苓10 g。以养其精，视力渐复。但仍口干，舌质红，脉弦细。再投上方入黄柏、知母、楮实子等，以复其阴，灭其余火，调治月余，光华恢复，眼明如常。

按语 本例之绿风内障，其病因由情志不舒，暴怒伤肝，肝胆之火内灼肾阴，以致肝肾不足，精血亏损，目失所养而神光衰微。故仿用清代董西园《医级宝鉴》之杞菊地黄汤滋补肝肾之阴以治其本，酌加黄芩、龙胆、车前子、石决明等泻肝胆之品，双管齐下，而收佳效。

（三）血灌瞳神（眼底出血症）

黄某，男，38岁，干部。右眼突然不明，自觉红影飞舞不敢仰视。患者素体阴虚，常觉头晕耳鸣，眼睛干涩，口渴咽干，失眠心烦，小便短赤。检查：瞳仁溢血。舌红少津，脉弦细数。证属肝肾亏虚，阴虚火旺，内伤血络，致血不循经，溢于络外。治疗急用杞菊地黄汤合犀角地黄汤之意加减化裁：北枸杞子

15 g，生地黄 15 g，白茅根 15 g，山药 15 g，白及 15 g，杭菊花 10 g，牡丹皮 10 g，建泽泻 10 g，山茱萸 10 g，水牛角 8 g[先煎]。服 7 剂，其血吸收，继以原方去水牛角，加麦冬 15 g，石斛 15 g，地骨皮 12 g，生地黄改用熟地黄 15 g。又服 10 余剂，其视力恢复正常。

按语 本例所患之血灌瞳神，根据其临床症状特点，其病机乃肝肾阴虚为本；阳亢火旺为标，以致虚火上炎，血不循经，溢于络外而成是证。由于病情急重，故除病因治疗外，出血之初，予以侧重止血。方选杞菊地黄汤滋补肝肾之阴，制偏亢之火以治本；同时以犀角地黄汤配白及、白茅根、地骨皮等清泻虚火，凉血止血，以治其标。如此标本同治，补中寓泻。既有滋肝补肾之功，又具凉血止血之能，相辅相成，使阴补火自泻，热清血自宁。方药对症，病自愈矣。

(四) 视瞻有色症（中心性浆液性脉络膜视网膜病变）

符某，男，42 岁，职工，1977 年 3 月 22 日入院。双眼视物变色近两年。就诊时双眼胀痛，干涩不适，视瞻有色模糊，伴头晕耳鸣，多梦腰酸。检查：双眼玻璃体轻度混浊，眼底屈光间质欠清晰，黄斑区有渗出物及陈旧瘢痕病变；视力右眼 0.4。左眼 0.3。舌红少苔，脉细数。诊断为：视瞻有色（中心性浆液性脉络膜视网膜病变）。此乃肝肾亏虚，脉络瘀阻。治予滋补肝肾，兼以行气活血通络。方药：枸杞子 15 g，熟地黄 15 g，山药 15 g，山茱萸 15 g，丹参 15 g，石斛 15 g，桑椹 12 g，白芍 10 g，杭菊花 10 g，决明子 10 g，云茯苓 10 g，茺蔚子 10 g，三七 6 g[研末冲服]。每日 1 剂，取头煎、二煎药汁混合，分 2 次服。调治 3 个月余，至 6 月 30 日出院时，症状基本消失，双眼视力提高到 0.8。双眼黄斑部不洁症状减轻，色觉好转但左眼黄斑部仍见陈旧渗出质，双眼黄斑中心凹光反射弱。

按语　视瞻有色症，其临床以视力和色觉的改变为主。本例患者因证属肝肾精血亏虚，目失所养，加之"久病入络"，目络阻塞，玄府不通。故方中以熟地黄、枸杞子、桑椹、白芍、石斛、山茱萸、杭菊花、决明子等滋补肝肾，养肝明目；配丹参、三七、茺蔚子等以行气活血、化瘀通络之药，使眼内渗出物逐渐吸收。全方共奏滋肝补肾，益精明目，化瘀通络，调和气血之功。肝肾之精血得以滋养，故诸症消除，视觉恢复，视力提高。

十二、三仁汤治疗上睑下垂 1 例

患者，男，15 岁，1994 年 5 月 17 日就诊，右上睑下垂近 1 个月。1 个月前，因冒雨行走，衣衫湿透；翌日，身大热，肢体酸楚，头痛头重，呕吐痰涎；第 3 日出现右眼皮下垂，经当地诊治，高热、头身痛、呕吐等症已愈，唯右眼皮仍不能提举。曾求他医，服补中益气汤及用新斯的明治疗半个月余，收效甚微，10 日前去省级医院检查，颅内、眼眶内均未见异常改变。检查：视力右眼 0.8，左眼 1.2；右眼上睑下垂半掩瞳孔；眼底正常；脉象沉弦，舌苔白腻而滑。现症：晨吐痰涎，胸闷纳呆，体乏身重，午后微感身热，神清懒言，小便清长，大便无滞。析前医之法，览现有之症，更察其舌苔白腻而滑，病受湿热郁滞，蕴结经络，而致气机不利，诱发胞睑下垂。治以清利湿热。拟三仁汤加味：苦杏仁 12 g，豆蔻 6 g[后下]，薏苡仁 20 g，厚朴 10 g，木通 10 g，淡竹叶 10 g，法半夏 10 g，佩兰 10 g，苍术 10 g，茯苓 15 g，石菖蒲 10 g，柴胡 6 g，甘草 4 g。嘱服 4 剂。越 4 日，病情大有好转，上睑能提举 2～3 小时，晨吐痰涎已愈，体乏身重胸闷减轻，饮食增进，舌苔厚腻稍退。原方去淡竹叶、法半夏，加僵蚕 10 g，升麻 6 g，续服 5 剂。上睑不再下垂，全身诸症基本消失，后随访 1 年，平安无恙。

按语 本案患者病始于长夏之时，湿邪当令，邪恋气分，郁遏不达，引发宿痰，波及三焦致脾胃升降失司，湿、痰、热凝滞、上扰窍络所致，故用三仁汤治疗而收良效。

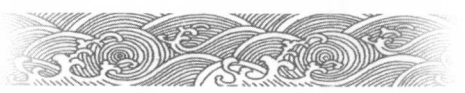

第五章　医案撷英

一、瞳神紧小（1例）

健脾清心养血法治心脾两虚证案

周某，女，36岁，干部。

初诊（1975年9月4日）：自诉双眼患葡萄膜炎2年余，长期服用西药治疗，仍双眼反复性渗出和出血。就诊时，面色焦黄，气短乏力，神疲懒言，心惊盗汗，食纳不香。检查：双眼视力0.1，双结膜微充血，角膜周围睫状充血，内皮层混浊，瞳孔呈现锯齿形，前房有点状渗出，虹膜部分后粘连，晶状体前囊有脱落色素粘着，眼底玻璃体有不定形混浊，眼底视盘充血，周边模糊，中心动脉变细，静脉充盈，动静脉比例为1：2，视盘黄斑处有少许片状渗出并水肿，视网膜上有闪辉状的渗出，布满大小不等色素斑。舌质淡，苔薄白，脉细弱。

西医诊断：葡萄膜炎（双眼）。

中医诊断：瞳神紧小（双眼）。

辨证：心脾两虚证。

治法：健脾益气，清心养血。

主方：归脾汤（《正体类要》）加减。

处方：白术15 g，党参20 g，黄芪20 g，当归12 g，炙远志10 g，茯苓15 g，广木香10 g，炙甘草10 g，龙眼肉10 g，淡竹叶10 g，酸枣仁12 g。每日1剂，头煎、二煎取药汁混合，分2次温服。

二诊（9月24日）：诉服上药20剂后，自觉精神自爽，视力提高。拟继原方加丹参12 g，枸杞子15 g，山茱萸10 g，以活血滋阴。

三诊（10月24日）：上方再服上方30剂，其炎症消退，出血吸收，心旷神怡，双眼视力恢复到1.0。

按语　本案患者因脾气虚弱，气不摄血，统摄无力，致血失所统，溢于脉外，而瘀阻眼底；又兼心血不足，血不荣目，以致视力下降，视物昏蒙，伴面色焦黄，气短乏力，神疲懒言，心惊出汗，食纳不香等。治宜归脾汤以健脾补心，益气养血，加淡竹叶兼以清泻心火。又因病史冗长，久病入络伤阴，故再诊时加丹参、枸杞子、山茱萸等，以活血滋阴而养目。

二、绿风内障（1例）

滋补肾阴、清泻肝胆法治肝郁化火、肝肾阴亏证案

李某，女，55岁，农民。

初诊（1980年9月21日）：自诉因忧郁发怒而致暴盲近3个月而前来诊治，伴有心烦口干，头昏耳鸣，腰膝酸软，舌质红，脉细数。检查：双眼视力为0.1，手触眼硬如石，风轮气混带绿色，气轮红赤，瞳仁稍大。

西医诊断：急性闭角型青光眼（双眼）。

中医诊断：绿风内障（双眼）。

辨证：肝郁化火，肝肾阴亏证。

治法：滋补肾阴，清泻肝胆。

主方：加味杞菊地黄汤（袁彩云经验方）。

处方：枸杞子12 g，杭菊花10 g，生地黄15 g，牡丹皮10 g，泽泻10 g，龙胆10 g，车前子10 g[包煎]，黄芩10 g，茯苓12 g，石决明15 g[先煎]，当归10 g。5剂，每日1剂，头煎、二煎取药汁混合，分2次温服。

二诊（1980年9月26日）：上方服5剂后，前症递减，但光华未复。继守原方加减，以养其精。

处方：枸杞子15 g，杭菊花10 g，山茱萸15 g，生地黄15 g，石决明15 g[先煎]，牡丹皮10 g，茯苓15 g，泽泻10 g。7

剂，每日1剂，头煎、二煎取药汁混合，分2次温服。

三诊（1980年10月4日）：诉服上方后，视力渐复，但仍口干，察其舌质红，脉弦细。再投原方加黄柏、知母、楮实子等，以复其阴，灭其余火。调治月余，光华恢复，眼明如常。

按语 本案之绿风内障，其病因系情志不舒，忧郁、暴怒伤肝，肝气上逆，因为失治，日久肝胆相火灼伤肾阴，以致肝肾不足，精血亏耗，目失所养而神光衰微，瞳仁开大，眼硬如石，且伴心烦、耳鸣、腰酸等。故其治疗仿清代董西园《医级宝鉴》之杞菊地黄汤滋补肝肾之阴，以治其本，加黄芩、龙胆、车前子、石决明等清泻肝胆之品，服12剂后病症递减。三诊时继守原方加知母、黄柏、楮实子等滋阴降火，双管齐下而取佳效。

三、圆翳内障（5例）

（一）滋补肝肾、益阴泻火法治肝肾亏虚、阴虚火旺证案

张某，男，65岁，军人。

初诊（1973年2月26日）：自诉因视力骤然下降，曾在当地诊断为"老年性白内障"。就诊时，自觉双眼干涩发痛黑影飞舞，咽干时痛，小便短少。舌红少津，脉弦细数。检查：双眼视力0.6；散瞳查眼底见屈光间质模糊，晶状体呈白色片状混浊，余无异常。

西医诊断：早期老年性白内障（双眼）。

中医诊断：圆翳内障（双眼）。

辨证：肝肾亏虚，阴虚火旺证。

治法：滋补肝肾，益阴泻火。

主方：知柏地黄汤加味（袁彩云经验方）。

处方：熟地黄15 g，山药15 g，山茱萸15 g，茯苓10 g，牡丹皮10 g，泽泻10 g，麦冬20 g，玄参15 g，石斛15 g，知母

10 g, 黄柏 10 g, 刺蒺藜 10 g。5 剂, 每日 1 剂, 头煎、二煎取药汁混合, 分 2 次温服。

二诊 (1973 年 3 月 2 日): 诉服上方后, 自觉症状有所好转, 治疗继守原方。

三诊 (1973 年 3 月 28 日): 又服上方 25 剂, 前症基本消失。投原方去知母, 加牡蛎、桑椹、女贞子、枸杞子、菊花等药, 以肝肾同补, 滋阴明目。

四诊 (1973 年 5 月 6 日): 用上方再调治 2 个月余, 在裂隙灯下检查: 白内障部分吸收, 双眼视力 1.5。带药出院。6 年后信访, 双眼视力仍为 1.5。

按语 老年性白内障属于中医学 "圆翳内障" 范畴。其病因病机虽复杂多端, 然临床以年老体衰、肾精渐亏, 以致阳常有余、阴常不足者十居七八, 本案即属于肝肾亏虚、阴不制阳、虚火上亢之证。用壮水之主, 以制阳光之法, 选《医宗金鉴》之知柏地黄汤等补肝益肾、滋阴泻火, 以平调阴阳, 使阴阳平衡, 阳光内敛, 则精能藏于肾而汇于目, 精充目荣, 故内障自除, 视力恢复。

（二）滋补肝肾、潜阳明目法治肝肾不足、阴虚阳亢证案

杨某, 男, 46 岁, 军人。

初诊 (1973 年 10 月 2 日): 自诉近 1 个月来视物逐渐模糊, 眼前飞影, 视一为二, 自觉双眼干涩疲劳, 头昏腰酸, 耳鸣。检查: 视力右眼 0.4, 左眼 0.8; 散瞳后裂隙灯下晶状体周边部呈点状混浊。舌红少津, 脉细数。

西医诊断: 早期老年性白内障（双眼）。

中医诊断: 圆翳内障（双眼）。

辨证: 肝肾不足, 阴虚阳亢证。

治法: 滋阴潜阳, 泻火明目。

主方：杞菊地黄汤加减（袁彩云经验方）。

处方：枸杞子 15 g，杭菊花 15 g，熟地黄 15 g，山药 15 g，山茱萸 10 g，茯苓 10 g，牡丹皮 10 g，泽泻 10 g，麦冬 15 g，石斛 15 g。每日 1 剂，头煎、二煎取药汁混合，分 2 次温服。

二诊（1973 年 10 月 7 日）：服上方 5 剂，自觉视物模糊等症好转，但胃纳不佳，食后腹胀，伴口干唇燥。再守上方加麦芽 15 g，鸡内金 10 g，以护脾运。7 剂，每日 1 剂，头煎、二煎取药汁混合，分 2 次温服。

三诊（1973 年 10 月 14 日）：诉服上方后，视力逐渐恢复。原方继服 20 剂后，诸症消失，视力开始恢复。

四诊（1973 年 11 月 4 日）：既效守方，原方加苏木 10 g，茺蔚子 12 g。再治 2 个月余，检查视力双眼 1.5，白内障基本吸收。

5 年后追访，其视力仍保持 1.5。

按语　本案属肾阴不足，肝阳偏亢，以致双眼干涩疲劳，头昏，腰酸，耳鸣，视物模糊，治宜用杞菊地黄汤滋补肝肾，以壮水之主，以制阳光。并加麦冬、石斛生津清热；后又因纳差、腹胀，故加鸡内金、麦芽健运脾胃，药证相符，则可见效。

青风内障、瞳仁溢血、视物昏渺证及圆翳内障等固然不同，但临床上只要表现出肝肾阴虚这一相同的证时，便可根据"异病同治"，"有是证用是药"之旨；采用杞菊地黄汤随证加减，以滋肝补肾，泻火明目。袁彩云根据"有是证，用是药"之旨，亦常用上方治疗视网膜色素变性、葡萄膜炎等病，均常获显著疗效。

在治疗上述疾病时，宜慎用温补燥烈之品，因过用燥烈不利生津，滥用温补则阳更亢，以致津伤血更耗，阳亢精更亏，则病难获愈。

（三）疏肝解郁、和肝明目法治肝郁血虚、疏泄失常证案

张某，男，57 岁，军人。

初诊（1978年9月1日）：因双眼干涩，视物昏蒙1个月余而前来求治。就诊时，患者自觉视物模糊，双眼干涩发暗，胸胁隐痛不舒，痛无定处，精神不乐，沉默寡言，忧虑多愁，失眠梦多，时感潮热，食欲不振。检查：视力右眼0.4，左眼0.1；散瞳检查眼底见双眼晶状体呈放射状混浊，眼底模糊不清。舌红苔薄，脉细弦。

西医诊断：老年性白内障（双眼）。

中医诊断：圆翳内障（双眼）。

辨证：肝郁血虚证。

治法：疏肝解郁，和肝明目。

主方：逍遥散（《太平惠民和剂局方》）加减。

处方：当归15 g，柴胡12 g，茯苓15 g，白芍12 g，白术10 g，山茱萸15 g，枸杞子15 g，地骨皮10 g，薄荷6 g[后下]，甘草6 g。5剂，每日1剂，头煎、二煎取药汁混合，分2次温服。

二诊（1978年9月6日）：诉服上药后，胁痛潮热减轻，睡眠好转，食欲渐增，继守原方之意。

三诊（1978年10月2日）：又服上方25剂，诸症消失，视力增强。后改投杞菊地黄汤加鸡内金、山药、山茱萸、五味子、白芍等，调治月余，检查：视力右眼0.5，左眼1.0；右眼晶状体混浊程度减轻，左眼晶状体混浊已基本吸收。

1年后信访，疗效巩固，视力如初。

按语 本案系七情内伤，肝木不和，肝失条达，加之年逾半百而阴血暗耗，生化匮乏，致肝失所养，疏泄失畅，血不上荣于目而出现双眼干涩、视物朦胧等症。因肝主疏泄，开窍于目，以血为体，以气为用，足厥阴肝经上行连目系。若忧虑多愁，七情内伤，或阴血暗耗，或生化匮乏，均可致肝失疏泄，气血郁滞，甚则肝气横逆，以致足厥阴肝经之气闭阻，血不荣目而失明。其治疗宜首选逍遥散疏肝、养血、解郁。使肝和条达，疏泄有常，继以杞菊地黄汤滋养肝肾，使气血畅行，上荣于目，则目疾自除。

以上 3 例均为白内障患者，但其病因各有不同，证情亦有区别，故选方用药亦殊，然均获佳效。可见详审病机，辨证论治，极为重要。

（四）益气健脾祛湿法治精不上荣证案

蔡某，男，58 岁，农民。

初诊（1973 年 9 月 4 日）：患者诉视物不清 43 年。曾在当地多家医院求治，诊断为先天性白内障，服中西药治疗无效，故前来诊治。就诊时视物昏蒙，伴面色萎黄，精神不振，形体瘦弱，倦怠乏力，时有胸闷呕恶，饮食乏味，大便溏泄。检查：双眼视力光感微弱，患眼无红肿，瞳仁色白带黄，晶珠混浊。行针拨白内障术后，仍视不见物，舌苔白腻，脉虚弱。

西医诊断：核性白内障（双眼）。

中医诊断：黄心白翳（双眼）。

辨证：脾虚失运，精不上荣证。

治法：益气，健脾，化湿。

主方：补中益气汤（《脾胃论》）加减。

处方：黄芪 15 g，白术 10 g，党参 15 g，茯苓 15 g，柴胡 10 g，当归 10 g，山药 15 g，薏苡仁 15 g，桔梗 10 g，陈皮 10 g，升麻 5 g。30 剂，每日 1 剂，头煎、二煎取药汁混合，分 2 次温服。

二诊（1973 年 10 月 5 日）：服上方药后，自觉症状好转，食欲增加。继守原方，煎服法同前。

三诊（1973 年 10 月 26 日）：又服上药 20 剂后，受纳正常，体质渐好，视力渐复。再以上方合四物汤加丹参、红花、枸杞子、甘草等，以益气养血，滋阴活血。

四诊（1973 年 11 月 18 日）：上方再服 20 余剂，双眼矫正视力 0.7。继服上方 10 剂，以巩固疗效。

按语 脾胃为后天之本，气血生化之源，目为气之所注，目得血而能视。本案患者系先天禀赋不足，体质虚羸，自幼眼盲，加之饮食失节，湿浊内聚，以致脾气虚弱，运化失职，水谷精气不能上荣于目，则神光埋没于内，晶珠渐变混浊而成障。因脏腑之精血亏虚，不足以滋生神光和充养周身，故见精神倦怠、肢体乏力、面色萎黄等脾虚气血不足之象。其治疗始以补中益气汤健脾为主；又因久亏阴损，久病兼瘀，故在后期治疗中又加入四物汤，佐以丹参、红花、枸杞子等，以补其虚、调其气、养其阴、活其血，从而达到补中寓消，消中有补，补不碍滞，消不伤补正之目的。令脾气健运，精血上荣，目得所养，神光自发而能视物矣。

（五）健脾化湿法治脾虚湿困证案

范某，男，55 岁，军人。

初诊（1974 年 3 月 25 日）：诉因视力下降一年余，曾在当地医院诊断为"早期老年性白内障"，经治疗少效而前来求医；患者素有慢性胃肠炎，经常腹胀腹泻，食欲不振。就诊时，患者双眼干涩，两目昏花，伴头晕，口渴不欲饮，食后不适，倦怠乏力，面色萎黄，形体消瘦。舌淡红，苔白腻，脉细弱。

西医诊断：老年性白内障（双眼）。

中医诊断：圆翳内障（双眼）。

辨证：脾虚湿困证。

治法：健脾化湿，运精于上。

主方：参苓白术散（《太平惠民和剂局方》）加减。

处方：参须 15 g，茯苓 15 g，白术 10 g，山药 15 g，薏苡仁

15 g，枳壳 12 g，枸杞子 15 g，扁豆 10 g，莲子 10 g，陈皮 10 g，砂仁 10 g[后下]，桔梗 10 g，鸡内金 10 g，甘草 6 g。共 7 剂，每日 1 剂，头煎、二煎取药汁混合。

二诊（1974 年 4 月 2 日）：服上方后，头昏眼花减轻，食欲增加，再守原方加广木香、苏木等，10 剂，每日 1 剂，头煎、二煎取药汁混合，分 2 次温服。

三诊（1974 年 4 月 13 日）：服完上方药，自觉症状递减，精神逐渐转佳，食欲增加，拟继守原方，并配服杞菊地黄丸。

四诊（1974 年 6 月 15 日）：经服用上药调治 2 个月余后，诸症消失。双眼晶状体混浊基本吸收，双眼视力 1.5。出院 3 年后复查视力仍为 1.2。

按语 脾胃为人体后天之本，气血生化之源。目为气之宗，目得血而能视。本案患者因素体虚弱，脾胃不健，运化失职，以致气血亏虚，不得输精气于上，目失所养而成晶疳。其治以参苓白术散加减，益气健脾。以调其中，补其虚，化其湿。脾胃健旺，气血生化有源，输精于上，目得所养，则眼疾不生。后再配服杞菊地黄丸。

四、瞳仁溢血（5 例）

（一）滋阴潜阳、止血消瘀法治肝肾阴虚、阴虚火旺证案

董某，男，33 岁，干部。

初诊（1975 年 8 月 16 日）。诉右眼突然失明 1 个月余。就诊时自觉眼前红影飞舞，不敢仰视。患者平素头晕耳鸣，眼睛干涩，口渴咽干，心烦失眠，小便短赤。眼底检查显示右眼玻璃体积血，眼底窥不进。舌红少津，脉弦细数。

西医诊断：玻璃体积血（右眼）。

中医诊断：瞳仁溢血（右眼）。

辨证：肝肾阴虚证。

治法：滋阴泻火，凉血止血。

主方：杞菊地黄丸（《医级》）合犀角地黄汤（《备急千金要方》）加减。

处方：北枸杞子 15 g，杭菊花 10 g，生地黄 15 g，牡丹皮 10 g，山茱萸 10 g，山药 10 g，泽泻 10 g，水牛角 18 g[先煎]，白及 15 g，白茅根 15 g。共 7 剂，每日 1 剂，头煎、二煎取药汁混合，分 2 次温服。

二诊（1975 年 8 月 24 日）：诉服上方 7 剂后，口渴咽干减轻，心烦失眠好转，检查眼底显示瘀血被吸收。治疗继守原方去水牛角，生地黄改为熟地黄 15 g，加天冬 15 g，麦冬 15 g，石斛 15 g，地骨皮 12 g。每日 1 剂，头煎、二煎取药汁混合，分 2 次温服。

三诊（1975 年 9 月 7 日）：又服上药 12 剂后，其视力恢复正常。

按语　瞳仁溢血是眼科较常见的疾病之一，多由全身性疾病或部分眼疾所引起。中医学认为，其病因病机多由肝火上炎，迫血妄行；阴虚火旺，血溢络外；或气虚血瘀，阻塞脉络所致。本案患者之瞳仁溢血，根据临床特点，其病机乃素体肝肾阴虚为本，阳亢火旺为标，以致虚火上扰，血不循经，溢于络外而成是证。由于病情急重，故除病因治疗外，出血之初侧重止血，复诊时方选杞菊地黄汤加天冬、麦冬、石斛，以滋补肝肾之阴，制偏亢之火以治本；同时以犀角地黄汤配白及、白茅根、地骨皮等清泻虚火，凉血止血，以治其标。如此标本同治，补中寓泻，既有滋肝补肾之功，又具凉血止血之能，相辅相成，使阴补火自泻，热清血自宁。二诊时出血已止，故生地黄改为熟地黄，去水牛角，加天冬、麦冬、石斛、地骨皮，以滋阴固本，巩固疗效。方药对症，病遂自愈矣。

（二）清肝泻火、凉血止血法治肝火上炎、血热妄行证案

吴某，男，53岁，干部。

初诊（1985年8月16日）：患者素来性情急躁，有高血压病史4年，发病前因与人争执，血压升高，头晕头胀，恶心欲呕，经治疗症状减轻。但近3日来，视力下降明显，查视力右眼0.3，左眼1.2。

眼底检查：双眼底视网膜动脉细，反光强，可见动静脉交叉压迫。右眼底颞上方可见片状出血，黄斑部水肿，中心凹光反射消失，可见两个点状出血。

西医诊断：①玻璃体积血（右眼）；②高血压动脉硬化性视网膜病变（双眼）。

中医诊断：瞳仁溢血（右眼）。

辨证：肝火上炎，血热妄行证。

治法：清肝泻火，凉血止血。

主方：龙胆泻肝汤（《医方集解》）加减。

处方：龙胆12 g，黄芩12 g，炒栀子10 g，夏枯草12 g，柴胡10 g，白茅根15 g，车前子15 g[包煎]，生地黄12 g，菊花12 g，当归10 g，藕节10 g，生蒲黄10 g[包煎]。15剂，每日1剂，头煎、二煎取药汁混合，分2次温服。

二诊（1985年8月31日）：服上方半个月后查视力，右眼增至0.5。眼底出血有所吸收。嘱继守原方出入治疗。

三诊（1985年11月2日）：服药2个月余，右眼视力恢复至0.9，眼底出血基本吸收，黄斑区轻度水肿及渗出。嘱其坚持服用知柏地黄丸2个月，以善其后。

按语 眼睛虽是一个独立的器官，但与人体各脏腑关系密切。所以眼底出血并非一个单独的症状，而是局部与整体的共同

病变。血灌瞳神病因很多，然多与火热之邪密切相关，无论实火或虚火，均可损伤脉络，导致血热妄行，从而诱发出血。根据本病的特点，在治疗上强调索本求源，再辅以化血、止血、消瘀为基本法则。方中以龙胆、黄芩、炒栀子苦寒清肝泻火；柴胡疏肝解郁；白茅根、车前子凉血解毒；生地黄清热凉血；菊花、夏枯草清肝明目；当归、藕节、生蒲黄养血、止血、化瘀。诸药合用，有清肝泻火，凉血止血之效而无留瘀之弊，能较好地促进眼底水肿和渗出物的吸收。

（三）疏肝解郁、理气泻火法肝郁化火、灼伤眼络证案

沈某，男，48 岁，教师。

初诊（1975 年 5 月 6 日）：患者诉因郁怒后突然视物不见 2 个月余而前来求治。就诊时两眼干涩，自觉眼前青烟上腾，头昏而重，情志不遂，胸闷不舒，憎寒憎热，心烦多梦，小便赤热，唇红口干。检查：双眼视力眼前指数，双外眼正常，双侧瞳孔略散大，双眼玻璃体积血，眼底窥不进。舌红，苔薄黄，脉弦数。

西医诊断：玻璃体积血（双眼）。

中医诊断：络损暴盲（双眼）。

辨证：肝郁化火，灼伤眼络证。

治法：疏肝解郁，理气泻火。

主方：柴胡疏肝散（《证治准绳》）加味。

处方：柴胡 15 g，白芍 10 g，郁金 10 g，当归 15 g，枳壳 10 g，牡丹皮 10 g，栀子 10 g，黄柏 10 g，川芎 6 g，青皮 9 g，香附 6 g，甘草 9 g。3 剂，每日 1 剂，头煎、二煎取药汁混合，分 2 次温服。

二诊（1975 年 5 月 10 日）：服上药后，诸症好转，继守原方加蝉蜕 10 g，僵蚕 10 g，5 剂，煎服法同前。

三诊（1975 年 5 月 16 日）：服完上方后，视力好转，再守

上方加枸杞子 10 g，天花粉 10 g，麦冬 12 g。5 剂，每日 1 剂，头煎、二煎取药汁混合，分 2 次温服。

四诊（1975 年 5 月 22 日）：服上药后双目复明，视力恢复到 0.7 而出院。

按语 本案患者系情志不遂，郁怒伤肝，肝郁化火，灼伤眼络，以致突然视物不明，心烦胸闷等症。故治疗始用柴胡疏肝散以疏肝解郁；加栀子、黄柏、川芎、青皮、香附等理气泻火。因火邪易伤阴液，导致肝肾阴虚，故再入枸杞子、天花粉、麦冬等滋补肝肾以明目。合而用之，使血运通畅，目得血养，才可获视力恢复之良效。

（四）平肝潜阳、扶脾摄血法治肝肾阴虚证案

陈某，男，59 岁，干部。

初诊（1976 年 4 月 3 日）：自诉突然头昏欲倒，视物不清，眼前一片黑影带红色 2 日。诊见患者形体肥胖，面赤气粗，口稍喝斜（曾有高血压中风偏瘫史），伴烦躁身热。检查：视力双眼 0.2，瞳孔呈中度扩大（约 5 mm），静脉怒张，视网膜后部有大片出血点，深浅不等，黄斑区有放射状皱褶，附近有深层血斑，反光点不见。舌质红，苔黄腻，脉弦滑；血压 170/110 mmHg。

西医诊断：视网膜静脉阻塞（双眼）。

中医诊断：血瘀暴盲（双眼）。

辨证：肝肾阴虚证。

治法：平肝潜阳，扶脾摄血。

主方：羚角钩藤汤（《通俗伤寒论》）加味。

处方：山羊角 15 g[先煎]，钩藤 15 g[后下]，生地黄 20 g，白芍 10 g，桑叶 10 g，菊花 12 g，竹茹 10 g，茯苓 15 g，浙贝母 10 g，甘草 6 g，山药 15 g，牛膝 10 g，墨旱莲 10 g。5 剂，每日 1 剂，头煎、二煎取药汁混合，分 2 次温服。

二诊（1976 年 4 月 9 日）：服上方后，头昏、心烦、身热减轻，血压降至 150/90 mmHg，再用上方加益母草 10 g，红花 10 g，以活血化瘀。5 剂，每日 1 剂，头煎、二煎取药汁混合，分 2 次服。

三诊（1976 年 4 有 15 日）：诉服上药后，症状大减，饮食起居正常，但视力欠佳，又守上方加枸杞子 15 g，决明子 15 g，以滋阴明目。10 剂，每日 1 剂，头煎、二煎取药汁混合，分 2 次温服。

四诊（1976 年 4 月 26 日）：服完上药后，症状消失，血压恢复正常，视力提高到 0.8。基本痊愈。

按语 本案患者眼底出血系肝肾阴虚，水不涵木，肝阳偏亢所致。故治疗始用《通俗伤寒论》之羚角钩藤汤以平肝潜阳，清热育阴；并加山药、牛膝、墨旱莲等扶脾摄血。待症状减轻，血压正常后，再加益母草、红花等以活血化瘀生新；并配枸杞子、决明子等滋肝明目；入牛膝一味引血下行，为引经之品。总之，全方既能平肝潜阳，清热育阴，又能活血化瘀，扶脾摄血。故而终能收到良好效果而病获治愈。

（五）活血化瘀、益气通络法治气虚血瘀、脉络受阻证案

陈某，女，23 岁，教师。

初诊（1974 年 3 月 10 日）：自诉左眼被拳头击伤，视力下降半个月余。经当地医院治疗无效，故前来本院门诊求治。患者素体不健，虚弱多病。检查：左眼视力 0.1，眼底黄斑部出血，中心凹光反射消失，附近视网膜见放射状皱褶。

西医诊断：外伤性黄斑部出血（左眼）。

中医诊断：络损暴盲（左眼）。

辨证：气滞血瘀证。

治法：活血化瘀，益气养血，疏风通络。

主方：桃红四物汤（《医宗金鉴》）加味。

处方：当归 15 g，白芍 10 g，川芎 8 g，熟地黄 15 g，桃仁 12 g，红花 10 g，防风 6 g，荆芥 6 g，参须 10 g。5 剂，每日 1 剂。

二诊（1974 年 3 月 16 日）：服上药后，自觉症状好转，眼底出血水肿及皱褶全退。继守原方，5 剂，每日 1 剂，头煎、二煎取药汁混合，分 2 次温服。

三诊（1974 年 3 月 22 日）：诉上方服完后，症状全部消失，视力恢复到 1.5，基本痊愈。

按语　眼底出血属于中医学"暴盲""血灌瞳神"范畴，乃较为常见的眼科病，多由全身性疾病或部分眼疾所引起。本案眼底出血系外力损伤眼络所致，且损伤视力比较严重。其治疗选用《医宗金鉴》之桃红四物汤加参须、防风、荆芥等，以活血祛瘀、益气养血、疏风通络，以达活血止血，化瘀生新之目的。

五、视瞻昏渺（2 例）

（一）滋阴泻火、活血通络法治肝肾阴虚、虚火上扰证案

李某，男，20 岁，工人。

初诊（1978 年 3 月 21 日）：自诉双眼视力下降 1 年余，曾在当地服中西药治疗，效果不显而前来求治。就诊时自觉目胀眼蒙。眼疼干热，伴头晕，胸闷纳少，失眠多梦，口干咽燥，二便正常。舌尖红，少苔，脉弦细数。检查：视力右眼为 0.02，左眼为 0.06，外眼正常，眼底检查：双眼视盘颜色苍白。黄斑区轮廓模糊，黄斑周围呈不洁状灰白色渗出，中心凹光反射不清。

西医诊断：陈旧性中心性视网膜脉络膜病变（双眼）。

中医诊断：视瞻昏渺（双眼）。

辨证：肝肾阴虚证。

治法：滋阴泻火，活血通络。

主方：滋阴生津解郁汤（袁彩云经验方）

处方：当归15 g，白芍12 g，白术10 g，生地黄20 g，银柴胡10 g，山茱萸15 g，泽泻10 g，茯苓12 g，牡丹皮10 g，丹参15 g，苏木8 g，茺蔚子15 g，麦冬10 g，甘草6 g，五味子6 g。7剂，每日1剂，头煎、二煎取药汁混合，分2次温服。

二诊（1978年3月28日）：诉服上方后，头晕目胀减轻、睡眠口干好转，继守原方再进10剂。

三诊（1978年4月8日）：眼蒙、目胀、头晕等诸症基本消失，视力渐增。继续用原方加菟丝子、决明子等。

四诊（1978年6月12日）：服用上方调治2个月余，自觉症状全部消失。查视力右眼为0.9，左眼为1.5。眼底检查：双眼视盘苍白，边界清晰，黄斑部渗出吸收，水肿消失，中心凹光反射亮点清晰可见。病愈停药。随访观察5年未见复发。

按语 视瞻昏渺是一种难治的眼病，常致视力丧失后而难于恢复。其病因较多，如视神经炎、视盘炎、视网膜炎、青光眼、视网膜色素变性后期，以及视网膜中央动脉阻塞、外伤等均可致视神经萎缩而成是证。本案患者证属肝肾阴虚，虚火上扰，精气不能上注于目，目失所养。且因病久不复，情志抑郁，故见头晕目胀，视力下降，口咽干燥，胸闷纳少，舌红少苔，脉弦数等证候。治宜用生地黄、麦冬、五味子滋阴泻火，以生其津；白术、甘草等培本以扶其正；当归、白芍等补其血，又因患者病史冗长，"久病入络"，故在滋补肝肾的同时，加丹参、苏木、茺蔚子等，以行气活血，祛瘀生新；银柴胡疏肝解郁；佐茯苓以安其神。诸药合用，守方久服，故能使虚者补之，津伤润之，血瘀破之，郁者疏之，而终可使病获佳效。

（二）养血益阴、消瘀明目法治阴血亏虚、脉络受阻证案

赵某，男，42岁，教师。

初诊（1978年4月3日）：自诉双眼视力逐渐下降，视物模糊8年余。曾服用血管扩张剂、维生素及中药等治疗，未见显效。就诊时，自觉头昏目蒙，睡眠欠佳，口咽干燥。检查：视力右眼0.4，左眼0.6；眼底检查见双眼屈光间质清晰，视盘血管及周边网膜未见异常，仅双侧黄斑部可见陈旧性渗出及色素沉着，中心凹光反射减弱；舌淡苔白，脉沉细。

西医诊断：陈旧性中心性脉络膜视网膜病变（双眼）。

中医诊断：视瞻昏渺（双眼）。

辨证：阴血亏虚，脉络受阻，血不养目证。

治法：养血益阴，消瘀明目。

主方：四物汤（《太平惠民和剂局方》）合加味驻景丸（《医方类聚》）加减。

处方：熟地黄15 g，白芍12 g，当归12 g，山茱萸15 g，枸杞子15 g，楮实子15 g，菟丝子15 g，川芎10 g，丹参10 g，苏木10 g，决明子12 g。共5剂。每日1剂，头煎、二煎取药汁混合，分2次温服。

二诊（1978年4月9日）：服上方后，诸症逐渐减轻，治疗继守原方加减，煎服法同前。

三诊（1978年5月20日）：再服上药40剂后，自觉症状明显好转，视力提高。继守原方进退，煎服法同前。

四诊（1978年6月28日）：宗上方调治1个月余。检查：双眼视力提高到1.2，右眼黄斑渗出吸收，左眼尚有渗出，黄斑部反光点较前明朗。

嘱其带原方药10剂出院，以巩固疗效。

按语 本案患者之视物昏渺症，乃因用眼过度，肝血暗耗，

血不上荣，目失濡养，玄府不利所致。遵《内经》"目受血而视"之旨，治用四物汤合驻景丸化裁主之。方中用四物汤之熟地黄、白芍、当归、川芎补血养肝；由于精血同源而互生，故配山茱萸、菟丝子、枸杞子、楮实子等滋补肝肾，养精益血，使精充血旺而目得所养；又因病史长，经年累月未愈，据"久病入络"之理，在补养肝血的同时，再配伍丹参、苏木等，养血活血、祛瘀生新以通络；并加入决明子等平肝明目。全方共奏滋养阴血，化瘀明目之功。方药对证，坚持守方，终能使眼内滞留之渗出物吸收，病随药除。

第六章　独创经验方

一、袁氏近视方

【组成】党参 15 g，茯苓 15 g，楮实子 10 g，五味子 5 g，茺蔚子 10 g，石菖蒲 6 g，炙远志 5 g，僵蚕 3 g，菟丝子 15 g，枸杞子 10 g。

【用法】每日 1 剂，头煎、二煎取药汁混合，分 2 次温服。

【功用】补心宁神，益气明目。

【主治】近视而无明显全身不适，或兼见面色㿠白，心悸神疲，舌淡，脉弱，证属心气不足者。

【方解】方中以党参补心气，为君药；菖蒲开心窍，远志能通肾气于心，辅党参补心强志、开窍明目，为臣药；茯苓能交心气于肾，五味子安神宁心，楮实子、枸杞子、菟丝子滋补肝肾，五味药共为佐药；茺蔚子、僵蚕活血解痉为其使。全方共奏补心宁神，益气明目之功。

【加减】食纳差者，加神曲 10 g，山楂 10 g，麦芽 10 g，以健脾化食；气虚短气少言者，加黄芪 10 g，以益气升阳；遗尿者，加金樱子 10 g，覆盆子 10 g，以补肾缩尿。

【典型病例】张某，男，8 岁，学生。

初诊（1980 年 8 月 11 日）：双眼视力下降 1 个月。神疲气短，遗尿。

检查：视力右眼 0.6，左眼 0.8；近视力右眼 1.5，左眼 1.5。双眼外观及眼底均未见异常。右眼加镜 -0.5DS 矫正远视力 1.0，左眼加镜 -0.250DS 矫正远视力 1.0。舌质淡红，苔薄白，脉弱。

西医诊断：屈光不正（双眼）。

中医诊断：近视眼（双眼）。

辨证：心气不足证。

治法：补心宁神，益气明目。

主方：袁氏近视方（经验方）加减。

处方：党参 10 g，茯苓 15 g，楮实子 10 g，五味子 5 g，茺蔚子 10 g，石菖蒲 10 g，炙远志 5 g，僵蚕 3 g，菟丝子 15 g，枸杞子 10 g，黄芪 10 g，金樱子 10 g，覆盆子 10 g。7 剂，每日 1 剂，取头煎、二煎药汁混合，分 2 次温服。

耳穴贴压：取穴眼、目 1、目 2、脑干、肝、脾、肾。双耳交替使用，耳部常规消毒，以王不留行籽贴于选穴处，自行按压 1 分钟，以温热为度，3 日换 1 次。嘱其坚持做眼保健操。

二诊（1980 年 8 月 18 日）：自觉视物较明，眼部检查基本同前，舌质淡红，苔薄白，脉弱。继服原方 7 剂，耳穴贴压如前。

三诊至八诊（1980 年 8 月 25 日至 1980 年 9 月 29 日）：原方先后加山药 15 g，白术 10 g，以健脾益气；加菊花 10 g，以明目。共服药 35 剂，针刺 25 次，坚持耳穴贴豆，做眼保健操。视力提高到右眼 1.2，左眼 1.5。嘱加强体育锻炼，注意用眼卫生，定期复查。

按语 《灵枢·大惑论》："目者，心之使也。心者，神之舍也。"《审视瑶函》："过虑多思，因乱真而伤神志。"神志伤则目不能远视。患儿能近怯远，神疲气短，尿频；舌淡苔白，脉细弱均为心阳不足之候。治宜培补心肾。袁氏近视方中，以党参补心气为君药；菖蒲开心窍，远志能通肾气于心，辅党参补心强志，开窍明目为臣药；茯苓能交心气于肾，五味子安神宁心，楮实子、枸杞子、菟丝子滋补肝肾，五味药共为佐药；茺蔚子、僵蚕活血解痉为其使。经络润泽则神气和畅而阳光盛，阳光盛则光能及远。配合耳穴贴压，眼保健操等治疗而显效。

二、退翳明目汤

【组成】明党参 10 g，黄芪 10 g，白及 30 g，天花粉 20 g，木香 2 g，蝉蜕 3 g，桑椹 15 g，白茅根 12 g，谷精草 10 g。

【用法】每日 1 剂，头煎、二煎取药汁混合，分 2 次温服。

【功用】养阴益气，退翳明目。

【主治】黑睛宿翳，症见黑睛上遗留白色翳障，形状不一，部位不定，眼无赤痛，视物昏蒙，眼内干涩者。

【方解】明党参、黄芪补脾益肺、养血生津，为君药；白及、天花粉清热泻火，辅明党参、黄芪生津，为臣药；桑椹、白茅根滋阴补血、生津润燥，木香醒脾开胃，能使补气养血药补而不滞，为其佐药；蝉蜕、谷精草入肝经、疏风散热、明目退翳，为使药。合而为之，养阴益气，退翳明目。

【加减】白睛微红，尚有炎症者，加柴胡 6 g；翳厚者，加石决明 15 g[先煎]、木贼 10 g，以增退翳明目之功。

【典型病例】江某，男，35 岁，农民。

初诊（1980 年 8 月 24 日）：左眼生翳 1 个月。左眼于 1 个月前田间劳动时不幸被稻叶外伤引起"细菌性角膜炎"，曾在当地用大量抗生素治疗，现红痛消除，但黑睛留白翳，眼内干涩，视物昏蒙。

检查：视力右眼 1.2，左眼 0.6；左眼白睛微红，黑睛翳障约 5 mm，表面光滑，2% 荧光素钠溶液染色阴性。舌质淡红，脉细。

西医诊断：角膜白斑（左眼）。

中医诊断：宿翳（左眼）。

辨证：气虚津伤。

治法：养阴益气，退翳明目。

主方：退翳明目汤（袁彩云经验方）。

处方：明党参 10 g，黄芪 10 g，白及 30 g，天花粉 20 g，木香 20 g，蝉蜕 3 g，桑椹 15 g，白茅根 12 g，谷精草 10 g，柴胡 6 g。7 剂，每日 1 剂，取头煎、二煎药汁混合，分 2 次温服。

二诊至五诊（1980 年 8 月 31 日至 1980 年 9 月 21 日）：先后加石决明 15 g[先煎]，木贼 10 g，以增退翳明目之功，服药 21 剂。左眼翳薄难辨，视力恢复到 0.8。嘱服拨云退翳丸（袁彩云经验方，医院制剂），每次服 10 g，每日 3 次。连服 2 个月，以善其后。

按语 患者黑睛疾患后期形成瘢痕翳障，阻碍神光发越，故视物昏蒙，甚或视力严重下降；久病伤阴，津液不足，故眼内干涩；舌质淡红，脉细为气阴两伤之候。治宜养阴益气，退翳明目。退翳明目汤中，明党参、黄芪补脾益肺，养血生津为君药；白及、天花粉清热泻火，辅明党参、黄芪生津为臣药；桑椹、白茅根滋阴补血，生津润燥，木香醒脾开胃，能使补气养血药补而不滞为其佐药；蝉蜕、谷精草入肝经，疏风散热，明目退翳为使药。合而为之，养阴益气，退翳明目。

三、化障饮

【组成】石决明 15 g[先煎]，磁石 15 g[先煎]，茯苓 12 g，菊花 10 g，生地黄 10 g，苏木 10 g，赤芍 10 g，玄参 10 g，麦冬 12 g，枸杞子 15 g，楮实子 10 g，泽泻 10 g，车前子 10 g[包煎]，陈皮 5 g，生甘草 10 g。

【用法】每日 1 剂，头煎、二煎取药汁混合，分多次当茶饮。

【功用】清热平肝，化障明目。

【主治】软性白内障针刺破囊后，先天性白内障，早期老年性白内障，并发性白内障。

【方解】中医临床根据全身情况的辨证分型，有实证和虚证白内障之分，实证又分为风热、肝火和痰火等型；虚证又分为脾肾阳虚、肾阴虚、心血虚和脾气虚等型。所拟"化障饮"，乃是一种各型兼顾的方药。其中石决明、磁石平肝潜阳，退翳明目；菊花解毒散风热；泽泻、车前子泻火利湿通经，使风热从小便排泄；茯苓、车前子渗湿利水、健脾补中；苏木、赤芍凉血活血，通血脉、开玄府；加陈皮行气以助散结之功；生地黄、玄参、麦冬、枸杞子、楮实子养阴凉血，滋补肝肾，使本方泻中有补而不伤阴；甘草柔肝解毒。诸药合用，无论虚实二证的白内障均可适用。临床据具体情况辨证施治，随证加减，以提高疗效。

【加减】偏实证者，去枸杞子、楮实子，加黄芩 10 g，栀子 10 g；偏虚证者，改生地黄为熟地黄 10 g，改生甘草为炙甘草 5 g，去菊花，加山药 10 g，菟丝子 10 g；便溏者去泽泻、茯苓；心血虚者加当归 10 g，黄芪 10 g。

【典型病例】喻某，男，8 岁，学生。

初诊（1980 年 8 月 22 日）：双眼从小视力差。家长发现患儿 2 岁就视力差，后逐渐加重，现已无法读书学习。伴脘闷纳差，口淡便溏。

检查：视力右眼 0.2，左眼 0.1；加镜无助。舌质淡，苔白腻，脉缓。双眼晶状体乳白色混浊，眼底窥不进。

西医诊断：先天性软性白内障（双眼）。

中医诊断：胎患内障（双眼）。

辨证：先天不足，湿热上泛证。

治法：健脾祛湿，化障明目。

主方：化障饮（袁彩云经验方）加减。

处方：石决明 10 g[先煎]，茯苓 10 g，菊花 10 g，生地黄 10 g，玄参 10 g，麦冬 5 g，楮实子 10 g，泽泻 5 g，车前子

10 g[包煎]，砂仁 3 g[后下]，陈皮 3 g，生甘草 5 g。5 剂，每日 1
剂，头煎、二煎取药汁混合，分多次当茶饮。

局麻下双眼行白内障刺囊术。

二诊至八诊（1980 年 8 月 27 日至 1980 年 9 月 26 日）：先后
加山楂 10 g，神曲 10 g，以增行气散瘀、健脾化食之功，饮药
30 剂，脘闷纳差，口淡，便溏愈，双眼晶状体皮质吸收，矫正
视力恢复双眼到 0.6。

按语　先天不足，湿热上泛致胎患内障，健脾祛湿，化障明
目，结合手术刺破晶珠囊膜，促进皮质吸收。化障饮加减方中石
决明平肝潜阳，退翳明目；菊花解毒散风热；泽泻、车前子泻火
利湿通经，使风热从小便排泄；茯苓等渗湿利水、健脾补中；苏
木、赤芍凉血活血，通血脉、开玄府；陈皮行气以助散结之功；
生地黄、玄参、麦冬、枸杞子、楮实子养阴凉血，滋补肝肾，使
本方泻中有补而不伤阴；甘草柔肝解毒。药针并用，乃复光明。

四、千里光汤

【组成】千里光 20 g，生地黄 15 g，牡丹皮 10 g，泽泻 15 g，
石决明 15 g[先煎]，车前子 10 g[包煎]，决明子 20 g，重楼 30 g。

【功能】清热利湿，化浊消肿。

【主治】中心性浆液性脉络膜视网膜病变属于实证，症见视
物昏蒙或黑影飞舞，或视瞻有色、视物变形、眼底黄斑部陈旧性
渗出、中心凹光反射消失；伴口苦、食少、尿频，苔黄腻、脉滑
数，系湿热内蕴、熏蒸清窍所引起者。

【用法】每日 1 剂，头煎、二煎取药汁混合，分 2 次温服。

【方解】千里光清热解毒、清肝明目，为君药；生地黄清热
凉血，养阴生津，牡丹皮清热凉血，活血化瘀，辅助千里光清肝
明目，为臣药；重楼入肝经、清热解毒消肿胀，配泽泻利水渗

湿，泄热化浊，石决明、决明子平肝潜阳，清肝明目，四味共为佐药；车前子清热渗湿、利小便，尤能明目，为使药。诸药合之，共奏清热利湿、化浊消肿明目之功。

【加减】口干苔黄，加栀子 10 g，黄柏 10 g，以清热；心烦失眠，加石菖蒲 10 g，远志 5 g，黄连 5 g，以清心安神；精神忧郁者，加柴胡 10 g，白芍 10 g，合欢花 10 g，以疏肝解郁。

【典型病例】胡某，男，45 岁，干部。

初诊（1980 年 8 月 15 日）：右眼视力下降 7 日。视物昏蒙，视瞻有色，视物变形，伴口苦，食少，尿黄。

检查：视力右眼 0.7，左眼 1.5；散瞳查眼底见右眼眼底水肿明显，黄斑部水肿、渗出，中心凹光反射消失；左眼底正常。舌苔黄腻，脉滑数。

西医诊断：中心性浆液性脉络膜视网膜病变（右眼）。

中医诊断：视瞻有色（右眼）。

辨证：湿浊上泛证。

治法：清热利湿，化浊消肿。

主方：千里光汤（袁彩云经验方）。

处方：千里光 20 g，生地黄 15 g，牡丹皮 10 g，泽泻 15 g，石决明 15 g[先煎]，车前子 10 g[包煎]，决明子 20 g，重楼 15 g。7 剂，每日 1 剂，头煎、二煎取药汁混合，分 2 次温服。

二诊至八诊（1980 年 8 月 22 日至 1980 年 10 月 2 日）：原方先后加石菖蒲 10 g，远志 5 g，黄连 3 g，以清心安神；加桑椹 10 g，枸杞子 10 g，菊花 10 g，以滋阴补肾、养肝明目，共服药 42 剂。左眼视瞻有色、视物变形，口苦，食少，尿黄等症状渐愈。视力右眼 1.2，左眼 1.0；右眼视网膜黄斑部水肿消失，中心凹光反射可见。舌质淡红，苔薄黄，脉弦细。嘱服六味地黄丸，每日 2 次，每次 9 g，连服 2 个月，以巩固疗效。

按语 饮食不节，内伤脾胃，湿浊上泛清窍，而致视物昏蒙、视瞻有色、视物变形；口苦、食少、尿黄，舌苔黄腻、脉滑数均为湿浊上泛之症。治宜清热利湿、化浊消肿。千里光汤（袁彩云经验方）加减方中千里光清热解毒，清肝明目，为君药；生地黄清热凉血，养阴生津，牡丹皮清热凉血，活血化瘀，辅助千里光清肝明目，为臣药；重楼入肝经，清热解毒消肿胀，配泽泻利水渗湿，泄热化浊，石决明、决明子平肝潜阳，清肝明目，四味共为佐药；车前子清热渗湿、利小便，尤能明目为使药。诸药合之，共奏清热利湿、化浊消肿明目之功。

五、补血明目汤

【组方】当归 10 g，川芎 6 g，白芍 10 g，生地黄 15 g，五味子 15 g，枸杞子 10 g，山茱萸 6 g，红花 3 g，白及 20 g。

【主治】中心性浆液性脉络膜视网膜病变，属于虚证，症见眼内干涩，视物昏蒙，眼底黄斑部病灶区渗出物及色素沉着较多，病变比较陈旧或夹新的渗出液，或黄斑区轻度水肿，中心凹光反射减弱或消失者，舌质淡红，苔薄，脉细。本证多因气血不足，肝肾亏耗，致目失所养引起。

【用法】每日 1 剂，头煎、二煎取药汁混合，分 2 次服。

【方解】生地黄清热凉血、养阴生津为君药；当归、川芎养血活血为臣药；白芍养血敛阴、柔肝和营，五味子、枸杞子、山茱萸补肾明目，白及收敛消肿，此五味药为佐药；红花活血通经为之使。诸药合之，补血明目。

【加减】若水肿较重者，去山茱萸，加茯苓 20 g，泽泻 15 g；情志不遂、心神不安、失眠者，加酸枣仁 15 g，合欢皮 15 g，首乌藤 15 g，疏肝解郁、悦心安神。

【典型病例】何某，女，44 岁，会计。

初诊（1980 年 9 月 12 日）：左眼视力下降 6 个月。患者 7 年前曾患"中心性浆液性脉络膜视网膜病变"在省级医院治疗半年而基本恢复正常，后发作两次虽经多方治疗基本痊愈，但视力明显减退，近半年内视物昏蒙，眼内干涩，月经后期，量少。

检查：视力右眼 1.0，左眼 0.3；散瞳查眼底见右眼底正常，左眼黄斑区陈旧性渗出，中心凹光反射消失。舌质淡红，苔薄黄，脉细。

西医诊断：中心性浆液性脉络膜视网膜病变（左眼）。

中医诊断：视瞻有色（左眼）。

辨证：气血不足，肝肾亏损证。

治法：补血明目。

主方：补血明目汤（袁彩云经验方）。

处方：当归 10 g，川芎 6 g，白芍 10 g，生地黄 15 g，五味子 5 g，枸杞子 10 g，山茱萸 6 g，红花 3 g，白及 20 g。7 剂，每日 1 剂，头煎、二煎取药汁混合，水煎分 2 次温服。

二诊至十诊（1980 年 9 月 19 日至 1980 年 11 月 14 日）：原方先后去红花，生地黄易熟地黄，加酸枣仁 15 g，合欢皮 15 g，首乌藤 15 g，以疏肝解郁，悦心安神；加女贞子 10 g，墨旱莲 10 g，桑椹 10 g，菊花 10 g，以滋阴补肾，养肝明目。共服药 56 剂。左眼视物较明，眼内干涩等症状渐愈。视力右眼 1.0，左眼 0.6；右眼底正常，左眼视网膜黄斑部渗出在部分吸收，中心凹光反射隐约可见。舌质淡红，苔薄黄，脉弦细。嘱服明目地黄丸，每次 9 g，每日 2 次，连服 2 个月，以巩固疗效。

按语 久病或用眼过度致气血津液不足，则目失濡养，眼内干涩，神光暗淡；月经后期，量少。舌质淡红，苔薄黄，脉细，均为气血不足、肝肾亏耗、致目失所养所致。治宜补血明目。补血明目汤方中，以生地黄为君，清热凉血，养阴生津；当归、川芎为臣，养血活血；白芍养血敛阴，柔肝和营，五味子、枸杞子、山茱萸补肾明目，白及收敛消肿，此五味药为佐药；红花活血通经为之使。诸药合之，补血明目，药证合拍，故收效明显。

后　　记

当《袁彩云眼科临床经验集》这本书的清样摆在我的案头上时，我的内心涌起一股难以抑制的兴奋。近年来，我在临床和学术上偶有小成，但难以引起我的激动。然而，此书的即将付梓，却让我的心底荡起了一圈涟漪。平日，我总是思索着，怎样才能为中医眼科事业的发展略尽绵薄之力，本书的出版或可实现了自己的部分愿望。

于我而言，这是喜事，亦是幸事。

每个人的一生中，都有可能遇到多位良师益友，我也不例外。1968年，我初中毕业之时，正是动乱不安的年代，各大、中学校全部关闭，禁止求学，我被下放到农村劳动。我在父母亲的鼓励下，常于劳作之余，苦读医书。1971年9月1日，我终于获得组织批准，正式成为父亲张怀安（后成为全国首批名中医药专家学术经验指导老师）的中医学徒。

我父亲是我人生第一位良师。正当我学习感到迷茫之时，我从《湖南日报》上，读到了一篇湖南省桃源县中医院眼科袁彩云医师《决心为保护人民的眼睛而努力工作》的文章，深受感染，激发我也立下了同样的决心。父亲当即让我将文章抄写在他送给我的一个笔记本上，落款为"张健摘抄于1972年11月12日《湖南日报》"，这份资料我保藏至今，视为珍宝。

我开始尝试着和袁老师通信，没想到很快就收到了她的亲笔回信，信上写得很谦逊，她说我父亲是湖南省眼科有名的老中医，在治疗眼病上有独到造诣。她正想找机会向我父亲学习，并勉励我好好地向父母亲学习传统中医,如有困惑可与她交流……

袁老师是我人生第二位良师。

1980年初,她来信告诉我说,他们在国家卫生部的支持下,将由湖南省卫生厅组织,在桃源县中医院举办首届中医眼科进修班。乍闻消息,我大喜若狂,第一个就报了名。

1980年7月1日开班后,不但有陈裕斋、周仲旦、周文明、李书雄、苏宜春、鄢重成等一大批学验俱富的老师给我们上课,并且,时任院长的袁彩云老师还在百忙之中抽空给我们亲自授课。另外,袁院长还邀请了全省著名的眼科专家毕人俊、李熊辉、肖国士、魏湘铭、朱有章等眼科专家前来讲座授课。那时,每堂课我提前坐在教室最前面,认真听讲,抄写笔记,求知若渴,虚心若愚。下课后,我便跟着袁彩云等老师临证实践,老师下临床后,还时常为我们答疑解惑。

我非常庆幸,在我人生的黄金时期,遇到了这么好的老师。

学习班结束后,我一直和袁老师保持着联系。工作上的事情向她谈谈,生活中的烦恼也跟她说说。她总是像父母长辈一样地关心我、教导我、鼓励我,使我一步步成长、壮大。这些年,我每取得一点成绩都向她汇报。我主编出版了16种医学专著,每一本都恭恭敬敬签上"请袁老师指正"的字样快递过去,每次都受了到她极大的鼓舞和鞭策。

我也曾多次提出,请老师出一本专著或者写回忆录,以飨读者,以勉来者。她总是谦虚地说,自己很平凡,工作上只是做了一个医生应该做的事,生活上也只想过平凡人一样的生活。她总是谦逊低调到尘埃里。

2019年10月17日,我突然接到了另一位恩师(他是袁彩云老师的同门师弟)肖国仕教授于10时45分不幸去世的消息,便立即赶去他家中慰问吊唁。肖教授是全国著名的眼科专家,他勤于思考，勤于动笔，著作等身，他的著作除中医眼科外，还涉及中医内科、外科、骨伤科、皮肤科、妇科、耳鼻咽喉科等。特别是他和国医大师唐由之教授主编的《中医眼科全书》多次印刷，一版再版，流传甚广，深受全国眼科同道的欢迎，总发行量高达数万册，培养了一代又一代的中医眼科人才。

多年的接触，使我知道了肖老心中的一个秘密。他非常遗憾的一件事，是他唯一的一个儿子，不是眼科医师，孙女也还年幼，他曾笑着对我说，如有可能，我想托付你将我的孙女培养成眼科医师。这时，我联想到袁老师也只有一个儿子，不曾学医。袁老年逾八十又六，如不及时总结经验，若干年后，其宝贵经验若销声匿迹，岂不可惜！

我辗转反侧，寤寐详思，终于将自己的想法用微信告诉了袁老师，这次，她终于答应了。考虑到她年事已高，即便想出书，要独立完成几十万字的写作，恐怕也是"心有余而力不足"的。

"若是易知易能，人人得为，何待于言。正恐其道在迩，而求诸远；事在易而求诸难也。"（《修昆仑证验》）。

年近古稀的我，揣着这份心思，在没有任何科研经费的情况下，自告奋勇地担起了编写《袁彩云眼科临床经验集》的重任，并联系上了袁老师曾经工作数年的湖南省桃源县中医院李志刚和李群林两位院长，以及"湖湘袁氏眼科流派师生谱"中的师兄师姐师弟师妹们，得到了众多朋友的鼓励、支持与帮助。

敲定主题之后，我开始利用在繁忙工作之余的碎片时间，积极努力地寻找资料，构思写作，不到 4 个月的时间，便完成了《袁彩云眼科临床经验集》的初稿，并自费打印十余本，寄给袁老师、两位李院长以及"湖湘袁氏眼科流派师生谱"中的部分成员，反复审核，反复修改，并积极与出版社编辑联系，推进出版事宜。

本书能最终得以顺利付梓，与袁彩云老师的口传心授，桃源县中医院的领导以及"湖湘袁氏眼科流派师生谱"全体成员的支持是密不可分的。特别是桃源县中医院李志刚院长拨冗为本书作序，实为本书编者之荣。特别感谢李群林院长为本书前期做了大量的工作。本书的编写者除袁彩云老师亲自动笔外，还有她的部分学生和第三代传承者。虽然他们大多数人在国内默默无闻，但却是奋斗在中医眼科临床第一线，为中医治疗眼病方面的具体工作默默劳动着，正是他们对中医眼科事业的不懈追求与无私奉献，才使得本书能顺利与读者见面。

　　最后，谨将此书献给尊敬的袁彩云老师及全家，我的父母亲、妻子、女儿以及所有的亲人朋友们，感谢他们多年来对我事业与追求的理解和支持！

湖南中医药大学第一附属医院

张　健

湖湘袁氏眼科流派师生谱

第一代开创者：袁彩云

第二代实践者：（以姓氏笔画为序）

王铁娜	乌 兰	文志军	卢朝凤	卢朝辉	皮国香	毕文双	向运成
刘世平	刘善雪	江晓芬	汤亮生	汤鹤珍	苏宜春	李书雄	李爱云
李群林	肖本初	肖玲玲	吴碧梅	张 丽	张 健	张杰尤	陈 俊
陈国顺	欧阳海平	周文明	周武军	郑海彦	胡小林	姚宏多	莫川云
徐洪潮	郭碧芬	唐启丹	黄大刚	黄冬湘	黄佑发	彭智谋	蒋淑东
傅仕吉	曾广大	谢建衡	鄢重成	雷林国	廖 华	翦 平	

第三代传承者：（以姓氏笔画为序）

王 敏	王荔闽	王雅婷	毛 睿	叶 青(中国香港)		刘红梅	阳庆红
李 欢	李习军	李元朝	肖锦霞	佘高祥	张 宇	张 晓	张 涛
张 清	张 翔	张 照	张远翼	张洁瑕	张湘晖	范石泉	范新建
欧阳云	欧福兵	罗 伟	周 敏	周 滔	黄一波	黄燕飞	黄燕玲
曹淑霞	商立平	曾令聪	游 硕	谢 恩	谢根久	谢清华	管建国
熊 杰	熊志君	熊新泉					

（袁彩云门下有数百名学生，但大多数失去了联系，有的甚至已经作古，虽多方打听，仅联系以上数十人。希望见书者与张健联系，以便本书再版时能及时收录）

方剂首字笔画索引

一　画

1. 一贯煎（《柳州医话》）：生地黄　北沙参　麦冬　当归　枸杞子　川楝子

二　画

2. 二至丸（《医方集解》）：墨旱莲　女贞子

3. 二陈汤（《太平惠民和剂局方》）：半夏　橘红　白茯苓　炙甘草　生姜　乌梅

4. 十灰散（《十药神书》）：大蓟炭　小蓟炭　荷叶炭　侧柏叶炭　茅根

炭 茜根炭 栀子炭 大黄炭 牡丹皮炭 棕榈皮炭

5. 人参养荣汤（《太平惠民和剂局方》）：白芍 当归 陈皮 黄芪 肉桂 人参 白术 炙甘草 熟地黄 五味子 茯苓 远志 生姜 大枣。

6. 八珍汤（《正体类要》）：人参 白术 茯苓 甘草 熟地黄 当归 川芎 白芍 生姜 大枣

三　画

7. 三仁五子丸（《杨氏家藏方》）：柏子仁 薏苡仁 酸枣仁 五味子 菟丝子 枸杞子 覆盆子 车前子 肉苁蓉 熟地黄 白茯苓 当归 沉香

8. 三仁汤（《温病条辨》）：苦杏仁 飞滑石 白通草 竹叶 豆蔻 厚朴 生薏苡仁 半夏

9. 大定风珠（《温病条辨》）：白芍 阿胶 龟甲 生地黄 火麻仁 五味子 生牡蛎 麦冬 炙甘草 鸡子黄 鳖甲

10. 大黄当归散（《银海精微》）：当归 芍药 川芎 菊花 大黄 黄芩 杏仁 薄荷

11. 千里光汤（袁彩云经验方）：千里光 生地黄 牡丹皮 泽泻 石决明 车前子 决明子 重楼

四　画

12. 天王补心丹（《校注妇人良方》）：生地黄 五味子 当归身 天冬 麦冬 柏子仁 人参 酸枣仁 玄参 丹参 白茯苓 远志 桔梗 朱砂

13. 天麻钩藤饮（《中医内科杂病证治新义》）：天麻 钩藤 石决明 栀子 黄芩 川牛膝 杜仲 桑寄生 益母草 首乌藤 朱茯神

14. 五苓散（《伤寒论》）：桂枝 白术 茯苓 猪苓 泽泻

15. 五味消毒饮（《医宗金鉴》）：金银花 野菊花 蒲公英 紫花地丁 天葵子

16. 止泪补肝散（《银海精微》）：熟地黄 白芍 当归 川芎 刺蒺藜（炒，去刺） 木贼 防风 夏枯草

17. 化坚二陈丸（《医宗金鉴》）：陈皮　制半夏　茯苓　生甘草　白僵蚕　黄连　荷叶

18. 化障饮（袁彩云经验方）：石决明　磁石　茯苓　菊花　生地黄　苏木　赤芍　玄参　麦冬　枸杞子　楮实子　泽泻　车前子　陈皮　生甘草

19. 丹栀逍遥散（《校注妇人良方》）：柴胡　当归　白芍　茯苓　白术　甘草　薄荷　生姜　牡丹皮　栀子

20. 六味地黄丸（《小儿药证直诀》）：熟地黄　山药　山茱萸　茯苓　泽泻　牡丹皮

五　画

21. 玉屏风散（《医方类聚》）：防风　黄芪　白术

22. 正容汤（《审视瑶函》）：羌活　白附子　防风　秦艽　胆南星　半夏　僵蚕　木瓜　甘草　黄松节　生姜

23. 甘露消毒丹（《医效秘传》）：飞滑石　绵茵陈　淡黄芩　石菖蒲　川贝母　木通　藿香　射干　连翘　薄荷　豆蔻

24. 左归丸（《景岳全书》）：熟地黄　枸杞子　山茱萸　山药　菟丝子　川牛膝　鹿角胶　龟甲胶

25. 左归饮（《景岳全书》）：熟地黄　山药　枸杞子　炙甘草　茯苓　山茱萸

26. 左金丸（《丹溪心法》）：黄连　吴茱萸

27. 右归丸（《景岳全书》）：熟地黄　山药　山茱萸　枸杞子　鹿角胶　菟丝子　杜仲　当归　肉桂　制附子

28. 右归饮（《景岳全书》）：熟地黄　山药　枸杞子　甘草　杜仲　肉桂　山茱萸　制附子

29. 石决明散（《普济方》）：石决明　决明子　赤芍　青葙子　麦冬　羌活　栀子　木贼　大黄　荆芥

30. 龙胆泻肝汤（《医方集解》）：龙胆　生地黄　当归　柴胡　木通　泽泻　车前子　栀子　黄芩　生甘草

31. 归芍红花散（《审视瑶函》）：当归　大黄　栀子　黄芩　红花　赤芍　甘草　白芷　防风　生地黄　连翘

32. 归脾汤（《重订严氏济生方》）：白术　茯神　黄芪　龙眼肉　酸枣仁　人参　木香　甘草　当归　远志

33. 四君子汤（《太平惠民和剂局方》）：人参　白术　茯苓　炙甘草

34. 四苓散（《明医指掌》）：猪苓　泽泻　白术　茯苓

35. 四物五子丸（《济生方》）：熟地黄　当归　地肤子　白芍　菟丝子　川芎　覆盆子　枸杞子　车前子

36. 四物汤（《太平惠民和剂局方》）：当归　川芎　白芍　熟地黄

37. 四物补肝散（《审视瑶函》）：当归　熟地黄　白芍　川芎　香附　炙甘草　夏枯草

38. 四顺清凉饮子（《审视瑶函》）：当归　龙胆　黄芩　柴胡　羌活　木贼　黄连　桑白皮　车前子　生地黄　赤芍　枳壳　炙甘草　熟大黄　防风　川芎

39. 生脉散（《医学启源》）：人参　麦冬　五味子

40. 生蒲黄汤（《中医眼科六经法要》）：生蒲黄　墨旱莲　丹参　荆芥炭　郁金　生地黄　川芎　牡丹皮

41. 失笑散（《太平惠民和剂局方》）炒蒲黄　五灵脂

42. 仙方活命饮（《校注妇人良方》）：白芷　贝母　防风　赤芍　当归尾　甘草节　皂角刺　穿山甲　天花粉　乳香　没药　金银花　陈皮

43. 白内停蜜丸（袁彩云经验方）：石斛　玄参　桑椹　山茱萸　麦冬　生地黄　车前子　牡丹皮　石决明　女贞子　丹参　山药

44. 白虎汤（《伤寒论》）：石膏　知母　甘草　粳米

45. 宁血汤（《中医眼科学》）：生地黄　白茅根　白及　白蔹　阿胶　侧柏炭　白芍　仙鹤草　墨旱莲　栀子炭

46. 加味杞菊地黄汤（袁彩云经验方）：熟地黄　山药　山茱萸　泽泻　茯苓　牡丹皮　芡实　牡蛎　枸杞子　菊花

47. 加味肾气丸（《济生方》）：熟地黄　山药　山茱萸　泽泻　茯苓　牡丹皮　肉桂　炮附子　川牛膝　车前子

48. 加味修肝散（《银海精微》）：栀子　薄荷　羌活　荆芥　防风　麻黄　大黄　连翘　黄芩　当归　赤芍　菊花　木贼　桑螵蛸　刺蒺藜　川芎　甘草

49. 加减地黄丸（《原机启微》）：生地黄　熟地黄　牛膝　当归　枳壳　杏仁　羌活　防风

50. 加减驻景丸（《银海精微》）：枸杞子　车前子　当归　熟地黄　花椒　楮实子　五味子　菟丝子

六　画

51. 托里消毒散（《医宗金鉴》）：生黄芪　皂角刺　金银花　甘草　桔梗　白芷　川芎　当归　白芍　白术　茯苓　人参

52. 地芝丸（《东垣试效方》）：生地黄　天冬　枳壳　甘菊花

53. 芎归补血汤又名当归补血汤（《原机启微》）：生地黄　天冬　川芎　牛膝　白芍　炙甘草　白术　防风　熟地黄　当归

54. 当归活血饮（《审视瑶函》）：当归　白芍　熟地黄　川芎　黄芪　苍术　防风　羌活　甘草　薄荷

55. 竹叶泻经汤（《原机启微》）：柴胡　栀子　羌活　升麻　炙甘草　黄芩　黄连　大黄　茯苓　泽泻　赤芍　决明子　车前子　青竹叶

56. 血府逐瘀汤（《医林改错》）：桃仁　红花　当归　川芎　生地黄　赤芍　牛膝　桔梗　柴胡　枳壳　甘草

57. 导赤散（《小儿药证直诀》）：生地黄　木通　甘草梢　竹叶

58. 导痰汤（《校注妇人良方》）：半夏　橘红　赤茯苓　炙甘草　胆南星　枳壳　生姜

59. 防风通圣散（《宣明方论》）：防风　川芎　大黄　白芍　连翘　麻黄　芒硝　薄荷　当归　滑石　甘草　白术　黑栀子　桔梗　石膏　荆芥　黄芩　生姜

60. 防风散结汤（《原机启微》）：防风　羌活　当归尾　白芍　红花　苏木　苍术　茯苓　独活　前胡　黄芩　甘草　防己

61. 如意金黄散（《外科心法要诀》）：姜黄　大黄　黄柏　苍术　厚朴

陈皮　甘草　生天南星　白芷　天花粉

七　画

62.抑阳酒连散（《原机启微》）：独活　生地黄　黄柏　防己　知母　蔓荆子　前胡　生甘草　防风　栀子　黄芩　寒水石　羌活　白芷　黄连

63.杞菊地黄丸（《医级》）：枸杞子　菊花　熟地黄　山茱萸　山药　泽泻　茯苓　牡丹皮

64.还阴救苦汤（《原机启微》）：升麻　苍术　炙甘草　柴胡　防风　羌活　细辛　藁本　川芎　桔梗　红花　当归尾　黄连　黄芩　黄柏　知母　生地黄　连翘　龙胆

65.吴茱黄汤（《审视瑶函》）：半夏（姜制）　吴茱萸　川芎　炙甘草　人参　茯苓　白芷　广陈皮　生姜

66.助阳活血汤（《原机启微》）：黄芪　炙甘草　蔓荆子　升麻　柴胡　白芷　防风　当归

67.羌活胜风汤（《原机启微》）：柴胡　黄芩　白术　荆芥　枳壳　川芎　防风　羌活　独活　前胡　薄荷　桔梗　白芷　甘草

68.沙参麦冬汤（《温病条辨》）：沙参　玉竹　生甘草　冬桑叶　麦冬　白扁豆　天花粉

69.补中益气汤（《脾胃论》）：黄芪　甘草　人参　当归身　橘皮　升麻　柴胡　白术

70.补血明目汤（袁彩云经验方）：当归　川芎　白芍　生地黄　五味子　枸杞子　山茱萸　红花　白及

71.补阳还五汤（《医林改错》）：黄芪　当归尾　赤芍　川芎　桃仁　红花　地龙

72.补肾益肝汤（袁彩云经验方）：熟地黄　枸杞子　女贞子　香附　丹参　川芎　柴胡　枳壳　栀子　黄柏

73.阿胶鸡子黄汤（《通俗伤寒论》）：阿胶　鸡子黄　生地黄　生白芍　茯神木　炙甘草　生石决明　生牡蛎　钩藤　络石藤

74.附子理中汤（《阎氏小儿方论》）：人参　炙甘草　白术　干姜　附

子

75. 驱风散热饮子（《审视瑶函》）：连翘　牛蒡子　羌活　薄荷　大黄　赤芍　防风　当归尾　甘草　栀子　川芎

八　画

76. 拨云退翳丸（《原机启微》）：刺蒺藜　当归　川芎　川花椒　菊花　地骨皮　荆芥　木贼　密蒙花　蔓荆子　炙蛇蜕　甘草　天花粉　楮桃仁（即楮实子）　蝉蜕　黄连　薄荷

77. 肾气丸（《金匮要略》）干地黄　山药　茯苓　牡丹皮　山茱萸　泽泻　附子　桂枝

78. 明目地黄丸（《审视瑶函》）：熟地黄　生地黄　山药　泽泻　山茱萸　牡丹皮　柴胡　茯神　当归　五味子

79. 知柏地黄汤加味（袁彩云经验方）：熟地黄　山茱萸　怀山药　牡丹皮　茯苓　泽泻　麦冬　玄参　石斛　知母　黄柏　刺蒺藜

80. 金锁固精丸（《医方集解》）沙苑子　芡实　莲子　莲须　龙骨　牡蛎

81. 泻青丸（《小儿药证直诀》）：龙胆　栀子　青黛　大黄　羌活　防风　当归　川芎

82. 泻肺汤（《审视瑶函》）：桑白皮　黄芩　地骨皮　知母　麦冬　桔梗

83. 泻肺饮（《眼科纂要》）：石膏　赤芍　黄芩　桑白皮　枳壳　木通　连翘　荆芥　防风　栀子　白芷　羌活　甘草

84. 泻脑汤（《审视瑶函》）：防风　车前子　木通　茺蔚子　茯苓　熟大黄　玄参　玄明粉　桔梗　黄芩

85. 定志丸（《审视瑶函》）：人参　茯神　远志　石菖蒲　朱砂

86. 参苓白术散（《太平惠民和剂局方》）：人参　白术　茯苓　炒甘草　山药　桔梗　白扁豆　莲子肉　薏苡仁　砂仁

87. 驻景丸（《银海精微》）：楮实子　枸杞子　五味子　菟丝子　肉苁蓉　川花椒　人参　熟地黄　乳香

88. 驻景丸加减方（《中医眼科六经法要》）：楮实子　菟丝子　枸杞子　茺蔚子　车前子　木瓜　寒水石　紫河车粉　五味子　三七粉

九　画

89. 栀子胜奇散（《原机启微》）：蒺藜　蝉蜕　谷精草　炙甘草　木贼　黄芩　决明子　菊花　栀子　川芎　羌活　荆芥穗　密蒙花　防风　蔓荆子

90. 牵正散（《杨氏家藏方》）：白附子　僵蚕　全蝎

91. 复方明目注射液（袁彩云经验方）：玄参　麦冬　生地黄　怀山药　女贞子　生石决明　山茱萸　丹参　车前子　牡丹皮

92. 将军定痛丸（《审视瑶函》）：黄芩　白僵蚕　陈皮　天麻（酒洗）桔梗　青礞石　白芷　薄荷　大黄　半夏（牙皂、姜汁煮，焙干）

93. 养阴清肺汤（《重楼玉钥》）：甘草　芍药　生地黄　薄荷　玄参　麦冬　贝母　牡丹皮

94. 活血润燥生津汤（袁彩云经验方）：当归　白芍　熟地黄　天冬　麦冬　瓜蒌　桃仁　红花

95. 祛瘀汤（《中医眼科学讲义》）：川芎　当归尾　桃仁　赤芍　生地黄　墨旱莲　泽兰　丹参　仙鹤草　郁金

96. 退赤散（《审视瑶函》）：桑白皮　甘草　牡丹皮　黄芩　天花粉　桔梗　赤芍　当归尾　瓜蒌仁　麦冬

97. 退翳明目汤（袁彩云经验方）：明党参　黄芪　白及　天花粉　木香　蝉蜕　桑椹　白茅根　谷精草

98. 除风清脾饮（《审视瑶函》）：广陈皮　连翘　防风　知母　玄明粉　黄芩　玄参　黄连　荆芥穗　大黄　桔梗　生地黄

99. 除湿汤（《眼科纂要》）：连翘　滑石　车前子　枳壳　黄芩　黄连　木通　甘草　陈皮　荆芥　茯苓　防风

100. 袁氏近视方（袁彩云经验方）：党参　茯苓　楮实子　五味子　茺蔚子　石菖蒲　炙远志　僵蚕　菟丝子　枸杞子

十　画

101. 真武汤（《伤寒论》）：茯苓　白术　生姜　附子　白芍

102. 桃红四物汤（《医宗金鉴》）：桃仁　红花　当归　川芎　熟地黄
白芍

103. 破血红花散（《银海精微》）：当归　川芎　赤芍　枳壳　苏叶　连
翘　黄连　黄芪　栀子　大黄　苏木　红花　白芷　薄荷　升麻

104. 柴胡清肝饮（《审视瑶函》）柴胡　黄芩　人参　栀子　川芎　连
翘　甘草　桔梗

105. 柴胡疏肝散（《证治准绳》）：陈皮　柴胡　川芎　枳壳　芍药　炙
甘草　香附

106. 逍遥散（《太平惠民和剂局方》）：柴胡　当归　白芍　白术　茯苓
炙甘草　薄荷　煨姜

107. 健脾明目汤（袁彩云经验方）：党参　白扁豆　陈皮　五味子　白
术　茯苓　枸杞子　菟丝子　远志　神曲　石菖蒲　当归

108. 凉膈散（《太平惠民和剂局方》）：大黄　芒硝　甘草　栀子　薄荷
黄芩　连翘　竹叶　白蜜

109. 益气聪明汤（《原机启微》）：蔓荆子　人参　黄芪　升麻　葛根
黄柏　白芍　甘草

110. 消风散（《太平惠民和剂局方》）：荆芥穗　羌活　防风　川芎　僵
蚕　蝉蜕　茯苓　陈皮　厚朴　人参　炒甘草　藿香叶

111. 消翳汤（《眼科纂要》）：密蒙花　柴胡　川芎　当归尾　甘草　生
地黄　荆芥　防风　木贼　蔓荆子　枳壳

112. 涤痰汤（《济生方》）：半夏　胆南星　橘红　枳实　茯苓　人参
石菖蒲　竹茹　甘草　生姜

113. 通窍活血汤（《医林改错》）：赤芍　川芎　桃仁　红花　老葱　红
枣　麝香　黄酒

114. 通脾泻胃汤（《审视瑶函》）：麦冬　茺蔚子　知母　玄参　车前子
石膏　防风　黄芩　天冬　熟大黄

115. 桑白皮汤（《审视瑶函》）：桑白皮　泽泻　玄参　甘草　麦冬　黄芩　旋覆花　菊花　地骨皮　桔梗　茯苓

十一画

116. 黄芪鳖甲散（《卫生宝鉴》）：黄芪　鳖甲　天冬　地骨皮　秦艽　茯苓　柴胡　紫菀　半夏　知母　生地黄　白芍　桑白皮　炙甘草　人参　肉桂

117. 黄连温胆汤（《六因条辨》）：半夏　陈皮　竹茹　枳实　茯苓　炙甘草　黄连　生姜　大枣

118. 黄连解毒汤（《外台秘要》）：黄连　黄芩　黄柏　栀子

119. 菊花决明散（《原机启微》）：决明子　石决明　木贼　羌活　防风　菊花　蔓荆子　川芎　黄芩　石膏　炙甘草

120. 眼珠灌脓方（《韦文贵眼科临床经验选》）：生大黄　瓜蒌仁　生石膏　玄明粉　枳实　夏枯草　金银花　黄芩　天花粉　淡竹叶　甘草

121. 银花复明汤（《中医眼科临床实践》）：金银花　蒲公英　大黄　龙胆　黄芩　蔓荆子　蜜桑白皮　天花粉　枳壳　生甘草

122. 银花解毒汤（《疡科心得集》）：金银花　紫花地丁　黄连　连翘　夏枯草　赤茯苓　牡丹皮　犀角（用水牛角代替）

123. 银翘散（《温病条辨》）：连翘　金银花　桔梗　薄荷　竹叶　生甘草　荆芥穗　淡豆豉　牛蒡子　芦根

124. 羚羊角汤（《审视瑶函》）：羚羊角　沙参　车前子　炒栀子　桑白皮　大黄　火麻仁　杏仁

125. 羚角钩藤汤（《通俗伤寒论》）：羚羊角（山羊角代替）　钩藤　桑叶　菊花　生地黄　白芍　贝母　竹茹　茯神　甘草

126. 清脾散（《审视瑶函》）：薄荷叶　升麻　甘草　炒栀子　赤芍　枳壳　黄芩　广陈皮　藿香叶　石膏　防风

127. 清上瘀血汤（《证治准绳》）：羌活　独活　连翘　桔梗　枳壳　赤芍　当归　栀子　黄芩　甘草　川芎　桃仁　红花　苏木　大黄　生地黄

128. 清气化痰丸（《医方考》）：瓜蒌仁　陈皮　黄芩　杏仁　茯苓　枳

实　胆南星　制半夏

129. 清肾抑阳丸（《审视瑶函》）：生地黄　枸杞子　当归　白芍　决明子　知母　黄柏　黄连　寒水石　茯苓　独活

130. 清胃汤（《审视瑶函》）：栀子　枳壳　苏子　石膏　黄连　陈皮　连翘　当归尾　荆芥穗　黄芩　防风　甘草

131. 清营汤（《温病条辨》）：犀角（用水牛角代替）　生地黄　玄参　竹叶心　麦冬　金银花　连翘　黄连　丹参

132. 清脾散（《审视瑶函》）：薄荷　升麻　甘草　栀子　赤芍　枳壳　黄芩　广陈皮　藿香叶　石膏　防风

133. 清瘟败毒散（《疫疹一得》）：生石膏　生地黄　乌犀角（水牛角代替）　黄连　栀子　桔梗　黄芩　知母　玄参　连翘　牡丹皮　鲜竹叶　甘草

134. 绿风羚羊饮（《医宗金鉴》）：羚羊角（山羊角代替）　玄参　防风　茯苓　知母　黄芩　细辛　桔梗　车前子　大黄

十二画

135. 散风除湿活血汤（《中医眼科临床实践》）：羌活　独活　防风　当归　川芎　赤芍　鸡血藤　前胡　苍术　白术　忍冬藤　红花　枳壳　甘草

136. 舒肝解郁益阴汤（《中医眼科临床实践》）：当归　白芍　茯苓　白术　丹参　赤芍　银柴胡　熟地黄　山药　生地黄　枸杞子　焦神曲　磁石　栀子　升麻　五味子　甘草

137. 普济消毒饮（《东垣试效方》）：黄连　黄芩　甘草　玄参　柴胡　桔梗　连翘　板蓝根　马勃　牛蒡子　僵蚕　升麻　人参　陈皮　（后世诸家有用薄荷而不用人参者）

138. 温胆汤（《三因极一病证方论》）：陈皮　半夏　白茯苓　甘草　枳实　竹茹

139. 滋阴生津解郁汤（袁彩云经验方）：当归　白芍　白术　生地黄　银柴胡　山茱萸　泽泻　茯苓　牡丹皮　丹参　苏木　茺蔚子　麦冬　甘

草　五味子

140. 滋阴软坚方（袁彩云经验方）：生地黄　麦冬　海藻　昆布　枸杞子　桑椹　茯苓　怀山药　决明子

141. 滋阴降火汤（《审视瑶函》）：当归　川芎　生地黄　熟地黄　黄柏　知母　麦冬　白芍　黄芩　柴胡　甘草梢

142. 滋阴退翳汤（《眼科临症笔记》）：玄参　知母　生地黄　麦冬　刺蒺藜　木贼　菊花　青葙子　蝉蜕　菟丝子　甘草

143. 滋补化血四物汤（袁彩云经验方）：当归　白芍　川芎　生地黄　黄芪　人参　桑椹　石斛　麦冬

144. 犀角地黄汤（《备急千金要方》）：犀角（水牛角代替）　生地黄　芍药　牡丹皮

145. 疏风清肝汤（《一草亭目科全书》）：当归　赤芍　金银花　川芎　菊花　甘草　柴胡　连翘　栀子　薄荷　龙胆　荆芥　防风　牛蒡子　灯心草

十三画以上

146. 新制柴连汤（《眼科纂要》）：柴胡　黄连　黄芩　赤芍　蔓荆子　栀子　木通　荆芥　防风　甘草　龙胆

147. 镇肝息风汤（《医学衷中参西录》）：怀牛膝　生代赭石　生龙骨　生牡蛎　生龟甲　生白芍　玄参　天冬　川楝子　生麦芽　茵陈　甘草

图书在版编目（CIP）数据

袁彩云眼科临床经验集 / 张健主编. — 长沙：湖南科学技术出版社，2021.8

ISBN 978-7-5710-1078-2

Ⅰ．①袁… Ⅱ．①张… Ⅲ．①中医五官科学－眼科学－中医临床－经验－中国－现代 Ⅳ．①R276.7

中国版本图书馆 CIP 数据核字 (2021) 第 131666 号

YUANCAIYUN YANKE LINCHUANG JINGYANJI

袁彩云眼科临床经验集

主　　审：袁彩云
主　　编：张　健
责任编辑：李　忠
出版发行：湖南科学技术出版社
社　　址：长沙市芙蓉中路一段 416 号泊富国际金融中心
网　　址：http://www.hnstp.com
湖南科学技术出版社天猫旗舰店网址：
　　　　　http://hnkjcbs.tmall.com
邮购联系：本社直销科 0731-84375808
印　　刷：长沙艺铖印刷包装有限公司
　　　　　（印装质量问题请直接与本厂联系）
厂　　址：长沙市宁乡高新区金洲南路 350 号亮之星工业园
邮　　编：410604
版　　次：2021 年 8 月第 1 版
印　　次：2021 年 8 月第 1 次印刷
开　　本：850mm×1168mm　1/32
印　　张：12.75
字　　数：298 千字
插　　页：3 页
书　　号：ISBN 978-7-5710-1078-2
定　　价：48.00 元